児童精神科医の臨床覚え書

宇佐美 政英
USAMI Masahide

国立研究開発法人　国立国際医療研究センター国府台病院
児童精神科診療科長／子どものこころ総合診療センター長／心理指導室長

じほう

本書をお勧めする

　本書は児童精神科臨床の全容をわかりやすい文章で包括的に描き出した書である。もともとは病院薬剤師を主な読者層とする専門誌での連載であったことから，児童精神科治療についての解説が薬物療法に重心を置いていることは当然であるが，児童精神科臨床がまず薬物療法ありきの世界ではないことを明確に記している点にも注目してほしい。

　薬物療法以外の章，とりわけ子どもの精神疾患を解説している諸章を読むと，心理社会的治療や関連機関との連携などについても記されているだけでなく，外来治療と入院治療，とりわけ後者についてかなり詳しい解説がなされており，本書の際立った特徴となっている。これは著者が長く国立国際医療研究センター国府台病院児童精神科に在職し，児童精神科病棟での入院治療に深く関わってきたことによるだろう。

　さらに本書の注目すべき点を挙げるなら，一つは子どもの災害医療について詳しく触れている点である。国府台病院児童精神科は2011年3月の東日本大震災で甚大な被害にあった宮城県石巻市の子どものメンタルヘルスに関わる支援を，震災直後から同市の教育機関とともに10年にわたって実践してきており，著者はその中心的なメンバーの一人だった。その経験と，被災直

後から数次にわたって子どものメンタルヘルス状況の継時的変化を調査分析することで蓄積した知見は該当する章の記述に見事に反映されており，一読の価値がある．

　注目点をもう一点挙げるなら，著者は各項目の解説にあたり国内のみならず海外の文献に広く目を通している点である．その結果，記された内容はこうした書物にありがちな著者の独善に陥らず，現在の児童精神科臨床の標準を示すことに成功している．その意味でも，児童精神科臨床を学ぶうえでの格好の解説書といえるだろう．

　それを認めたうえで，著者には本書を出発点として，いずれ児童精神科臨床の本格的なテキストまで育てあげていく展望をもってほしいのである．そのために各章，とりわけ心理社会的治療についての章を大幅に充実させ，広い視野で児童精神科臨床の全体像を提示する必要があるだろう．

　そしていずれは，児童精神科臨床における心理社会的治療とは個々の技法の臨床実践である前に臨床家の心構えであり，治療姿勢であり，治療の全体像を示す設計思想なのだという点を明らかにしてほしいと願っている．

恩賜財団母子愛育会愛育研究所
元 国立国際医療研究センター国府台病院精神科部門診療部長
齊藤 万比古

序

　ああ，恥ずかしい話です。私は深く考えもせず「子どものメンタルヘルス」をテーマとした連載を引き受けてしまい，それを何度も何度も後悔いたしました。連載とは，誠につらいものです。月が巡るたび，次の締め切りがひたひたと迫りくる様に私は打ちのめされました。国語の授業で居眠りしてしまった文豪の皆様，私は心から，いや，もう全身全霊で尊敬申し上げます。

　しかし，そんな私でも，連載を執筆することで児童精神科という現場の小さな灯火として，少しでもこの複雑なメンタルヘルスの問題に光を当てることができるのではないかと，どこかで自分を奮い立たせて参りました。専門知識を平易に伝えることに苦心し，言葉を選び抜きましたが，どうにも私の国語力の乏しさが浮き彫りになり，結局のところ編集者の吉岡さんにおんぶに抱っこでございました。そんな拙い文章でも，3年間の連載が形として結実したことは，いまでも不思議でたまりません。

　診療の毎日から得た経験を，子どもたちの悩みに寄り添うものとして描き出し，医療従事者だけでなく，親御さんや教育に携わる方々にも何かしらの

理解を伝えたい，そう思い続けていたのです。その連載をもとに加筆・修正をした本書は，子どもを多職種で守り・育てていくという国府台病院児童精神科の長い歴史（その間に何度病院名が変わったか！）と，齊藤万比古先生をはじめとする偉大なる先輩方の指導に支えられ，まさにここに成り立っているものです。私もまた，子どもたちの心に寄り添うなかで，現代の家庭や教育現場が抱える問題に直面し，さまざまな視点を得る貴重な機会となりました。

　最後に，本書には，私が卒後すぐに入局した精神神経医学講座の教授であられた神庭重信先生より教わった精神医学の基礎と，国府台病院で学んだ児童精神科臨床を骨子として，私なりに最新の治療や支援についての知見を散りばめたつもりです。実生活に少しでも役立つものとなっておれば，それ以上の喜びはございません。どうか，子どもの心の健康に関心をもつすべての方に，この文章を手に取っていただければと願ってやみません。

2025年1月

　　　　　　　　国立研究開発法人 国立国際医療研究センター国府台病院
　　　児童精神科診療科長／子どものこころ総合診療センター長／心理指導室長
　　　　　　　　　　　　　　　　　　　　　　　　　　　　宇佐美 政英

目　次

第1章　児童精神科診療

① 子どもを支えるときの基本的なこと　2
- 同じか違うのか？　2
- 児童期から成人期へと連続した病態　4
- 思春期の集団性と時間の流れ　5
- 大切な親のエンパワーメント　6
- 子どものメンタルヘルスに対する薬物療法　7
- まとめ　8

② 児童思春期の入院治療①　病棟の時間・空間・集団論　9
- 永遠の仔　9
- 児童精神科病棟に入院する子どもたちの特徴　10
- 空間論　12
- 時間論　13
- 集団論　14
- 症例　17

③ 児童思春期の入院治療②　子どもが示す態度と治療者の心構え　20
- はじめに　20
- 入院治療の流れ　20
- 病棟スタッフの心構え　24
- 症例　25
- おわりに　26

④ 子どものこころの診察①　予診編　27
- はじめに　27
- 子どものこころを診ることはなぜ重要か　27
- 子どもの，子どもによる，子どものための診療　28
- 予診の心構え　29
- 予診で観察・聴取したいポイント　31
- まとめ　38

⑤ 子どものこころの診察②　初診編　40
- 初診の印象　40
- 初診に入る前から「見立て」を考える　40
- 柔軟に変わっていく「見立て」　42

最初に子どもに話しかける	44
主訴も子どもから親の順番で	45
前医からの情報，過去の治療歴の確認	45
初診担当医がもつべき心構え	46
診察は精神療法の始まりである	48
初診ですべてを結論づけない	50
まとめ	50

⑥ なぜ開放病棟であることが大切か　52

児童精神科医を育ててくれる開放病棟	52
当院の児童精神科病棟	53
受診する子どもの傾向	55
開放病棟の楽しさ	56
開放病棟の運営のコツ	58
運営の難しさもある	60
開放病棟で治療を進めていくために	62
まとめ	63

⑦ 認知行動療法の基本　64

CBTを取り巻く種々の難しさ	64
認知行動療法とはどういうもの？	65
こころの運転免許を取得する	66
実際，CBTはどう進めるのか？	68
さまざまな精神疾患に対するCBT	70
マインドフルネスとCBT	71
学校や家庭との連携	72
子どもに対するCBTの今後に向けて	73
まとめ	74

⑧ 児童精神科医という仕事　75

はじめに	75
児童精神科医の仕事	75
子どもを支える親・地域への支援	76
子どもと治療的に関わるときの心構え	77
人を多面的にみるということ	77
当院の初期研修	78

第2章　子どもと精神疾患

① 子どものうつ病と自殺　82

Carpe Diem	82
子どものうつ病の特徴	83

子どもの自殺	86
子どもを理解する,思春期を理解する	87
子どものうつ病をどう診るか	88
子どものうつ病の治療	90
自殺のリスクがある子どもを守るために	92
まとめ	93

② 子どもの拒食症　　94

昔からあった「不食病」	94
症例	95
子どものライフサイクルとこころ	96
子どもの摂食症の病態	98
子どもの摂食症の治療	101
まとめ	106

③ ADHDの特徴と診断　　111

あばれはっちゃく!?	111
ADHDの子どもたち	112
診断のポイント	114
ADHDは育て方の問題ではない	115
脳科学からみるADHD	116
ADHDの子どもが大人になったら	117
成人期発症のADHDについて	119

④ ADHDの治療と治療薬　　121

治療のはじめに大事なこと	121
ADHDの治療薬	123
中枢神経刺激薬と物質使用との関連性	125
中枢神経刺激薬の乱用防止に向けた処方規制	128
まとめ	130

⑤ ADHDと睡眠の問題を考える　　131

しっかり眠ろう	131
ADHDの特徴,有病率の高さなど	131
ADHDの治療方針	133
子どもを取り巻く環境と睡眠時間	136
不眠症の診断基準と症状	137
ADHDと睡眠障害に関するエビデンス	139
大人はどうしていくべきか	141
まとめ	142

⑥ 自閉スペクトラム症　　　　　　　　　　　　　146

診断を求めて　　　　　　　　　　　　　　　146
変遷するASDの概念　　　　　　　　　　　　147
ASDに併存する疾患を見逃さない　　　　　　149
自閉症の男女差はどのくらいか？　　　　　　149
初めて発達の偏りを指摘されたとき　　　　　150
思春期のADHD・ASDに現れる併存障害　　152
どんな心構えで治療に臨んだらよいか　　　　154
ASDにおける薬物療法の必要性　　　　　　　156
まとめ　　　　　　　　　　　　　　　　　　157

⑦ 自閉スペクトラム症に対する補完代替医療　　158

根治療法がないゆえの悩み　　　　　　　　　158
ASDに対する治療の現状　　　　　　　　　　159
重金属とキレート療法　　　　　　　　　　　160
ワクチン　　　　　　　　　　　　　　　　　162
グルテン・カゼイン除去食　　　　　　　　　163
スルフォラファン　　　　　　　　　　　　　164
葉酸　　　　　　　　　　　　　　　　　　　164
オメガ3脂肪酸　　　　　　　　　　　　　　 165
rTMS療法　　　　　　　　　　　　　　　　 165
まとめ　　　　　　　　　　　　　　　　　　167

⑧ 黙する子どもたち　　　　　　　　　　　　　168

黙食　　　　　　　　　　　　　　　　　　　168
そもそも選択性緘黙症とは？　　　　　　　　169
併存疾患と鑑別診断　　　　　　　　　　　　170
子育て論や愛情論ではなく「多因子論」　　　171
どう治療するか？　　　　　　　　　　　　　173
予後——成人期に改善するか　　　　　　　　175
まとめ　　　　　　　　　　　　　　　　　　176

⑨ 抜きたくないのにやめられない抜毛症　　　　177

抜毛症とは？　　　　　　　　　　　　　　　177
抜毛症の評価を巡る問題　　　　　　　　　　180
抜毛症をどう治療するか？　　　　　　　　　182
まとめ　　　　　　　　　　　　　　　　　　184

⑩ 手洗い，確認が止まらない強迫症　　　　　　185

Quarantine　　　　　　　　　　　　　　　　185
強迫症の特徴　　　　　　　　　　　　　　　186

- 子どもにおけるOCD診断の難しさ　　　187
- 強迫症状かこだわりか？　　　188
- 治療は認知行動療法を第一に　　　190
- 治療抵抗性OCDへのアプローチ　　　192
- 巻き込み・巻き込まれへの対応　　　193
- まとめ　　　195

⑪ 児童思春期の統合失調症　　　196

- まれな子どもの統合失調症　　　196
- 児童思春期の統合失調症の特徴　　　197
- どんな症状が多いのか？　　　200
- どう治療を進めるか？　　　201
- 薬物療法のポイント　　　202
- 治療抵抗性統合失調症とクロザピン　　　205
- まとめ　　　206

⑫ 子どもにみられる睡眠障害と睡眠薬　　　207

- 太陽とともに過ごそう　　　207
- 子どもにみられる主な睡眠障害　　　208
- 子どもの睡眠障害に対する治療方針　　　211
- 睡眠薬の利点と潜在的リスク　　　214
- 睡眠薬の分類とその特徴　　　215
- まとめ　　　218

⑬ 子どもへの睡眠衛生指導　　　219

- 早寝早起き　　　219
- デジタルネイティブなZ世代の睡眠問題　　　220
- 日本の子どもにこそ睡眠衛生を　　　221
- 子ども版 睡眠衛生指導12箇条　　　222
- まとめ　　　228

第3章　薬物療法

① 子どものメンタルヘルスにおける薬物療法　　　230

- はじめに　　　230
- 向精神薬のおさらい　　　230
- 子どもに対する薬物療法の現状　　　234
- 薬物療法の心構え　　　235
- 副作用発見のために必要なモニタリング　　　239
- まとめ　　　241

② ADHD治療薬の特徴とリスデキサンフェタミン　　242

　坊っちゃん　　242
　ADHDは薬物療法ありきではない　　244
　子どものポジティブさを引き出そう　　245
　治療薬4剤の使い分け　　246
　LDXの特徴　　248
　ADHDに対する今後の薬物治療戦略　　251
　まとめ　　253

③ 児童思春期に効果を認めない抗うつ薬たち　　254

　さまざまな種類の抗うつ薬　　254
　子どもに対する抗うつ薬の有効性　　256
　注意したい抗うつ薬のリスク　　259
　まとめ　　261

④ 適応が限られている抗精神病薬の使われ方　　262

　適応外使用のリスク　　262
　抗精神病薬の種類と効果　　263
　疾患別にみた抗精神病薬の有効性　　264
　まとめ　　267

⑤ 抗精神病薬の副作用と注意点　　268

　オンラベル使用による副作用　　268
　オフラベル使用時の副作用　　270
　まとめ　　271

第4章　子どもを巡るさまざまな問題

① 不登校・ひきこもりと青年期のこころ　　274

　金八先生　　274
　わが子の突然のひきこもり・不登校　　275
　小・中学校の不登校の現状　　276
　なぜ思春期にひきこもりやすいのか？　　277
　不登校の子どもは何を考え，何をしているか　　280
　不登校・ひきこもりへの支援のポイント　　281
　まとめ　　285

② 児童虐待とメンタルヘルス　　286

　後を絶たない児童虐待　　286
　児童虐待とは　　287
　児童虐待が引き起こすトラウマ関連障害　　288

- PTSDの診断基準と複雑性PTSD　291
- PTSDの治療について　294

③ 児童虐待とトラウマ治療　症例：大庭葉蔵　295
- 人間失格　295
- 人間失格にみるACEの影　296
- 行政による虐待防止の取り組み　300
- 被虐待児への心理社会的治療　302
- 薬物療法の有効性　303
- 葉蔵に必要な福祉・医療の包括的介入　306
- まとめ　307

④ エナジードリンクは子どもにどんな影響を与えるか？　309
- 栄養ドリンク？　清涼飲料水？　309
- エナジードリンクを巡る懸念　310
- どこでも売っているエナジードリンクと年齢制限　311
- エナジードリンクとカフェイン　312
- エナジードリンクとADHDは関連するのか？　314
- まとめ　316

⑤ 災害に遭った子どもたちと支援のあり方　318
- 被災後にみられる症状　318
- 子ども特有にみられる症状　319
- 東日本大震災の支援活動　320
- 子どものこころは経時的に変わっていく　322
- まとめ　323

⑥ No Game No Life　楽しくなければゲームじゃない　324
- 生まれたときからネットがある　324
- 子どもたちはネットで何をしている？　325
- ゲーム機の進化をたどる　326
- 多様化するゲームジャンル　329
- ネットやSNSが子どもに与える影響　332
- ゲーム行動症とは？　333
- ゲームをすることの利点とは？　337
- まとめ　338

⑦ ゲーム行動症の特徴と治療法の模索　341
- 1枚5,000万円のポケモンカード　341
- COVID-19とデジタルワールド　342
- ゲーム行動症のおさらい　343

- IGDの有病率はどれくらい？ 345
- IGDと心理的問題との関係 346
- IGDの生物学的基盤 347
- ADHDなどの精神疾患の併存 348
- IGDに対する主な治療法 350
- まとめ 352

⑧ 情報あふれる電脳社会と意思決定支援　354

- ドラえもんの世界がいまここに 354
- 情報過多社会と注意力の問題 355
- ネットでよく検索されるワードを調べてみると 357
- 子どもの意思決定支援を巡る問題 360
- まとめ 364

第5章　多職種の連携

① 心理職と子どもたちとの関わり　366

- 江戸川乱歩 366
- 制度・仕組みを知る 368
- なぜ心理職が必要なのか？ 369
- 児童精神科での入院治療のおさらい 370
- オトナ目線でみた心理職の仕事 371
- 子ども目線でみた心理職の仕事 372
- まとめ 374

② 多職種連携の必要性と実践　375

- 診療報酬と多職種連携 375
- 具体的な連携のプロセス 376
- 多職種連携の課題と解決策 377
- まとめ 378

③ 精神保健福祉士と子どもたちとの関わり　379

- はじめに 379
- 精神保健福祉士の役割 380
- なぜ，精神保健福祉士が必要なのか？ 382
- オトナ目線でみた精神保健福祉士 382
- 子ども目線でみた精神保健福祉士 383
- まとめ 383

④ 看護師と子どもたちとの関わり　386

- はじめに 386
- 外来業務における看護師の役割 386

入院業務における看護師の役割	388
児童精神科病棟における子ども集団の観察と記録	389
子どもたちからみた看護師	389
まとめ	390

Column

YouTubeをやっています！	19
フィリピンでの研修事業を通じて	38
COVID-19と摂食症の関係	107
紛争地帯の子どもたち	143
要保護児童対策地域協議会とは	308
親子で探るゲームとの付き合い方	339
学校に行かずポケモンマスターを目指す少年	353
国府台病院児童精神科病棟の歴史	384

本書のご利用にあたって

　本書の記載内容が最新かつ正確であるよう最善の努力をしておりますが，診断・治療法，医薬品添付文書，診療ガイドライン等は最新の知見に基づき変更されることがあります．そのため，本書を利用される際は十分な注意を払われるようお願い申し上げます．

　　　　　　　　　　　　　　　　　　　　　　　　　　　　株式会社じほう

Profile

宇佐美 政英 USAMI Masahide
国立研究開発法人 国立国際医療研究センター国府台病院
児童精神科診療科長／子どものこころ総合診療センター長／心理指導室長

略歴
山梨医科大学を卒業。現在，国立国際医療研究センター国府台病院にて児童精神科診療科長，子どものこころ総合診療センター長，心理指導室長を兼務

資格
専門分野は児童思春期精神医。子どものこころ専門医・指導医，日本精神神経学会専門医・指導医，日本児童青年精神医学会認定医・代議員，精神保健指定医。また，厚生労働省認知行動療法研修事業スーパーバイザーとしても活動。

国立国際医療研究センター国府台病院に咲く桜（右）と児童精神科病棟（下）

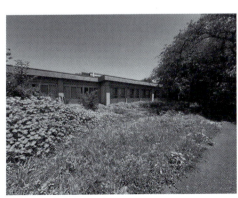
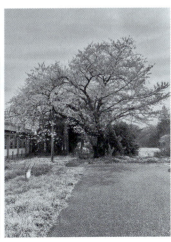

本書で用いる主な略語表記

略語	和文	英文
ADHD	注意欠如多動症	attention-deficit/hyperactivity disorder
AN	神経性やせ症	anorexia nervosa
ASD	自閉スペクトラム症	autism spectrum disorder
BED	むちゃ食い症	binge-eating disorder
CBT	認知行動療法	cognitive behavioral therapy
DSM	精神疾患の診断・統計マニュアル	Diagnostic and Statistical Manual of Mental Disorders
DV	ドメスティックバイオレンス／家庭内暴力	domestic violence
FGA	第一世代抗精神病薬	first generation antipsychotics
ICD	国際疾病分類	International Classification of Diseases
IGD	インターネットゲーム行動症	internet gaming disorder
NaSSA	ノルアドレナリン作動性・特異的セロトニン作動性抗うつ薬	noradrenergic and specific serotonergic antidepressants
OCD	強迫症	obsessive compulsive disorder
PDD	広汎性発達障害	pervasive developmental disorder
PTSD	心的外傷後ストレス症	post-traumatic stress disorder
RLS	むずむず脚症候群	restless legs syndrome
SAS	睡眠時無呼吸症候群	sleep apnea syndrome
SGA	第二世代抗精神病薬	second generation antipsychotics
SNRI	セロトニン・ノルアドレナリン再取り込み阻害薬	serotonin and norepinephrine reuptake inhibitors
SSRI	選択的セロトニン再取り込み阻害薬	selective serotonin reuptake inhibitors

本書における疾患名の表記

本書では原則，2023年に発刊されたDSM-5-TR（Text Revision）日本語版に基づいて疾患名を表記しています（DSMは米国精神医学会が作成している精神疾患の診断基準）。DSM-5-TR日本語版では疾患名がDSM-5から大きく変更・統一されたことから，その主なものを示します。

DSM-5日本語版	DSM-5-TR日本語版
インターネットゲーム障害	インターネットゲーム行動症
気分障害	気分症
強迫性障害	強迫症
精神病	精神症
摂食障害	摂食症
双極性障害	双極症
知的能力障害（知的発達障害）	知的発達症
適応障害	適応反応症
パーソナリティ障害	パーソナリティ症
不安障害	不安症

第1章　児童精神科診療

第1章　児童精神科診療

子どもを支えるときの基本的なこと

💭 同じか違うのか？

　先日，自宅でTED（Technology Entertainment Design）を見ていたところ，恐竜のネーミングに関する面白い動画に出会いました。動画の主人公は，スティーヴン・スピルバーグ監督の大ヒット映画「ジュラシック・パーク」に登場するアラン・グラント博士のモデルとなった恐竜学者，ジャック・ホーナー博士です。

　ツノが3本あるトリケラトプスはとても有名な恐竜です。読者の皆さまもご存知ですよね？　小さな男の子たちはその大きさと強さから大好きでしょう。しかしながら，19世紀に初めてトリケラトプスが発見されてから21世紀になるまでの間，トリケラトプスの子どもの化石は発見されていません。私も子どものトリケラトプスの化石については聞いたことがありません。

　トリケラトプスの頭蓋骨の形にとてもよく似た，さらに大きな恐竜にトロサウルスがいます。体の大きさと，トロサウルスの頭の回りにあるフリルには大きな穴があることから，トリケラトプスとトロサウルスは異なる恐竜だと言われていました。そのため，名前が違う別種とされてきました。

　しかしホーナー博士によれば，トロサウルスの化石を切り開くと，その骨は成熟した構造，つまり成体の特徴を認めるそうです。一方でトリケラトプスはどれだけ大きな化石であっても中はスポンジ状であり，これは亜成体，つまり青年期ということが明らかになりました。加えて，いくつかの形態学的な知見から，トリケラトプスはトロサウルスの思春期だったのだろうと結

1. 子どもを支えるときの基本的なこと

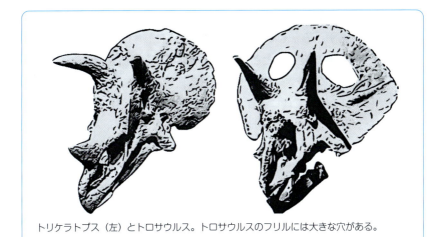

トリケラトプス（左）とトロサウルス。トロサウルスのフリルには大きな穴がある。

図1　両者は別の種？　それとも同じ？

論づけていました（図1）。

　この問題はまだ決着がついておらず議論が続いているようですが，これはトリケラトプスに限ったことではなく，パキケファロサウルスなどでも同一の恐竜が年代ごとに別種とされている可能性があるそうです。このような問題をホーナー博士は，「科学者は，新たな化石が発掘されるとすぐに新種だと騒ぎ立て，恐竜の名前をつけ続けてきた弊害である」と指摘しています。

＊

　この話を聞いていて，現代の児童精神科疾患，特に発達障害への注目度の高まりにも共通点があるのかもしれないと感じました。現在，わが国では発達障害への注目が極めて高く，多くの子どもたちにその診断が疑いも含めてつけられています。しかしながら，注意欠如多動症（ADHD）や自閉スペクトラム症（ASD）のように見える子どもたちのなかに，実は統合失調症，双極症，パーソナリティ症の発病前の病態をもつ子どもが紛れているのかもしれません。

　自閉症やADHDは古くから知られてきた疾患ではありますが，発達障害の議論が盛んになる前に精神医学の中心であった統合失調症，双極症，うつ病，パーソナリティ症などの疾患概念たちは，発達障害概念との連続性を議論していくべきだと考えています。

3

児童精神科医の仕事は，子どもが大人へと成長していく人間の成長をつないでいく作業です。子ども時代だけの病態に注目しすぎず，**その子どもが20歳になったときの姿を親とともに想像しながら，治療を組み立てていく**べきだと日々感じています。子どもが抱える問題にはさまざまなものがありますが，目の前の問題だけに注目し，拙速な薬物療法や学校復帰だけを目指した安易な治療を目指さず，長期的な視点をもった治療的介入をしていくべきだと思います。

　この20年ほどでADHDやASDなどの発達障害を中心に，子どものメンタルヘルスへの関心が急激に高まりました。同時に児童期特有の疾患として，重篤気分調節症，反抗挑発症，素行症など，児童期に発症する精神疾患もDSM-5のような操作的診断基準の更新とともに続々登場しています[1),2)]。しかし，臨床医は発達障害論だけでなく，思春期心性を含めた子どものメンタルヘルス全般について，成人期を想定しながら見渡していく視点が必要でしょう。

児童期から成人期へと連続した病態

　当然のことですが，すべての子どもは必ず成長します。メンタルヘルスに問題を抱えた子どもであっても，その成長過程のなかで未分化な精神症状が消退する場合もあれば，成人期になると統合失調症，双極症，うつ病，さらにはパーソナリティ症などの病態へと移り変わることもあります。

　発達障害を疑われた子どもがいざ診察に現れてみると，どことなく奇妙で**Praecox-Gefühl**[a)]を感じるときもあります。もちろん，精神症と診断するに至るほどの症状は確認できず，発達障害を強く疑うわけですが，臨床ではどことなく不全感を抱くことがあるのです。このような場合，もしかしたら私たちは統合失調症を発症する前の子どもを発達障害として診ているだけかもしれません。

---

a) Praecox-Gefühl：プレコックス感とも。医療者が統合失調症患者に出会った際に感じる，奇妙な，何となくおかしいという感覚。共感性や感情表現の欠如からくるもので，精神科の診断の助けになることもある。オランダの精神科医リュムケが提唱した。

1. 子どもを支えるときの基本的なこと

一方で，それまで児童期に発症すると考えられてきたADHDですが，成人期になって初めてADHD症状を認める**Late-onset ADHD**概念（p.119）が議論されるなど，その連続性に関する疑問は以前よりも複雑になってきています[3)-5)]。

子どものメンタルヘルスに関わる専門家は，**「この子はどんな大人になるのだろうか」**と思いを馳せながら，児童期に確定した病態が可塑的であるという認識のもと，成人期まで見据えた精神医学的な見立てを常に忘れてはなりません。

💧 思春期の集団性と時間の流れ

はじめに用語の確認をしておくと，「**思春期（puberty）**」と「**青年期（adolescence）**」という用語は，思春期が身体的な発達を，青年期が精神的な発達を示すとされます。本書でもこれに沿って用語を使っていこうと思います。

思春期の子どもの治療を考えるときに，年代特有の**両価性**[b)]に満ちた集団論を含めた思春期心性への理解が常に必要となります。前思春期（図2）に

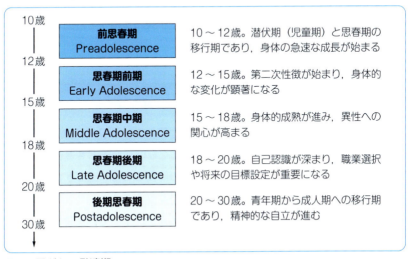

図2　子どもの発達期

b) 両価性：相反する感情が同時に内在する状態。例えば，親に甘えるような態度をとっていた子どもが，別の場面では一転して反抗的な態度を示すことは思春期ではよくみられる。

入った子どもは，身体の急激な変化，親からの分離・自立，仲間集団との交流，異性との交流，社会参加の方向性の模索などのさまざまな発達上の課題に直面し，自己の同一性の確立への道筋を進んでいきます。このとき，前思春期の子どもに生じる不安に対する防衛に寄与し，発達の強力な推進力になるものとして**仲間集団**があります。仲間集団は，両親との葛藤的な関係のなかで孤立に陥りやすい子どもの心の拠りどころになり，価値観や視野を広げると同時に対人関係の練習の場にもなります。不登校状態にあるなど発達上のつまずきが長引いたときには，仲間集団との交流の体験不足を補い，その子どもの社会的発達を支援するための治療環境が求められます。

　このような思春期心性を理解したうえで子どものメンタルヘルスの治療を行っていく際には，医療的な時間の流れだけでなく，**学校生活**（学期制や長期休みなど）も考慮する必要があります。学年が変わるときや学校が変わるときなどは，子どもたちがそれまで苦しんできた過去に別れを告げ，仲間たちと一緒に新たな世界へと向かっていくことができる時期でしょう。この時期にしか現れない**子どもたちの勢いを治療に活かしていく感覚**が求められます。子どもたちの治療の目的やゴールは，病気の治癒ということだけでなく，**学校生活を含めた同年代集団に参加していくこと**も含まれます。そのため，病態の評価だけでなく，退院する時期や学校に復帰する時期についても治療計画に含むべきでしょう。

🔷 大切な親のエンパワーメント

　子どものメンタルヘルスの治療において，親の**エンパワーメント**は必須です。外来では主治医は多くても1週間に1度くらいしか子どもと会わないでしょう。ですから，親が子どもと最も多くの時間をともに過ごす治療者になることを目指し，親と一緒に治療を考えていくべきです。

　これは若い治療者に多いことかもしれませんが，子どもに支持的に接しすぎることで，親との対立を招き，その関係性が治療阻害的なものへと展開していくこともありえます。治療者は子と親のいずれにとっても**中立的な立場**が望ましく，子どものメンタルヘルスの改善を目指していくために，親を支えつつ治療同盟を結んでいかなくてはなりません。

子どものメンタルヘルスに対する薬物療法

　わが国の子どものメンタルヘルスに対する薬物療法は，極めて限定的な現状といえます。わが国で有効性と安全性が認められた適応内使用ができる薬剤は，ADHDに対するメチルフェニデート，アトモキセチン，グアンファシン，自閉症の易刺激性に対するリスペリドン，アリピプラゾール，強迫症に対するフルボキサミンの6剤しかないからです。これらの薬剤以外はいわゆる**適応外（オフラベル）使用**となります[6]。それゆえに，子どもと親への十分な説明と同意を得たうえで使用していくことが望ましいでしょう。薬物療法については第3章で詳しく扱います。

　特に抗うつ薬に関しては，**自殺念慮を含むアクチベーションシンドローム**を喚起することから，24歳以下のうつ病患者への投与は使用時に注意することとされています。現在はインターネットなどを通じて，さまざまな情報に触れることができるため，なかには薬物療法に対して過度な期待をもち，薬の名前まで指名してくる方もおられます。子どもを少しでも改善させたいという親心への理解を示しつつも，そのような過度な薬物療法への期待は警戒しなくてはなりません。

　また，児童思春期に対して抗精神病薬を使用する際は，薬物療法が必要とされる精神医学的現症を評価したうえで包括的な診断を行い，オフラベル使用を含めたリスクとベネフィットを親と子どもに説明し，**同意を得るべき**でしょう。初めての投与前には標的とする症状を明確にして，投与前の検査（身長，体重，血圧，血液，心電図など）を行います。可能な限り少量から投与を開始し，標的症状の変化を含めた効果と副作用をモニタリングしながら，薬物療法の継続か否かを常に検討するべきです[7]。

＊

　児童思春期のメンタルヘルスの問題に対して薬物療法を行うためにも，患児およびその親との十分な**信頼関係**が基本となります。それは，目の前に現れた子どもがどんな子どもなのかを考えるところから始まります。さらに，その子どものために必要なことを考え，親や学校などの環境にも介入していくことになります。

第1章　児童精神科診療

　児童精神科医は，子どもが抱える目の前の問題だけに固着し，拙速な薬物療法や学校復帰だけを目指した安易な治療に手を出さないようにしなくてはなりません。子どもの話をよく聞き，その考えを理解し，一緒に目指していけるゴールを考えていくことこそ，**児童精神科医に求められる姿勢**です。

　また，薬物療法の効果を客観的に評価できる視点が必要であり，親と子どもに過度な期待をもたせないように気をつけるべきでしょう。そして薬物療法の効果を認めたときは，ともに喜びを分かち合い，薬物療法の効果の影に隠れているかもしれない子どもや親の努力にそっと注目することも忘れてはなりません。

🏠 まとめ

　子どもと向き合う臨床家は，子どもから大人に向かう心のダイナミックな展開や多様性と，意外なほど回復しやすい半面，**表面的な重症度はその判断の基準になりにくい**という症状の流動性に取り組むことになります。思春期の子どもたちの両価性を，かろうじて支えることに成功したときの心が弾むような思いは，子どものメンタルヘルスに携わる児童精神科医だけが知る手ごたえと言ってもよいでしょう。

【文献はp.391】

2 児童思春期の入院治療① 病棟の時間・空間・集団論

第1章　児童精神科診療

● 永遠の仔

　読者の皆さんは，テレビドラマにもなった天童荒太さんの小説「永遠の仔」（1999年発刊）をご存知でしょうか。

　瀬戸内海のとある小児総合病院の精神科病棟と児童養護施設で育った子どもたちのその後の成長を描いた長編ミステリーです。院内学級があったり，山に登ったりと，当院の児童精神科病棟と重なり合うところも多く，臨床医としては子どもの成長とそこに深く関与する入院治療について改めて考える機会になりました。ミステリーであるためその内容についてここで詳しく触れることはできませんが，登場人物たちが過酷な過去に苦悩しながらも，当時の仲間に支えられ成長していく姿に現場の医師としてとても共感します。

　本項では，小説の舞台の一つである**児童精神科病棟**とはどのようなところなのか，また，入院治療においてわれわれ児童精神科医が考えていることを簡単に説明させていただければと思います。読者のなかには，そのような専門病棟があること自体初めて聞かれる方もいるかもしれません。それほど，わが国に児童精神科専門病棟は限られた施設にしかないのです。日本児童青年精神科医療施設協議会の正会員数は全国で42施設のみで，専門病棟がない都道府県も数多くあります[1]。

　どの児童精神科病棟であっても，子どもたちの成長を第一に考えて運用がなされていますが，この年代特有の**遊び心にあふれた子どもたちに柔軟に対応できる構造**であると同時に，**激しい衝動性や攻撃性から子どもたちを守り**

きる強い構造をもつ病棟であることが望まれます。そのような環境のなかで，子どもたちは同年代の仲間と一体となって成長していくことができると考えています。

児童精神科病棟に入院する子どもたちの特徴

1 入院した子どもたちの診断

　当院では年間500名ほどの子どもたちが，さまざまな理由から私たちの外来を訪れます。この子どもたち全員が入院するわけではありません。どのような理由があるにせよ，幼少期から慣れ親しんできた家庭を離れて子どもを入院させるべきか否か，熟練した児童精神科医でも判断に困ることがしばしばあります。

　齊藤は，児童思春期の入院治療の適応について以下の4項目をあげています[2]。

> ①急性症状の深刻化への危機的介入が必要な場合
> ②非社会的問題行動の遷延化，すなわち不登校状態やひきこもりが長期に及び，適切な教育および治療を受けることができない場合
> ③家族の保護・支持機能に重大な問題がある場合
> ④外来では診断確定もしくは治療方針の決定が困難な場合

　それぞれについて簡単に説明します。①の「急性症状の深刻化への危機的介入が必要な場合」には，児童期における精神症状の急激な重症化だけでなく，深刻な家庭内暴力の暴力性に家族が耐えきれない場合や，強迫症状による家族への巻き込み（p.193参照）がある場合も含まれます。

　③に関しては，日常的な虐待を認める家庭環境のもとで精神疾患を発症した子どもたちの場合，入院治療を導入するケースが多くあります。その場合，児童相談所などの福祉機関との連携が入院治療導入の時点から必要となることを多く経験します。

　④はやや副次的な入院適応の水準であり，①～③のいずれかと重なりあう

ことで入院の必要性が生じてくることが多いです。

このように，児童思春期における入院治療は，子どもの精神症状の評価だけでなく，本人の発達段階，社会適応の程度，家庭や学校などの環境要因を含めた包括的な評価を行ったうえで決定されます。

❷ 重症化とともに長期化する入院期間

後ほど詳しく述べますが，当院の児童精神科の専門病棟は，病院内学級と連携した精神科開放病棟（45床）として機能しています。図1は2023年度の精神科児童思春期部門で入院治療を行った子どもの診断名などを示したものです。

近年は子どもの重症化と同時に入院治療も長期化することが多く，そのために新規入院が減少し，**入院を待機している子どもが増えている**問題に直面しています。45床の病棟の稼働率は年間通じて96.6％と高い数値を保っており，緊急時などには成人の精神科閉鎖病棟だけでなく，心療内科を主に診ている内科病棟のベッドの利用も必要になっているのが現状です。

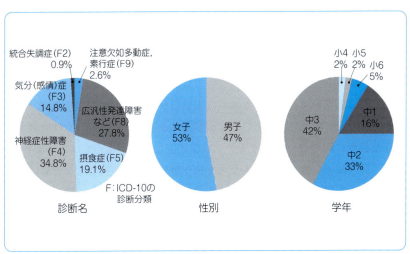

図1　国立国際医療研究センター国府台病院における児童精神科の入院患者（2023年度）

第1章　児童精神科診療

💧 空間論

　上に述べたように，当院の児童精神科病棟は45床の精神科開放病棟であり，児童思春期精神科専門管理加算の対象ともなっています。子どもたちは夕方7時までは出入り口やホールの扉から自由に出入りができ，携帯電話や携帯ゲーム機の使用なども基本的には認められています。病棟のルールやマナーについても，子どもたちが運営する「児童ミーティング」とよばれる会議で話し合いが行われています。そこに病棟専従のソーシャルワーカーが入ることにより，子どもの意見と大人の意見とのすり合わせがなされたうえで結論が生み出されるようになっています。このようなミーティングを行う背景には，物理的な自由だけでなく，精神的にも自由な空間を演出していく目的があります。

　児童精神科病棟には，**大人の目が届かない自由な空間と，構造化された空間の両方が必要**であると考えています。大人の目が届かない空間を作ることは，子どもにとっては自由を感じると同時に，スタッフ側にはインシデントが生じる可能性があるという諸刃の剣となるでしょう。しかしながら，児童精神科病棟には子どもたちだけで猥談や遊びができる空間が必要であり，子どもたちはその空間を共有するからこそ仲間意識を高め，健全な情緒発達が促されると考えています。児童精神科病棟の大部屋には木の上の秘密基地的な要素がありますが，自分たちの子ども時代を振り返ると，それは自分の部室や友達の家であったかもしれません。皆さんもそこでの秘密をめぐる楽しさとその価値を覚えているのではないでしょうか。

　ただし，児童精神科病棟にも深刻な出来事が起こることがあります。遊びにあふれた児童精神科病棟という治療構造に子どもが挑戦もしくは破壊するような行動に出ることも病棟スタッフは覚悟しておかなくてはなりません。また，発達障害を抱えた子どもたちを扱う場合や，うつ病などを背景に著しい衝動性や自殺念慮を認める子どもを保護する場合も想定し，構造化された空間を確保することが求められます。このような場合は，大部屋という構造化が弱い空間から，個室という空間を使って子どもを保護する視点が必要となります。

　すなわち，**健全な子どもの情緒発達を伸ばしていく心意気**と，**止まらない**

2. 児童思春期の入院治療①　病棟の時間・空間・集団論

衝動性に苦しむ子どもたちを守る姿勢をもちながら，適切な個室数と大部屋数をバランスよく確保していくことが児童精神科病棟に求められているのだろうと考えています。

時間論

どこの病院でも最近は入院期間をどんどん短くする方針をとっています。しかし，児童精神科病棟の時間の流れは内科や外科，さらに成人の精神科治療の流れとも異なります。

当院の児童精神科病棟は表1のように4月から翌年3月までを一連の流れとして組み立てられています。児童精神科医たちは，入院治療を経て，病気の軽快と並行して子どもたちが**同年代集団と再会すること**，その停滞していた**精神発達の再促進を支えていくこと**の2つを目指しています。その際には，子どもたちに馴染みのある学校生活の流れ（学期制の確認など）を必ず考慮することでしょう。学年が変わるときや学校が変わるときなどは，子どもたちが**それまで苦しんできた過去に別れを告げ，仲間たちと一緒に新たな世界へと向かっていくことができる時期**です。例えば，まったく知り合いのいない高校に入学することで，いじめや不登校にあった中学時代に別れを告げ，新しい一歩を踏み出す時期ともなります。前回述べたように，この時期の子

表1　児童精神科病棟における活動集団療法

月	活動内容
4月	入学式，江戸川遠足
5月	登山遠足，バレーボール大会
6月	キャンプ（登山＆テント泊）
8月	流しそうめん，プール，納涼会・肝試し，1学期の打ち上げ（各グループ）
9月	謎解き大会（リアル脱出ゲーム）
10月	鎌倉遠足，バレーボール大会
12月	クリスマス会，餅つき，2学期の打ち上げ（各グループ）
1月	合格祈願
3月	お別れ遠足，お別れ会，卒業式，1年間の打ち上げ（各グループ）

どもたちがやっとの思いで生み出した勢いを，子どもたちの成長と治療に活かしていく感覚が臨床医たちに求められるでしょう。

　私たちの病棟に入院している児童の多くは中学3年生です。彼らは当院に入院したことで院内学級に転校することが多いのですが，中学3年生は高校受験という大きな壁に直面します。長く不登校で勉強から離れていた子どもたちにとって，受験は不安で仕方がなく，向き合いたくないかもしれません。また，受験前に退院し過去にいじめを受けた地元の学校に戻りたくはないかもしれません。ですから，同じ釜の飯を食った仲間とともに院内学級で受験を迎え，進路を決めて卒業していく子どもたちが多くいます。そういった視点をもって，子どもたちをいつ社会に戻していくべきか，子どもだけでなく親も含めて話し合っておくことがとても大事になります。

　まとめると，児童精神科病棟の時間論とは，**「子どもたちの治療の目的やゴールは，単に病気の治癒だけでなく，学校生活を含めた同年代集団に再び参加していくこと」**といえるのではないでしょうか。日頃の外来診療でも入院治療でも，子どもの学校生活の流れや家庭の事情を把握して治療を計画していく感覚が大切です。

集団論

1 同年代集団を通じて社会的体験を重ねる

　当院に入院する児童の年齢は，院内学級との兼ね合いから中学3年生以下としています。主な入院対象となる児童は中学生で，おおむね入院児童全体の8～9割を占めています（図1）。保育士のいないわれわれの病棟では，小学生年代だと3年生以下の入院は珍しいです。開放的な病棟のなかで，院内学級と密接に連携を図りながら，強迫症や摂食症などの神経症水準の病態の子どもたちや発達障害の子どもたちを治療しており，キャンプや遠足などの社会的体験（表1）を通じて同世代仲間集団（後述）の構築を目指しています。

　児童精神科病棟には，さまざまな理由から，友達に受け入れられた経験に乏しい子もいるかもしれません。そこで病棟には，これまで同年代に対して孤立し疎外感をもった子どもたちが新たに仲間集団を構築していけるよう

に、さまざまな**イベント**が必要となります。さらに、一人で公共交通機関を使ったことがない子もいるかもしれません。彼らが再び社会に参加していくためにも、これら公共交通機関を利用したイベントは重要となってくるのです。

一方、これらのイベントだけでは集団凝集性がうまく高まらないことがあります。そこでわれわれは、大人が用意したイベントだけでなく、自分たちでイベントを企画したいという子どもたちの自立志向的な活動性も大事にしています。子どもたちは家庭の支持機能が十分でない長期の不登校児が多く、その背景には注意欠如多動症（ADHD）や自閉スペクトラム症といった発達障害、また虐待などの問題が影響しています。大人を信用することができない子どもや、社会的に孤立している子どもも多く入院してきます。彼らは社会的体験に乏しいため、大人と何かを一緒にすることや同年代と何かを体験するといったことを経験してきていません。そのため、児童精神科病棟ではさまざまな**レクリエーションやグループ活動**に注力して治療を行っています。

2 仲間集団が心の拠りどころになる

このような病棟生活のなかで、子どもたちは入院前の家庭や学校での挫折・苦悩を治療者と一緒に再体験し、これまでの経験を乗り越えていきます。そこに大人が真摯に向き合い、少しの変化も見逃さないようにしていくことが大事です。表2は当院における活動集団療法の一覧です。これら以外にも、イラスト部など、部活動を自由に作ることが可能です。

ただし小学生グループに関しては、自立志向的な活動性を担保する思春期年代とは異なります。当院には、病棟全体で行う病棟ミーティングや児童ミーティング、中学生男子・女子を対象とした中学生のグループが長年ありましたが、小学生を対象としたグループは定期的には存在していませんでした。中学生男子・女子グループは小学生からすると憧れのグループであり、こそこそと病棟を抜け出す中学生たちの後ろ姿を羨ましそうに見ているという伝統が病棟にはありました。通常の生活であれば、中学生は小学生を相手にしないことが多いのですが、入院中の中学生は小学生に猥雑なことを教えたりすることもあり、小学生と中学生のバウンダリー（境界線）が不明確になることがあります。

15

表2 児童精神科病棟におけるグループ活動

活動名	開催	対象	活動内容
病棟ミーティング	毎週	全大人・児童	コミュニティミーティング
児童ミーティング	月2回	全児童＋PSW	病棟ルールの検討
男子グループ	隔週	中学生男子＋スタッフ（医師，看護師，心理職，PSW）	雑談と遊びの企画
女子グループ	隔週	中学生女子＋スタッフ（医師，看護師，心理職，PSW）	雑談と遊びの企画
小学生グループ	月1回	小学生＋スタッフ（医師，看護師，心理職，PSW）	外遊び
農業部（不定期）	不定期	農作業が好きなスタッフ	農作業
学習グループ	週3回	小学生＋中学生男子＋教師＋心理職	学習補填

PSW：ソーシャルワーカー（精神保健福祉士）

　そのなかで，小学生が中学生の真似をして一緒になってルールを破り，原籍校（入院前に在籍していた学校）でいじめられた体験などからも中学生に過度に従うようになる場合があります。小学生が必要以上に背伸びするようになり，未熟な中学生に小学生が振り回されるようになっていったため，現在は小学生としての集団凝集性を高めることを目的とした小学生グループも運営しています。

　話を思春期年代の中学生に戻します。思春期に入った子どもは身体の急激な変化，親からの分離・自立，仲間集団との交流，異性との交流，社会参加の方向性の模索などのさまざまな発達上の課題に直面し，自我の同一性の確立への道筋を進んでいくことが求められています。この際，前思春期の子ども（10～12歳頃）の不安の防衛に寄与し，発達の強力な推進力になるものとして**「仲間集団」**があげられます。仲間集団は，両親との葛藤的な関係のなかで孤立に陥りやすい子どもの心の拠りどころになり，価値観や視野を広げると同時に対人関係の練習の場にもなります。前思春期の子どもはいまだ内的な体験を観察し言語化する自我の機能が十分に育っていないため，言語的交流を中心とした個人精神療法の展開には限界があり，またそれ以前の年

2. 児童思春期の入院治療① 病棟の時間・空間・集団論

齢に比べて増大する反抗のために，遊戯療法[a]の有効性も過大には期待できません。

*

　発達上のつまずきが長引いたときには，仲間集団との交流体験の不足を補い，その子どもの**社会的発達を支援するための治療環境**が必要となってきます。これが児童精神科病棟での入院治療になります。専門病棟の治療では，仲間集団を活用しながら思春期年代特有の両価性を受け入れ，集団精神療法を治療技法として十分に活用することが必要なのです。

● 症　例

症例：男児，中学2年生（入院時）
診断：注意欠如多動症（ADHD）
生育歴・現病歴：両親ともに教師の家庭で生まれた。父親はとても厳格な人であった。同胞（きょうだい）なし。幼少期は離島で過ごしていた。性格は人懐っこく，よくしゃべった。成績は優秀であったが，幼少期から忘れ物，落ち着きのなさを指摘されることが多く，父親には繰り返し怒られた。小学3年生のときに近医小児科にてADHDと診断された。

　中学1年時に都心部へと転居したが，授業中のおしゃべりなどを注意され，友人間でも浮いた存在となり，転校先の公立中学校に馴染めなかった。中学1年生の夏頃には何かと理由をつけて学校に行きたがらず，自宅に閉居してゲームに没頭するようになった。そのため中学2年生の4月に当院を初診となった。外来にて個別に面接を繰り返したが，一向に生活は変わらなかった。薬物療法に対しても本人は否定的であった。

　中学2年生の12月，非社会的問題行動の遷延化については不登校状態やひきこもりが長期に及び，適切な教育および治療を受けることができない状況であるとの主治医の判断により，院内学級の利用も含めて入院治療を勧めたところ，「この病院は古いし自然も多いし，どこか島のような感じがする。やってみる」と本人が決意し，任意入院となった。

---

a) 遊戯療法（play therapy）：心理療法の一つ。積み木や楽器，乗り物，ボールなどの遊具を使いながら，遊びを通じて子どもとの間に治療関係をつくり問題解決を図る。

入院経過：入院すると持ち前の人懐こさで，すぐに中学3年生たちにかわいがられるようになった。男子グループにも上級生たちに呼ばれて入った。しかしながら，会話の割り込みや余計な一言が徐々に目立ち始め，少しずつ煙たがられるようにもなった。「俺はいつもダメだ。誰もわかってくれない」と訴え，いら立ちから病棟のスタッフにも当たるようになった。無断で自宅に帰ることも繰り返したが，主治医は逃げたくなるようなつらい気持ちになることを認めていった。面接では「ここで頑張って自分が変わらないといけないのはわかる。退院したいわけではない。でも，仲間に入れないのがつらい。どうしていつもこうなんだろう」と涙ながらに訴えた。それでも薬物療法には拒否を続けた。子ども同士でうまくいかないことから，自然と病棟のスタッフ，特に担当の男性看護師とよく話すようになった。男性看護師がいる病棟の活動集団療法や，男子グループの打ち上げ（遊園地やゲームセンターなど）には行けるようにもなった。

　中学3年生になると，同級生の男子で気の合う友人ができた。その子とつるむようになり，病棟内でも生き生きとした表情を見せるようになった。男子グループ内でも中心的な存在として，打ち上げの企画を立てたり，病棟ミーティングや児童ミーティングに参加して積極的に発言したりするようにもなった。中学3年生の夏頃には担当看護師との会話も徐々に減少し，主治医との面接もあっさりと終わるようになった。
「小さい頃から怒られてばかりで自分が嫌いだったけど，このままでもいいのかなって思うようになった。元気になったと思うけど，高校に行きたいから院内学級に通って受験を目指したい。そこまでは入院していようと思う」と新たな目標を立てることができ，病棟スタッフはそれは良い目標だと思うと返した。

　入院当初より主治医らは親との面談を定期的に行っており，本児のもつ多動性・衝動性，そして不注意について繰り返し説明をし，本児を変えていくのではなく，その自尊感情を高めていくことを共通の目標としてもつことができるようになった。

　中学3年生の2月，公立高校の受験に合格した。男子グループでも，打ち上げとして遊園地に遊びに行くなどの計画を率先して立てることができた。院内学級の卒業と同時に退院となった。

2. 児童思春期の入院治療① 病棟の時間・空間・集団論

まとめ：転居を契機に不登校となったADHDの中学生男児の症例です。入院前とは異なる体験を経て，自分の症状を受け入れようと苦闘した経過です。子どもたちの衝動性や不注意などの症状だけでなく，不安感を病棟全体で受け止め，子どもの成長を促進すると同時に進路の決定という人生の岐路をともに歩むことができたと考えています。このように子どもの治療では，医療的な視点だけでなく，教育的な視点と時間の流れを加味して治療を組み立てていく必要があります。

【文献はp.391】

Column　YouTubeをやっています！

　近年，子どものメンタルヘルスについては，「子どもたちの心身の健康的な成長を促していこう」という意識のもと関心が高まりつつあります。家族や友人との会話のなかで，発達障害またはひきこもりや不登校など，子どもにまつわるメンタルヘルスの話題が取り上げられることも多いのではないでしょうか。しかし，全国的な児童精神科専門医の少なさもあり，複雑化する「子どものメンタルヘルス」の問題について相談先を得る機会は乏しいのが実際です。

　そうした現状を改善する一助として，国立国際医療研究センター国府台病院子どものこころ総合診療センターでは，「子どものこころラボ」と題して，子どものメンタルヘルスに関わるさまざまな情報をYouTubeで定期的に発信しています（YouTubeで「子どものこころラボ」と検索してください）。多くの方々に「子どものメンタルヘルス」についてのご理解を深めていただけるよう，わかりやすい動画をお届けしたいと私たちは考えています。子どもたちのメンタルヘルスの健全化に向けて有用な番組を目指して制作していきますので，よろしくお願いいたします。

YouTubeへのアクセス

第1章　児童精神科診療

児童思春期の入院治療② 子どもが示す態度と治療者の心構え

はじめに

　わが国では児童精神科専門病棟のある医療機関が数えるほどしかないと前回書きましたが，これらの施設は47都道府県に均等に存在するわけではありません。どの地域でも専門的な治療が受けられるように，その増設が喫緊の課題の一つといえるでしょう。

　しかし，児童精神科病棟の運営には非常に多くのマンパワーが必要です。そのため，厚生労働省は病院経営という視点からも，児童・思春期精神科入院医療管理料などの診療報酬をつけることで，その支援と増設の方向性を示しています。

　子どもの入院治療には，子どものメンタルヘルスに関わる専門家が知るべき知識と経験のすべてが詰まっています。今回は入院治療の後編として，入院後にみられる子どもの態度や，治療者としての心構えなどについて説明したいと思います。

入院治療の流れ

　児童精神科病棟において，子どもの入院治療を行う病棟スタッフは，子どもの病態に応じた成長と治療の流れを知っておく必要があります。入院治療が始まることで，子どもたちはずっと一人で抱えてきた問題に，大人と一緒に対峙していかなくてはならなくなると同時に，心底にあった不安や恐怖，

3. 児童思春期の入院治療② 子どもが示す態度と治療者の心構え

さらには大人への強い反抗などが出現してくるかもしれません。これから始まる自立への不安も含めて、そのような感情は親だけでなく医師・看護師・心理職・ソーシャルワーカーや院内学級の教師まで、関わるすべての大人に向けられることもあります。感情を向けられたスタッフは、専門職であっても、子どもたちが抱えきれなくなった苦しさを受け取ることでどうにもできない感覚に陥り、自らも苦しくて仕方がなくなることがあります。しかし、この年代が示す大人への**「依存と反発」**といった両価的な思春期心性に治療者が混乱することなく、子どもの活動性に柔軟に対応した入院治療の流れを作っていく必要があります。

以下では、児童精神科病棟の入院治療の経過を、齊藤の分類[1]を踏まえながら、疾患論ではなく子どもが示す入院初期の態度に注目してみていきましょう。

❶ 平静を装う子どもたち

まず、入院時に過剰適応な態度を示す子どもたちがいます。このタイプには不安症や摂食症の子ども、さらには親に気をつかってきた子どもが多いかもしれません。入院した途端、それまでのさまざまな問題がなかったかのごとく振る舞い、入院初期には過剰なまでの平静さを示すという特徴があります。長期の不登校に悩み苦しみ、家で暴れていた子どもが見せるこれまでとは違った姿に、親も治療者もとても驚くことがあります。

親と治療者は子どもが示す仮の平静さを受容していかなくてはなりませんが、これは子どもたちの「うまくやろう」、「頑張らないといけない」という心が強すぎるからなのかもしれません。そのため、同年代集団のなかで見せる過剰なまでの平静さの後に現れるであろう**不安**をうまく汲み取り、子どもが、苦しい思い出しかないかつての仲間集団とは異なった仲間集団を形成していくことを、そっと支えていく心構えが必要です。このような時期を経ることで、いじめなどの経験から仲間集団におびえて抑えてきた活動性が、仲間との関係性のなかで再び活発になることでしょう。

ただし、病棟スタッフが、この活動性の向上を「元気になったね」と単純に喜んでいると、その後にとても手を焼くことがあります。思春期年代の子どもたちの健全な精神発達が促進されると、**自立志向的な活動性**も顕在化す

るわけです。そうなると，スタッフや治療構造への挑戦・反発が目立ってきます。このときに，治療者は思春期の挑戦的な行動にすべて抑圧的に接するのではなく，**その活動性を支持しながらうまく制限すること**を心がけていかなくてはなりません。こうやって書くのは簡単ですが，この匙加減はとても難しく，治療者自身の感性と経験が求められます。

　このような子たちの治療の終わりが近づくと，子どもは仲間や病棟生活との別れに直面すると同時に，入院前の生活環境に戻らなくてはなりません。そこでも過剰適応的な態度を見せることがありますので，治療者は子どもの自立心をうまく支援し，退院後の現実社会との再会を支えていくことになります。

❷ 警戒する子どもたち

　次に，入院時に極めて萎縮した態度や警戒した態度を見せる子どもたちがいます。彼らは，入院時には他者，特に同年代の児童に対して萎縮し警戒する特徴があります。その背景として，精神症的な症状をもつ場合もありますし，虐待やいじめなどから自分を受け入れてもらえていないという感覚が強すぎることもあります。なかには，小さい頃から発達障害を抱えてきたにもかかわらず，自分を理解してもらうことなく叱責を受け続けてきた子どももいるかもしれません。

　大事なのは，治療者は子どもたちのこのおびえを理解し，**しっかりとした保護を第一に考えていく**ということです。彼らがおびえ混乱している背景を理解せずに同年代集団との再会を急がせようとすれば，彼らは自分が追い詰められ，逃げ道がないと感じてしまうかもしれません。時には，追い詰められた感覚から興奮してしまうこともあるでしょう。自分がしっかり理解されたという体験によって，入院治療が安全で安心できる環境であることを感じられれば，静かに同年代集団のなかに入っていくことでしょう。

　入院治療の終わりが見えてくると，子どもたちはやはり入院前の傷つけられてきた環境に戻ることになります。その際，入院当初に見せた萎縮や警戒感を再び見せることがあるかもしれません。われわれは，その萎縮・警戒した気持ちに共感を示すだけでなく，彼らが再び受け入れてもらえるよう**環境調整に力を入れていかなくてはなりません。**

❸ 衝動的な子どもたち

　最後に，入院当初から実に馴れ馴れしく，病棟のルールを守らないなどを繰り返す衝動的な子どもたちがいます。注意欠如多動症（ADHD）など発達障害の子どもたちがその代表かもしれません。また，脱抑制型のアタッチメント症[a]の子どもたちであることもあります。「また失敗した」，「やっちゃった」，「どうして自分はいつもこうなんだろう」などと自分の衝動性に苦しんでいることがありますが，悩みを人に相談するよりも衝動的に行動してしまうことが多い子どもたちかもしれません。

　治療者は，この激しい衝動性に対して子ども自身が必要以上に傷つかないよう，保護し制限していくことを心がけるべきです。時には，彼らが示す激しい衝動性に対し，精神保健福祉法を遵守しながら必要に応じた物理的な行動制限が必要となることもあるでしょう。

　衝動性に対する制限を受け入れていく過程で，「この大人たちは自分を本当に守ってくれるのか」という不安から**大人を試すような行動化**が目立ってくることがあります。病棟スタッフにはこの行動化に耐えうるある種の図太さが必要であり，また，行動化への制限を言語的・物理的にも繰り返し行っていかなくてはなりません。その繰り返しは数カ月から年単位になることもありますが，そのような関わりを続けていくことは，子どものなかに「自分が理解され守られている」という感覚が芽生えていくことにつながるのだと考えています。

　最終的には，行動制限などの物理的な制限を必要とせず，言語的な制限もしくは話し合いだけで自分の衝動性と向き合うことができるように援助していくことを目指します。また，彼らが再度社会のなかで自身の衝動のコントロールに苦しまないように，彼らが自らをポジティブにとらえて前向きに考えていく姿勢が治療者には必要です。

---

[a] アタッチメント症：幼少時の不適切な養育環境により母親や養育者との間でアタッチメント（愛着）形成に問題があると，子どもは自己肯定感をもてず，人間関係のつくりにくさや落ち着きのなさを示すことがある。そのなかで，初対面の大人に過度に馴れ馴れしい，警戒心なくついていくなどの態度が脱抑制とよばれる。

病棟スタッフの心構え

　子どもたちにとって入院治療は，たとえ家庭が客観的にみて重大な病理性を有しているとしても，いままで過ごしてきた場所から離れて生活するという非常に特殊な状況です。個々の習慣や価値観は，それまでの生活のなかでその子どもなりに築き上げられているものです。どの子どもも親から離れること自体不安でしょうし，特に不登校やひきこもりなど非社会的な生活を長期間送ってきた子どもにとっては，同年代との再会は非常に緊張するものです。そのため治療者は，まず子ども自身を尊重し，症状に応じてできる限り**「やわらかい受容的な援助」**から治療を開始することが重要です。特に，児童期の治療は成人に比べ非言語的な交流が中心となることから，「安心できる環境」としての病棟生活をいかに提供できるかを常に心がけていくべきです。

　入院治療によって，子どもたちが不安と緊張を抱えながらも同年代集団と再会することができ，徐々に治療スタッフの保護を離れて「仲間」と呼べる関係を築き上げていくことは，症状の軽快だけでなく子どもが健康的に自立していくための重要な要素です。病棟だけでなく院内学級も含む各治療スタッフは，言語化がいまだ不十分な子どもが見せるさまざまな動きをしっかりと観察し，症状や病態の評価および治療に活かしていくことを常に考えておかなくてはなりません。そして，スタッフと保護者との間でコンセンサスを得ながら，的確な治療方針を選択していくことが重要です。

＊

　子どもたちが前述したいずれの経過をたどるにせよ，治療者は入院治療が進むにつれて，思春期特有の高まった**両価性**と対峙しなくてはなりません。この対峙のときまでに治療者が「安心できる環境」という基盤を入院生活のなかに築き上げておくことで，彼らが行動で示す両価性に対してより明確な枠組みを設定することができ，子どもたちも自らの両価性を受け入れることができるようになるでしょう。このような大人とのやりとりを繰り返しながら成長していく思春期の健康的な情緒発達こそ，症状や問題を克服し，**「自立したこころの世界」**を確立する子どもの入院治療において重要なことだと考えています。

3. 児童思春期の入院治療② 子どもが示す態度と治療者の心構え

症　例

症例：女児，中学3年生（入院時）
診断：社交不安症
生育歴・現病歴：母子家庭で同胞（きょうだい）なし。父親は小学3年生のときに不倫の末に離婚した。母親は教師であったが，離婚の際には酒量が増え，家でも不平不満を本児相手に言い続けることがあった。小学校高学年になると肥満気味な体型を男子からからかわれることが多くなり，学校に行き渋るようになった。中学校に進学すると学校に行かなくなり，自宅にこもるようになった。母親が学校に行くように言うと「うるせーな」と悪態をつくが，登校や外出に関する話題でなければ明るく振る舞った。中学2年生の夏に当院を紹介受診となった。受診時は何を言ってもふざけて答え，常に笑っていたが，中学2年生の冬になると進路のことが気になり始めた。「高校生にはなりたい。アルバイトしてお母さんを楽させたい」と話し，中学3年生の4月に院内学級を利用することを目指して任意入院となった。

入院経過：中学生女子の大部屋に入院すると，ニコニコといたって元気そうに振る舞った。面接でも「ここに入ったら安心した。元気になった」と繰り返すばかりであった。中学生の活動集団療法である女子グループ（p.15参照）にも積極的に参加した。院内学級にも通い，一見すると問題なく過ごしているように見えた。遠足やキャンプなどの活動集団療法にも参加することができたが，徐々に集団から距離を置き始めた。「人といると疲れる」などと訴えるようになり，9月には「人と一緒にいるのがつらい。このままではもう無理」と泣きながら訴えるようになった。治療スタッフと母親は，これまでの頑張りをねぎらうとともに，本児を個室に移して見守ることにした。個室に入るとこれまでの陽気さとは一転して，「集団で頑張っていたのにわかってくれない，どうせ私はダメだ」と弱音を吐き続けた。本当は不安で仕方がなかったという本児を支えつつ，本児の良いところを繰り返し伝えることをすべてのスタッフで続けた。

個室では少しずつ本来の明るさを取り戻していった。病棟内の他の児童と触れ合うには不安が強いため，常にスタッフが寄り添いながらも，さまざまなレクリエーションに参加した。高校見学や受験などもスタッフが付き添い

ながら，定時制高校への進学を決めることができた．院内学級の卒業と同時に退院となった．退院後は昼間に八百屋でのアルバイトを始め，夜は定時制高校への通学を続けている．

> まとめ：不安に押しつぶされそうになっていた入院前の状態から一転し，**過剰適応な姿**を見せた女児の一例です．一見すると入院という環境の変化で良くなったように見えるかもしれませんが，それは過剰適応という仮の姿であり，本当の悩みに触れるには時間が必要であることを忘れてはなりません．
>
> 　子どもたちがこのように見せる「うまくやろう」という姿を否定せず受け入れることが，**その後の子どもたちの不安を受け止める土台**になると思われます．治療側がこの過剰適応の姿を鵜呑みにして退院させてしまうと，子どもはこころを成長させる大事な機会を逃すことになってしまうでしょう．われわれ臨床医には，その本当の姿を見抜く眼力が求められます．

おわりに

　子どものこころの治療にあたる専門職は，特に思春期年代が示す依存と反発という両価性に耐えうる度量をもつとともに，子どもとの非言語的なコミュニケーションを図りながら，親をも支えていかなくてはなりません．また，p.9でご紹介した「永遠の仔」の舞台のように，子どもたちにとって児童精神科病棟が自然発生的に同年代の仲間たちと出会える場所となり，入院生活が「安心できる環境」となること，そこでの仲間との生活が「自立したこころの世界」を確立する契機になればと考えています．

【文献はp.391】

第1章 児童精神科診療

子どものこころの診察①
予診編

● はじめに

　子どものこころの診察は，どのようなことに注意して行うべきなのでしょうか。成人の精神科の診察について書かれたものはたくさんありますが，子どもの診察について実践的に書かれたものは少ないと思います。良い機会ですので，国立国際医療研究センター国府台病院で70年以上続いてきた児童精神科診療のなかで，時代とともに変化してきた予診を含めた初診の流れについて，皆さんと共有したいと思います。

■ 子どものこころを診ることはなぜ重要か

　われわれは自閉症などの発達障害，虐待，不登校，自殺など，子どものこころの問題に関連するニュースを日々目にしています。特に注目を集めている発達障害である自閉症は1975年には5,000人に1人の割合と考えられていましたが，最近の調査では59人に1人がその特徴をもつことがわかってきました。急増している自閉症ですが，時には興奮状態で自分自身や家族への暴力が止まらないなど医療的な介入が緊急に必要な場合もあります。

　また，もう一つの代表的な発達障害である注意欠如多動症（ADHD）に至っては，おおよそ20人に1人と，最も多い精神疾患といえるでしょう。さまざまな衝動性や不注意から友人との喧嘩・口論，なくしものが尽きないな

第1章　児童精神科診療

どの問題に保護者や教師は悩まされ，時には学級崩壊などにつながることもあります。医療機関だけでなく，学校などと一緒になった発達障害児への対応が社会全体で求められています。

　児童虐待も，件数の増加とあいまって，壮絶な内容を伴う報道が途絶えることがありません。昨今の研究により，18歳になるまでに体験した虐待を含む不適切な養育環境が深刻である人ほど心臓病や糖尿病を患いやすく，寿命が短くなることが明らかにされています[1]。そして，殴られたり性的な行為を強要されるなどの虐待を経験することで，自分自身に価値がないと感じ，思春期年代になって自殺を試みる子どももいます。わが国では，10〜19歳の子どもの死因の第1位は**自殺**です。未来ある若者の自殺を予防し，再び社会へと参加させることは，わが国において取り組むべき喫緊の課題です。

＊

　ここまで児童精神科医療の重要性を概観しましたが，現実は厳しいものがあります。子どものメンタルヘルスへの支援をより充足させ，将来の精神障害を予防することを目指した介入は有効であるだけでなく，費用対効果が高いと指摘されています。しかしながら，いわゆる専門家である日本児童青年精神医学会の認定医は721名（執筆時点）しかおらず，15歳未満の人口1万人あたりでみた児童精神科に携わる医師数（認定医以外を含む）を比較すると，日本は米国や韓国などに比べて格段に少ない状況です（米国の1/6，韓国の半分以下，シンガポールの2/3以下）。そのため，診察を希望しても10カ月ほど待機することすらあります[2]。

　地域の精神科病院など通常の精神科医療の枠組みのなかでも，子どものこころの治療が行われています。われわれのような児童精神科を専門とする医療機関での取り組みを紹介することで，各地域や医療機関・相談機関で参考にしてもらえればと思います。

子どもの，子どもによる，子どものための診療

　予診・初診のいずれにおいても最も重要なのは，診察の場においては「**子どもが主役**」ということです。第16代米国合衆国大統領エイブラハム・リ

ンカーンの言葉から刺激を受けて言うなら，「Treatment of the child, by the child, for the child」ということでしょうか．

子どもがどのような経緯で診察の場に現れたかは，とても複雑です．かかりつけ医に勧められた，スクールカウンセラーに病院に行くように言われた，親に何も言われずに連れてこられた，などさまざまです．しかしながら，診察の場面は子どもが主役であることを決して忘れてはなりません．

「親だけ先に話をしたい」と言われることや，「子どもには聞かせたくない話があります」と言われることもあります．それでも，**最初は親子一緒に診察室に入ってもらうこと**をお勧めします．そして，子どもに最初に話しかけ，自分の名前を含めて挨拶し，子どもの年齢，学年，好きなゲームや食べ物など，世間話から始めるのがよいでしょう．

医療スタッフも予約があった時点で簡単な主訴は聞いていますが，いきなり「今日は不登校の相談ですか？」と子どもと親に問題をぶつけてしまうのはとても恐ろしいことかもしれません．よくよく考えてみると，初めて会った人に自分の悩みや問題をいきなり指摘されるわけですから，私が子どもなら悪態をついて，診察室からすぐに逃げ出すかもしれません．まずは，子どもたちをリラックスさせるためにも世間話をしたうえで，ゆっくりと本題に入っていくことが望ましいでしょう．

私は「○○君のことをお母さんに聞いてもいいかな？」と断ってから，保護者の話を聞くようにしています．そのときには，"君"とか"あなた"とかではなく，**子どもの名前**をちゃんと呼ぶようにもしています．目の前の子どもにフォーカスしていることを伝えるための工夫だと思っています．また，そのときには子どもの様子を勘案して，同室にいるか，それとも部屋を出て外で待っているか聞くこともあります．

予診の心構え

多くの精神科医療機関では，診察前に生育歴や家族構成などの簡単なアンケート（予診）を行うことでしょう．そのなかで，受診に至った経緯として主訴や家族構成などを確認すると思います．限られた診察時間を上手に使っていくため，精神科では心理職やソーシャルワーカーが予診を行うことがあ

第1章　児童精神科診療

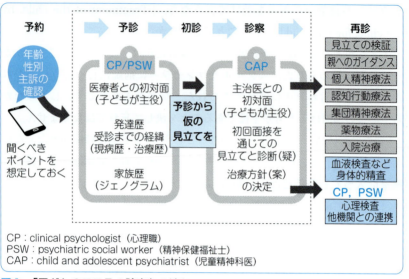

図1　「子どものこころの診察」の流れ

りますが，昨今の厳しい経営問題などから，予診から診察までをすべて一人の医師が行うこともあるでしょう。本項では予診と診察を分けていますが，一連の診療行為と考えてもらっても差し支えありません。診療全体の流れを図1に示します。

　予診は，その後の診察と治療においても大事な場面です。なぜなら，最初に患者さんと家族に会う瞬間だからです。大人にとってはいつもの診察かもしれませんが，子どもたちにとっては一大事であり，**そのときの印象を子どもたちは意外と覚えているもの**です。親に説得されて連れてこられた子どもたちにとっては，病院側のスタッフは親の依頼を受けた側，すなわち子どもからみれば親側の立場となるでしょう。しかし，助けてほしいという切実な気持ちをぶつけてくる子どもたちにとっては，やっと自分の悩みを理解してもらえるかもしれないという一縷の望みを抱いて会うのかもしれません。または，精神科にかかることで障害と診断されてしまうことを恐れるがあまり，自分の弱みを見せまいとする子どももいるでしょう。時には，子どもが意見を言う隙もないほど，親からこれまでの苦労や不安が堰を切ったように溢れ出てくることもあるでしょう。

いずれにしても，予診を行うスタッフには，**子どもと親がこれまで耐え抜いてきた苦しみと，やっと専門機関を受診できたことへの安堵の気持ちを想像する柔軟さ**が求められ，それらの気持ちを優しく受け止める心構えが最も大事なものになります。

＊

予診のスタッフは，予診を終えた時点で，本診察に向けた簡潔な**ライフ・ストーリー**をまとめられるように心がけましょう。とても一言では言えないような家族歴や，子どもの壮絶な体験を聞くかもしれません。それでも，それらをストーリーとしてまとめ，目の前の子どもがどうして現在の状態に至っているのかを常に考えておきましょう。

本診察での主治医の話はどうしても病歴からの見立てや診断，そして治療計画に集中しがちです。そのため，予診の段階で発達歴，家族歴，生活歴を丁寧に把握しておくと，その後の治療が混沌としてきたときに，もう一度生い立ちなどを振り返るうえで活きてきます。

予診で観察・聴取したいポイント

1 予診に入る前の注意点

多くの児童精神科は予約制となっているので，初診前に簡単な主訴がわかっていることも多いでしょう。もしくは，かかりつけ医や前医からの診療情報提供書に受診理由が書かれていることもあります。図2に年代別の受診理由を示しました。未就学児で相談に来た場合は発達の相談に関することが多いでしょうし，中学生になれば友人関係や勉強に関することなど神経症水準の相談が多くなるでしょう。

予診に入る前に，治療者側は予約の情報から子どもの問題にある程度の見立てをしていると思います。これは発達障害と療育に関する相談なのか，それともいじめや不登校の相談なのか，もしくは拒食症に関することだろうか，などと考えるでしょう。それぞれの問題にあわせて，主に発達の問題を聞くべきなのかとか，不登校のきっかけになった学校生活での人間関係が問

第1章　児童精神科診療

題なのかとか，あるいはこれまでの身体的な問題や治療歴など，ある程度ねらいをつけて予診を取ることになります。

ところが実臨床では，**親が訴えてきた子どもの問題と，子どもが本当に悩んでいる問題が異なっていること**がよくあります。診療情報提供書に書かれている内容も親の目線で書かれていることがあり，子どもは受診すら納得していないことも多々あります。親の訴えや前医の紹介内容と子どもが語る内容は一致しているでしょうか？　改めて子どもや家族に受診理由を聞いてみるとよいでしょう。

私は多くの場合，子どもに「○○君，何か困っていることはあるかな？」と理由を聞くことにしています。子どもたちの多くは黙ってしまったり，もじもじしたり，「わからない」，「知らない」，「特に困っていない」などと答えますが，困りごとを教えてくれる子どもたちも少なからずいます。子どもが主役であるため，先に親に相談事項を話させてしまうと，子どもたちは自分たちが責められているように感じたり，弁明に終始したりすることになるかもしれません。

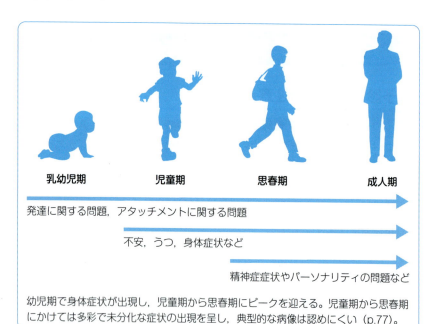

図2　年代別の受診理由

❷ 子どもと家族の様子

　予診といっても，事務的に聴取するのではなく，子どもの態度や様子にも注意を向けておくべきです。表情や話し方，衣服，持ち物，家族での座る位置，親と子どもの関係性なども気をつけて見ておくとよいでしょう。

　親が話すときの子どもの表情や態度は大事な情報となります。また，診察室でゲームを始めた子どもに対して親がどのように対応するのかも大事な情報で，どなるのか，取り上げるのか，諭すのか，気にしないのか，さまざまな反応があるでしょう。

　予診では診察に向けた多くの情報を得ることができます。医学生，心理学部の大学院生など，専門職となる前の人たちも予診を取ることがあると思います。限られた時間のなかで漏れなく予診を取ることに一生懸命かもしれませんが，その内容だけでなく，目の前の子どもと親の様子をよく観察して，**非言語的な情報**をキャッチできるように心がけておく必要があります。

❸ 発達歴

　発達歴については，診察を数回繰り返していくと，初診時には想定していなかった神経発達症（p.131参照）を疑うことがあります。そのときに改めて発達歴を聞く時間が診察時間内にあればよいのですが，現在の医療体制のなかでは難しいことが多いでしょう。そのため，予診時の発達歴の聴取（表1）がのちのち極めて重要な情報となることがあります。

❹ 家族歴

　子どもの精神科に携わっていると，家族というシステムにおいてその子どもがどのような役割を果たしているのか考える場面がたくさんあります。精神科の診療において家族歴はとても大事な情報になります。まずは**ジェノグラム（家族図）**を丁寧に聴取することがよいでしょう。電子カルテ全盛の時代ですが，ここだけは紙に書いていくことが時間的にも有用です。

　ジェノグラムでは祖父母の代まで聞くことが多いです（図3）。その家では子育てをどのように考えているのか？　祖父母と親の考えは？　夫婦の関係はどうなのか？　夫婦はどうやって知り合ったのか？　など，ジェノグラムを

第1章　児童精神科診療

表1　予診時に聞くべき発達歴

時　期	聞くべきこと1	聞くべきこと2
胎生期・出生時	母親の体調など（切迫流産，切迫早産，妊娠中毒症，薬の常用，アルコールの常用，喫煙）など	在胎週数
	出生時体重	自然分娩，吸引分娩，帝王切開
	仮死，黄疸など出生時異常	黄疸の治療歴
乳幼児期	栄養（母乳，人工乳，混合）	
	始歩年齢	
	始語年齢（マンマなどの片言で話し始める）	始語年齢（二語文）
	こだわり（必要に応じて）	迷子の経験
	夜泣きの有無と程度	人見知りの有無と程度
	トイレットトレーニングの経過	

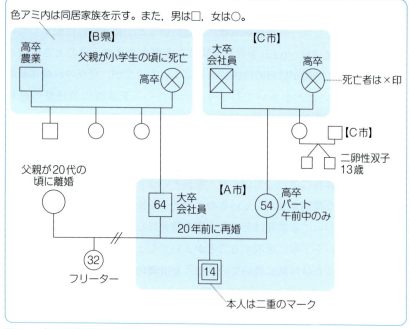

図3　ジェノグラム

聞き取りながら，疑問に思うことを一つひとつ確認していきます。

　親，兄弟，祖父母の年齢を確認することに加え，職歴，学歴，居住地，家族の健康問題（身体疾患，精神疾患など）についても聞いておくとよいでしょう。兄弟関係，親子関係，嫁姑関係など，年代を超えた関係も確認しておきます。家族と祖父母の居住地を知れば，子育てを核家族だけでしてきたのか，それとも2世代でしてきたのかもわかります。また，時間に余裕があれば，子どもが生まれたときの親の年齢や生まれたときの親の気持ちも聞くようにします。

　もちろん，このジェノグラムのなかに虐待歴を加えたり，父親からのドメスティックバイオレンス（DV）歴を確認する必要があったりするかもしれません。子どもにとっては親のDVや借金問題，女性問題など初めて聞く内容になることがありますので，ここは**慎重に話を進めるべき**です。この場で話せる内容だけで構わないと，事前に断っておくとよいかもしれません。

⑤ 生活歴

(1) 転居歴・転校歴を聞く

　生活歴では，転居歴や学校での生活，時に転校歴を聞いていくのがよいでしょう。転居の理由については親の仕事の都合である場合やいじめを契機とする場合があるので，確認する必要があります。また，DV避難もありますが，その場合，DVの言葉を持ち出さなくても，その話をするだけで解離してしまうような子どものトラウマ体験を刺激してしまう可能性があります。そのような際には話を進めず，本診察を担当する医師に状況を伝えましょう。

(2) 学校別に聞く

　学校については，保育園・幼稚園，小学校，中学校別に聞いていくのがよいでしょう。保育園に通っていた場合は，そのときの両親の仕事内容も聞き，父親の子育てへの参加状況や母親の子育ての負担なども確認しておきます。神経発達症を疑う場合には，**保育園・幼稚園の年代**からその特徴が目立っていることがあります。例えば以下のような場合です。

> - 初めての保育園でも人見知りをせず，両親と別れても平然としている
> - 人と視線をあまり合わせない
> - 一人遊びが目立つ（図鑑などを覚えて遊ぶ）
> - 親の手をほしい物まで持っていく（クレーン現象），指差しがない
> - 生活するなかでやる順番や道順などが決まっていて，これが変わるとパニックになる
> - 洋服や食べ物などへのこだわりが目立つ
> - 高いところに登ってしまったり，すぐにどこかに走って行ってしまう

　これらについては，自閉スペクトラム症やADHDの典型的な症状をある程度把握したうえで聞いていくとよいでしょう。

　次に小学校ですが，1～6年生まで6年間あるため，一度に聞いてしまうと答えるほうもどこから話したらよいのかわからなくなり，内容にまとまりがなくなってしまいます。低学年・高学年に分けたり，1～2年生，3～4年生，5～6年生と3段階に分けたりして聞くとよいでしょう。特に1年生として小学校をスタートしたときの適応については，保育園・幼稚園の友だちとの別れ渋りも含めて丁寧に聞きます。また，クラスは普通級だったのか，それとも特別支援学級や情緒障害児学級，もしくは通級指導教室を利用していたのかも確認しておきます。利用していた場合は，利用を開始した学年とその理由についても聞いておく必要があります。

　小学校や中学校においては**成績の確認**も大事です。子どもが勉強でつまずいたことがわかった場合は，それが何年生頃から始まったのかや，特にどの教科が難しくなったのかも聞くようにします。しかし，親から勉強の出来なさだけを聞き続けるのでは子どももつらくなってしまいます。そこで子ども自身にも，苦手な科目だけでなく得意な科目や好きな科目を聞くことがあってよいかもしれません。さらに，ノートをうまく取ることができたのか，忘れ物は多かったのか，運動会や宿泊行事などの集団行動はできたのかなども保護者に確認しておくとよいでしょう。

❻ 身体疾患

　性を含めた自己の同一性がテーマとなる思春期年代を取り扱ううえで，女児の場合には**月経**を確認しておくべきです。初経は何歳であったのかも聞い

ておくとよいでしょう。特に**摂食症**を診察する場合，これは身体的な危機を推し量るうえで必須の項目となります。

その他，これまで大きな体の病気をしたことがあるかを聞き，アレルギー（食物や花粉など），熱性けいれん，てんかん発作の有無も確認します。それらがあった場合には，その具体的な内容も聞いておきます。

小児科に通院歴がある場合は，そのときの診断名や投薬内容なども確認しておきます。薬物相互作用に関する情報に加え，子どもが薬を飲みたがらなかったのであればその理由なども聞いてみるとよいでしょう。飲む回数や時間帯，剤形によっては拒否感が強い場合もありますし，薬物療法を受けることで自分が障害児のように扱われることを恐れているのかもしれません。その後の治療で薬物の剤形が理由であれば，服薬アドヒアランスが上がるように工夫していく手助けとなる場合もあります。

なお，これまでの小児科受診歴や精神科受診歴を聞く際には，**子どもが診断名を告知されていない場合**もあるため，対応には注意が必要です。

❼ 相談歴など

児童相談所に通所歴がある場合には，どの児童相談所に何歳からどのような理由で通所に至ったのか聞く必要があります。親の希望なのか，他の機関から勧められたのか，それとも近隣からの虐待通報の結果であったのか確認しましょう。深刻な虐待を認める場合には，一時保護所[a]への入所もあったかもしれません。その場合も，その理由と入所期間を確認しておきます。

また，療育手帳[b]を取得している場合には，取得年齢とその等級を確認しておきます。療育手帳の等級からある程度は推測できますが，可能なら心理検査の結果も聞けるとよいでしょう。虐待通告歴があるのかどうかは，こちらからは確認しにくい内容であり，児童相談所との関わりの経緯をみたうえで聞くことになるでしょう。さらに，市町村の家庭児童相談室への相談歴，福祉事務所への相談歴にも触れることができれば理想的かもしれません。

---

a) 一時保護所は児童相談所に付属し，保護が必要な子どもを一時的に保護する施設。
b) 療育手帳は障害者手帳の一つで，知的発達症をもった人が支援を受けられるように行政から交付される手帳。

第1章 児童精神科診療

まとめ

　私たち児童精神科医療に携わる者の多くは，子どもだけでなく，その家族全体を診ています。子どもの健全な情緒発達を促していくためにも，子どもを取り巻く環境とそれまでの育ちを丁寧に確認することは欠かせません。また，通常の臨床では，今回述べたような"予診"と次項で述べる"診察"の組み合わせで診療を進めることがよいかもしれません。

【文献はp.391】

Column　フィリピンでの研修事業を通じて

　国立国際医療研究センター国府台病院児童精神科では，公衆衛生や医療技術を途上国に普及させてきた日本の経験を共有するべく，フィリピンでの研修を2017年から行ってきました。日本から専門家を派遣したり，フィリピン児童思春期精神医学会と提携して研修会を実施したりする一方，フィリピンの大学から研修生を受け入れています。研修にはフィリピンの保健・学術・政府・非政府機関の関係者，さらにフィリピン大学マニラ校医学部・公衆衛生学部，国立精神保健センターなどの専門家が参加します。

　フィリピンの人口は日本とほぼ同じ1億1,000万人です。この20年で乳児死亡率が減少したこともあり，人口の約3割は14歳未満です（ちなみに日本の15歳未満人口は約11.5%）。子どもが多いフィリピンですが，メンタルヘルスに問題を抱えた子どもたちの存在が懸念されています。2007年のWHOの調査では同国の子どもの精神障害の有病率が16%と報告されており[1]，別のWHOの調査によれば，13～17歳の学生の16.8%が調査前の12カ月間に1回以上の自殺未遂をしていることが明らかになっています[2]。

　一方，日本と同じように，精神保健に関わる人材は限られています。児童精神科医は60人程度しかおらず，大半はマニラなどの首都圏で診

療を行っています。また，人口10万人あたりの精神保健専門職はわずか2.0人に過ぎません。

虐待の問題

　フィリピンでは性的虐待，ADHD，適応反応症が子どものメンタルヘルスに関する問題の上位を占めています。特にフィリピンでは，オンラインを通じた児童の性的搾取や薬物乱用事例が多く，児童ポルノの原因にもなっているといわれています[3]。また，日本ではいわゆる非行問題は減少していますが，フィリピンでは新たな社会問題となっているようです。

　フィリピンでは性的虐待の増加傾向がみられますが，体罰はフィリピン人が子どもをしつける一般的な方法でもあり，身体的虐待は過小報告されている可能性が高いです[3]。これはフィリピン人の宗教的な信念にも裏づけられているとの指摘もあります。また，心理的虐待に対する認識は身体的虐待などよりも低いものでしたが，国の研究では5人の子どものうち3人が経験していることが明らかにされています[4]。

　さらに，日本もフィリピンも子どもの自殺やゲーム行動症は大きな問題です。フィリピンでは，若者のメンタルヘルスと相関関係がある状況として，受験競争へのプレッシャー，デジタル機器やソーシャルメディアの過剰な利用／対処能力の欠如などがあげられています。

　世界の子どもと青年の推定10〜20％は精神保健問題を抱えており，その半数以上は14歳以前に起こっていると指摘されています[5,6]。特に日本を含む西太平洋地域では，精神障害が子どもの障害調整生存年（disability adjusted life year；DALY。疾病負荷を表す指標）の第3位で，自殺未遂の有病率も高いことがわかっています[7,8]。日本とフィリピンで行ってきた活動を通じてお互いの共通点や相違点を認識し，両国の子どものメンタルヘルス・ケアがさらに促進されるようになることを期待しています。

【文献はp.391】

5

子どものこころの診察②
初診編

第1章　児童精神科診療

💬 初診の印象

　こころの問題に関する診察は，子どもと家族にとって初めてであることが多いでしょう。精神科に限らず，初診は医療者・患者ともに緊張する場ですが，その後の治療の流れを決めていく大事な時間ともなります。

　家族の緊張や不安には，この主治医を信じて治療を任せてよいのかという信託の要素も含まれます。しかし，現在の医療現場では十分な時間を割くことが難しいという問題もあります。「あれだけ待ったのにもう終わり？」，「こちらの訴えをあまり聞かずに一方的に診断や薬を決められた」などの経験は誰にもあるのではないでしょうか。医師である私も，自分が近所のクリニックなどに行くとやはり最初の印象がとても大きいなと思います。

　今回は，限られた診察時間を有効に活用できるように，われわれがどのように初診を行い，子どもの生い立ちと苦しみを理解し，その後の治療に活かしていくのかを考えます。なお，発達歴や相談歴，家族構成の確認については前回の予診編で書きましたが，そこでも述べたように，予診と診察を一連の診療行為と考えてもらっても差し障りありません。

📖 初診に入る前から「見立て」を考える

　初診医は初診に入る前に予診の情報をしっかりと確認しておきましょう。予診を担当したスタッフは，その情報を初診担当医に伝えておくことが必要

5. 子どものこころの診察② 初診編

です。便利な世の中ですから電子カルテだけで情報をやり取りすることも可能でしょうが，**初診医は必ず予診を行った担当者から直接話を聞きましょう**。心理職であれ精神科ソーシャルワーカーであれ，専門職なら子どもの表情や仕草，親の態度や口調，予約を申し込んできたときと主訴が一致しているかなど，予診を通じて感じたことがたくさんあるはずです。そこで感じたことや違和感は，治療者の心の動きをも治療に利用していく精神科医療において重要な情報となります。

*

医療現場はいつでも時間との戦いです。診察を求める患者さんは途絶えることがありません。そこで多くの精神科医療機関では，診察前に生育歴や家族構成などの簡単なアンケート（予診）を行うことが多く，初診担当医はそこで得られた情報をもとに，これから始まる治療に対する見立てを立てることになります。

見立てには子どもの病態，家族機能，その後の治療方針が含まれます。近年，DSM-5やICD-10といった操作的診断基準が医療の現場以外でも広く知られるようになっていますが，子どものメンタルヘルスに関する問題は**操作的診断基準に当てはめるだけでは十分な理解に到達しない**ことがあります。これらの操作的診断基準は，統合失調症や双極症，そしてうつ病でも，成人期の症例を典型例として診断概念が考えられてきた歴史があります。ですから，操作的診断基準の使用は医療の統計や診断の汎化や研究には有効かもしれませんが，子どもの病態が成人期ほど的確に診断基準に当てはまるわけではありません。

初診担当医には，子どもがどのように暮らしてきたのか，どうしてこの時期からメンタルヘルスの問題を抱え始めたのか，本人と家族はそれをどのように感じているのかなど，目の前の，もしくはまだ見ぬ子どもの半生とその内面を想像し，個々の見立てを作り上げていく作業が必要です。この見立て（診断も含む）は初診時の**仮説**であり，治療が進むにつれて得られた情報や，当事者との面談で現れた症状や出来事などによって**適宜修正していく柔軟性**を持ち合わせていると考えてもらえると助かります。また，摂食症などの場合，可能であれば初診に入る前に採血や心電図検査などを行っておくと，その結果を見たうえで診療にあたれますので，その点も想定しておくとよいでしょう。

第1章　児童精神科診療

💡 柔軟に変わっていく「見立て」

　ここでは初診を通じて，私が日々の臨床で気をつけていることを書きます。

　まず，子どもを初めて診たとき，予診の情報を通じて形成された本人の印象との間に**違和感が生じるか**を大事にしています。どういうことかというと，予診から得た情報を通じて私は内的に患者像や家族像を想像します。例えば，未就学児であれば発達障害を疑うでしょうし，親への養育や将来に関するガイダンスが中心になるだろうと想定します。学童期や思春期なら，同じ発達障害であっても仲間関係や不安症状なども想定するでしょう。拒食で低栄養状態の子どもの相談であれば，真面目で一生懸命な子ども像を想定するかもしれません。

　また，不登校になり自宅に閉居していた子どもたちは，初めて会う主治医に警戒心を抱いているかもしれません。予診で子どもがまったく話をしないこともあるでしょう。そんなときは，はたして初診で話してくれるかどうか初診担当医も心配になるものですが，**なぜ子どもが予診のときに話をしてくれなかったのか**も想像しましょう。話さないという行動にどのようなメッセージが込められているのかを考えることが大切です。

　親は子どもの心理的な課題よりも学業に関する心配事を中心に話すことがあります。子どもは自分が抱えている悩みを親に理解してもらえないと感じているかもしれません。このようなことをきっかけとして家族について考えが広がれば，家庭での虐待はなかったのか，仮にドメスティックバイオレンス（DV）の目撃を含めた虐待があったとすれば子どもは自分が守られたと感じることができたのか，他の家族はどのように感じていたのかなども考えておくとよいでしょう。その家族機能に問題はないのか，父親と母親の関係に問題はないのか，世代間境界[a]は明確か，なども考えておくべきです。

---

a) 家族は，夫婦がつくる夫婦サブシステムと，子どもたちがつくる子どもサブシステムなどからなる一つのシステムとしてとらえられる（家族システム論）。2つのサブシステムの間には本来，適度な世代間境界が存在するが，境界が明確でない場合，親と子どもが過度に密着する（例えば夫婦間がうまくいかない母親が，代償的に子どもへの過保護・過干渉を繰り返す）などのケースがみられることがある。

5. 子どものこころの診察② 初診編

❶ 身体疾患も念頭に置く

　この「見立て」には，生物学的要因として身体疾患の可能性も含まれます。内因性の精神疾患を疑う前に，身体的な異常がないかを常に念頭に置いて検査をしていきます〔例えば血液検査（貧血など），脳波異常など〕。また，心理検査を通じて生来的な認知機能の特性を明らかにしておく必要がある場合もあるでしょう。「見立て」にはこれらの諸検査も含まれます。

　「精神科医は身体疾患を見つける最後の砦だ」と，医者になったとき医局の先輩に言われました。精神科医が見逃し，精神疾患の診断をつけてしまえば，身体疾患は見つけられることなく，患者は不適切な診断と治療を受け続けることになります。

❷ 見立ては常に変わりうる

　これらの想像を含めた「見立て」が当たることもあれば，大きく外れることもあります。これも臨床活動の醍醐味の一つであると思いますし，この見立てと目の前の子ども・親の様子とのズレがどうして生じたのか，自分自身の思い込みを振り返りながら見立てを柔軟に修正していくことが求められます。

　個人的な感想ですが，統合失調症，うつ病，双極症の割合が少ない児童思春期においては**定型的な病態を示すことが少ない**ため，見立てははじめから良くも悪くも外れることが多いです。例えば，これまでの病歴を聞いて「この先が心配だな」と考えていた子どもが，意外とほがらかで柔らかいことがあります。また，長期的にもこの見立てが変わることがあり，それまで抱えていた問題を成人期に見事に乗り越えて社会で活躍したり，逆に想定していなかった子どもが統合失調症に罹患し，長期にひきこもったりする場合もあります。

　そのため，病態の変化にとどまらず，年齢的な成長や環境によっても見立ては常に変わっていかなくてはなりません。この柔軟性こそが**子どものこころの可塑性**を示しているとも言えるでしょうし，子どものこころの臨床の楽しさではないでしょうか。

第1章　児童精神科診療

🔹 最初に子どもに話しかける

　予診時と初診時の違いという点で言えば，子どもだけでなく**家族の様子**にも注目します。初診の手続きや予診までにそれなりの時間を要していることで，子どもが疲れてきている，または飽きてしまっているのであればそれも大事な情報で，無理に連れてこられた子どもはとても機嫌が悪いかもしれません。このとき，親がどのような態度で子どもと待っているのかを見ておきましょう。

　診察室では，親と子どもがどのように座るかをよく観察します。親が先に座ってしまう場合もあれば，子どもに初診担当医の前に座るように指示する場合もあります。子どもが座るまでじっと待つ場合もあるでしょう。私の診察室にはいくつかの玩具（いらなくなったプラレールやぬいぐるみを寄付してもらっていますので，少し前のものです）が置いてありますが，座るよりも先にそちらに注意が向いてしまう子もいます。

　私は担当医の挨拶を子どもと親にしたら，**最初に子どもに話しかける**ようにしています。親も言いたいこと，困っていることがたくさんあるかもしれませんが，まずは子どもに話しかけましょう。そのときは前回も書いたように**本人の名前**を必ず呼び，子どもに注目していることを示すようにしています。一方で，いきなり困っていることは聞かないようにします。

　最初はしばらくの間，学年や好きな食べ物やアニメ・漫画，ゲームなどの話をします。これも前回書いたように，いきなり「受診した理由」という大本命に話題が移ることは，子どもにとって恐ろしいことかもしれません。そうした恐怖心を刺激しないためにも，**子どもたちに興味のあることを話させること**を心がけましょう。子どもの診察において，言語的な交流は子どもの緊張や治療を破壊したくなる気持ちを高めたりすることがあります。たとえ思春期であっても，**非言語的な治療技法**を積極的に取り入れていくべきです。

　予診の時点で不登校であるとわかっていれば，学校の話は極力減らし，最初は家での生活に注目しましょう。私は，時にはインターネットにつながる外来のPCで，子どもの興味があるYouTuberや漫画などを調べることさえします。子どもたちは好きなことには雄弁であると同時に博識であることが多いのです。大いに驚き，その知識を称賛してあげましょう。子どもに興

味・関心を示し，肯定的な態度で接することが最も大事です。

　この際に，子どもの話を親がじっと聞いていられるか，途中で割り込んでこないかにも注目します。ゲームの話を熱心にしている子どもを親がどのような態度で見ているか，それも大きな情報となるでしょう。

主訴も子どもから親の順番で

　子どもの不安を刺激しないために，まずは子どもに話しかけましょうと書きましたが，診察が進めば受診した核心に迫っていかなくてはなりません。ただし，予診で一通り話を聞いているからといって，その問題をいきなり切り出すことはしないほうがよいかもしれません。まずは**「何か困っていることはないかな？」**と聞き，可能な範囲で子どもの言葉で説明してもらうのがよいでしょう。

　困っていることについて教えてくれたら，「うまく説明してくれたからよくわかったよ」とポジティブにフィードバックしておくことを忘れないでください。その後に，「〇〇君のことについてお母さん（お父さん）に話していいかな」と断ったうえで，親に受診した理由となる本題について聞いてみます。まくし立てるようにこれまでの問題行動や不安なことについて親が語る場合も多いでしょうが，そのとき子どもがどのような表情で聞いているのかにも注目します。保護者の話を一通り聞いたうえで，私は「いまのお話で付け加えたいことや，違うと思うところはあったかな？」と子どもに聞くこともあります。

　就学後の児童であればこのような流れで診療をすることが多いです。未就学児では主に保護者に説明してもらいながら話を進めていきます。

前医からの情報，過去の治療歴の確認

　初診医は，予診の情報と自身の見立てをもとに診断と治療方針を作り上げていく必要があり，そのためには予診の情報や子どもとのやり取りに加え，**新たな情報**を集めていく姿勢も求められます。

例えば他院からの紹介受診だった場合は，診療情報提供書を一読したうえで前医での診断・治療について確認します。これは思春期年代であれば子ども自身に確認し，その次に親に聞き，思春期以前の学童期であれば親に聞くのがよいでしょう。仮に前医がいた場合，現在の初診担当医はいわば最後に診察しているという自覚が必要です。すなわち，前医の評価を参考にすると同時に，それと現在の評価に違いが生じているのであればどうして違うのかということも大事な考察の対象です。

注意点として，現在の初診担当医はその時点で最も多くの情報をもっているわけですから，情報の少ない前医の診断や治療について子どもや親の前でコメントすることは公平さを欠きます。もし親や子どもが前医に対して賞賛や不満を訴えるときは，そこにどのような心性が働いているのかを考えるとよいでしょう。

子どもの病態を把握するうえで，それまでの育ちと家庭環境，身体的検査の有無，そして家族の遺伝負因も聞き取りましょう。これまでに薬剤投与歴がある場合は子どもと親に直接聞くことが多いです。「このお薬はどんな理由で飲んでいるのかな？」，「飲んでいて効果はあった？　困ることはあったのか教えてくれるかな」と，ここでもまずは子どもに聞いたうえで親に確認することをお勧めします。

初診担当医がもつべき心構え

保護者は多くの期待を医療者に求めるでしょう。しかしながら，診察医は初診時に行うべきことがたくさんあり，理解できること，対応できることにも限界があります。

そのなかで初診担当医にとって最も大事なことの一つは，やはり仮でもよいので**「見立て」を作り上げること**です（見立てには初診を通じての疑い病名も含む）。その後の治療ストラテジーは，この「見立て」によって構築されていくことになります。

例えば医局で「どんな子どもなの？」と聞かれたら，子どもの育ちや，いま子どもが抱えている症状がどのように形成されたのか，どうしてこの年代に出現したのかなどを簡単に説明できるようになることが有用な「見立て」

5. 子どものこころの診察② 初診編

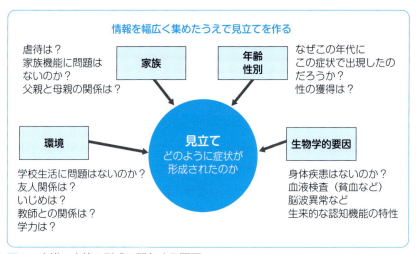

図1 病態・症状の形成に関与する要因

といえます。この「見立て」には、これまで述べたような虐待や離婚などの家庭環境、学校を含めた生活環境、そして本人が抱える発達特性を含みます（図1）。これらさまざまな情報を総合的に評価し、有効な「見立て」を作ることが子どもを診る臨床医に求められる能力であり、さらに「見立て」を子どもと親に簡潔に説明できる能力も必要です。

❶ カルテへの記載

　診療録には、抑うつ気分、不安、恐怖、幻聴、思考障害、被害妄想、自殺念慮、固執性、多動・衝動性、易刺激性など、初診時の精神医学的現症を記載します。加えて本人・家族の様子も記載しておきます。洋服や髪型、寝癖などの見た目、雰囲気、口調や視線、表情、コミュニケーションの齟齬がないか、などです。コミュニケーションの齟齬があった場合は、どのような言葉の理解が悪かったのかも記載しておくとよいでしょう。クローズドな質問とオープンな質問のいずれが得意かもです。

　その時点での操作的診断基準を確定できればよいのですが、適切な診断基準に収まらず特定不能となることもありますから、操作的診断基準に合致するか否かにかかわらず、力動的な精神医学的な「見立て」を記しておくことをお勧めします。

また，自殺念慮が高まっている例や摂食症による身体的危機状況がみられる例などでは緊急事態も想定し，対応方法についても記しておくようにしましょう。

❷ 薬物療法について

　初診時は親が子どもを思う気持ちが特に強く，初診医への期待も大きいものです。時に薬物療法を強く希望されることがありますが，ADHD，自閉スペクトラム症，限局性学習症などの発達障害に対して，その症状を治癒させる薬物療法はいまだ存在しません。精神疾患への薬物療法は，現時点ではある種の問題行動や精神症状を軽減するのみであり，必要最小限の投与であるべきです。臨床医は適切な評価と薬剤投与の必要性について，本人と保護者への十分な説明を忘れてはなりません。

　また，医療者として診療点数を適切に取ることも重要です（医療経済的な視点も病院・クリニックの存続には欠かすことはできません）。子どもの診察では親の話も聞くことから時間がたくさん必要となり，通常の成人を対象とした精神科よりも医療経済的に難しい側面があります。

💬 診察は精神療法の始まりである

　子どもに限らず，すべてのメンタルヘルスに関する診察は，**精神療法の始まり**でもあります。どんなに短い時間でも，またどのような出会いであっても精神療法的関係性は始まると考えています。精神療法とは，**当事者にとっては自分を知ること，そして他者に理解してもらえたと感じること**であり，治療者にとってはその人を理解することであるととらえています。

　その理解の手法として**支持的精神療法，認知行動療法，集団療法**などがありますが，これらの系統だった治療法に限らず，**さまざまな職種が当事者やその家族と触れ合う日常的な関わりのなかにも精神療法のエッセンスはたくさん含まれています**。自宅に閉居し長期間のひきこもり状態にある子どもや，発達障害の症状で日々叱責されている子どもが抱えてきた苦しみ・不安を理解することは容易ではありません。彼らの悩みをどう理解していくか，彼らにとって「理解してもらえた」という体験をどう作るか，これも初診担

5. 子どものこころの診察② 初診編

当医の大事な仕事です。

❶ ひきこもり・不登校の子ども

　児童思春期は親離れと社会参加という大きな課題に直面することが多く，時に不登校やひきこもり状態にもあって，不安を強く感じている子どもたちがたくさん訪れます。このような環境にある子どもの場合，親（特に母親）との間で過保護や過干渉を伴う**共生的な関係性**が形成されやすいことから，家族が子どもを社会に送り出していくために必要な橋渡しの機能を発揮できないことがあります。ひきこもりに必然的に伴うこうした家族の機能不全が，さらにひきこもりの長期化を招くという悪循環を形成することもあります。そのため，児童精神科医療では**家族の機能不全も支援の重要な対象**です。

　不登校やひきこもりの長期化は，当事者の身体的ならびに心理社会的な「健康」に深刻な影響を与えることに注意が必要です。生物学的・身体的には，衛生面・栄養面での問題や身体疾患への罹患，あるいは身体的機能の低下などが懸念されます。心理社会的には，年齢相応の学習や社会的体験の機会を逃すこと，また学校や社会の通常の活動に再び参加するチャレンジの場が徐々に減っていくことがあげられます。

　ひきこもっていた時期が社会参加への障害に比例しやすいこともあり，長期化はひきこもり状態から脱する展開を妨げる高い壁になる可能性があります。そうしたハンディキャップがしばしば精神的な健康を損なわせ，**何らかの精神障害を発症するストレス要因の一つとなる可能性**も想定しておく必要があるでしょう。ひきこもり・不登校は第4章1で詳しく扱います。

❷ 社会への橋渡し

　思春期年代の子どもを診療していると，治療者は思春期の高まった両価性（依存と反発）に対して，時に受け入れ，時に抑止しながら，子どもと一緒にその後の生き方を考えていく存在となります。いわば**社会への橋渡し役**ですが，すでに本書で述べてきたように，治療には仲間集団の形成とその活動を利用すべきです。

　また，治療者には他職種と連携して子どもの問題解決と発達を気長に待てる度量，適度な楽観主義とユーモアが求められます。加えて，親の支持機能

を引き出し，親を支えていくことも常に心がけておきましょう。

初診ですべてを結論づけない

子どもの診療では子どもを中心に考える姿勢が大切です。親の訴えと子どもの訴えが異なることもありますが，診察はどちらが本当かを決める場ではありません。子と親お互いが感じて考えたことを大事にしながら，彼らの訴えや過去の出来事を含めて現在の症状がどのように形成されてきたのかを主治医は考えなくてはなりません。

そのうえで，すべてを初診で結論づけないように気をつけましょう。「見立て」を柔軟に変えていくべきだと言いましたが，その柔らかさは子どもの臨床において欠かすことができません。

また，受診までどのような経路をたどったとしても，子どもが受診してくれたことをねぎらうべきでしょう。それまで子育てとさまざまな問題行動に対処してきた親の苦労もねぎらい，親をエンパワーメントする心がけも大切です。

そのうえで，子どもとの関係性にもよりますが，子どもと親に，受診してわからないことや疑問がないか，受診理由にこちらが答えることができたのか確認しておくとよいでしょう。次回の受診に向けて必要なことがあれば，それも伝えます。何とか受診までたどりつくことができた貴重な機会を途切れさせないこと，そして他の専門機関でもよいので相談の機会を保ち続けることを考えて，次回以降の外来に向かっていくとよいでしょう。

まとめ

子どものメンタルヘルスに関する診察について，個人的な経験も土台に予診・初診と2回にわたり述べてきました。子どもの診察では，統合失調症や双極症などの精神症状態の症例は少なく，定型的な病態を示す子どもはまれといえます。子どもたちの可塑性にあふれた病態を理解しながら，柔軟に「見立て」を変更していくことが臨床医には求められます（図2）。

また，子どもたちへの関わりは非言語的なものを中心とし，少しのユーモアをもちながら，診療の中心に子どもを置いた姿勢を常に忘れてはなりません。

5. 子どものこころの診察② 初診編

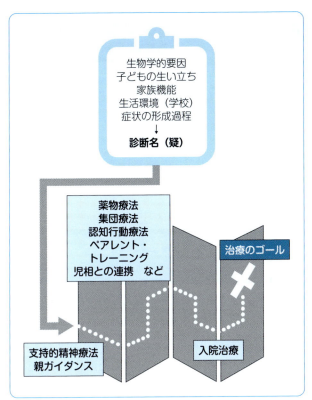

図2 診断（見立て）と治療戦略の流れ

6 なぜ開放病棟であることが大切か

第1章　児童精神科診療

児童精神科医を育ててくれる開放病棟

　本書の執筆を始め，子どものこころを支えていくために大事なことをまとめ直すなかで気づいたことがあります。それは，自らの臨床力の基礎に，児童精神科病棟での臨床経験があるということです。20年以上の児童精神科臨床を支えてきたのは，子どもとともに過ごした国府台病院児童精神科の開放病棟の治療空間と，かつての上司や同僚・後輩です。

　全国児童青年精神科医療施設協議会に参加している正会員施設（専門病棟をもつ医療機関。p.9）の多くは閉鎖病棟（出入り口が常時施錠され，入院患者が自由に出入りできない構造）で，開放病棟はほぼありません。社会から厳しい視線を向けられることも少なくない医療現場において，子どもたちの安全を守るという点では閉鎖病棟にするほうが理にかなっているのかもしれません。しかし，われわれは一貫して開放病棟を運営しており，今後もその軸は変わりません。

　今回は，当院児童精神科がずっと大切にしてきた開放病棟の素晴らしさと課題を伝えます。

当院の児童精神科病棟

❶ 診療体制

　当院の児童精神科は成人を対象とした精神科とは別に組織されており，医局としても別のユニットになっています。2023年度は児童精神科診療科長1名，小児科常勤医1名を含む常勤医5名とレジデント6名が治療にあたりました。加えて，病棟専従の心理職および非常勤の臨床心理技術者5名も心理テストや心理面接に携わっています。入院治療ではそれ以外に，病棟の看護スタッフ25名，病棟専従の精神科ソーシャルワーカーを含むソーシャルワーカー2名，成人部門と兼任の作業療法士1名がいます。

　児童精神科の外来診療は，精神障害を児童期，思春期，青年期，成人期，老年期と続いていくライフサイクルのなかでとらえ，各年代に最適の治療法を確立するための臨床的実践と臨床研究にも取り組んでいることから，成人部門との連携を念頭に置いて診療しています。

❷ 児童精神科病棟の沿革

　千葉県市川市にある当院は旧陸軍病院として長い歴史をもつ病院です。1948年，精神科のなかに児童部が設置され，1950年には定床50床の児童病棟が成人患者との混合病棟として開設されました。1965年には地元の国府台小学校，市川第一中学校の情緒障害児学級として**院内学級**が病院敷地内に併設されましたが，これは全国初の試みでした。1972年には児童専門病棟が建てられ，開放病棟の枠組みによる児童精神科病棟が現在まで運営されています（当院の歴史についてはp.384をご覧ください）。

❸ 病棟の特徴

　児童精神科病棟は45床の開放病棟です（図1）。子どもたちは夕方7時までは出入り口やホールの扉から自由に出入りでき，20年ほど前だと夕方5時までは病棟および院内学級を卒業した児童も自由に出入りしていました。しかし，現在は時代も変わり，病棟横のベランダへの出入りに制限しています。

　p.14で述べたように，児童精神科病棟の入院対象年齢は中学3年生以下で

第1章　児童精神科診療

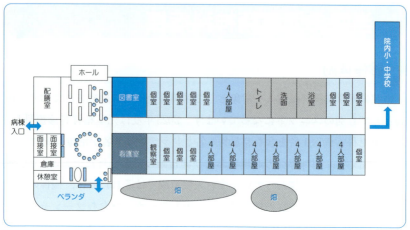

図1　当院の児童精神科病棟の構造

す。主な入院児童は中学生で，おおむね入院児童全体の8割を占めています。小学生となると，保育士のいない当院では3年生以上の児童が入院することが多いです。

　入院する子どもたちは自閉スペクトラム症や注意欠如多動症（ADHD）などの発達障害，また不安症・強迫症・摂食症などの神経症水準の病態をもっており，背景に虐待などさまざまな要因を抱えていることも少なくありません。多くの子どもは不登校で自宅に閉居する生活を送っていた経験があります。

4 院内学級

　病棟には地元の小中学校の特別支援学級（情緒障害児学級）が院内学級として併設されています。2022年度は小学校に1名の教師および特別支援学級に補助教員1名，中学校に6名の教師が配置されており，病院スタッフとともに入院児童の治療・教育に携わっています。

　2021年度の小学校の在籍児童は4～6年生でした。低学年のときから大きな集団への不適応を示したため，長期にわたり集団生活を経験しないまま現在に至った児童が多く，障害も多岐にわたることから児童とは一対一の対応が必要でした。

中学校の在籍生徒は2022年3月時点で37名、卒業後の進路は公立全日制高校、公立昼間・夜間定時制高校、私立全日制高校、私立通信制高校、特別支援学校とさまざまでした。

5 地域連携活動

千葉県市川市では、非行、不登校・ひきこもり、暴力行為（家庭内暴力を含む）、自傷行為など、児童思春期に生じやすい問題行動を抱え、背景に精神疾患の存在が疑われる子どもを対象とした対応・連携システムを、当院児童精神科を事務局として運用しています。対応困難事例は、児童相談所、教育センター、保健センターなど市内複数の機関による検討会議で議論しています（市川市要保護児童対策地域協議会と共催）。

受診する子どもの傾向

1 外来治療

2020年に児童精神科を受診した初診患児は557名でした。現在のスタッフ数や入院待機児童の数などを考慮すると、500名程度が適正患者数と考えています。

初診を予約制にして以来、新規の外来患者は6～10カ月に及ぶ受診待機が続いていたことから、現在は翌月の受診予約のみ受け付ける体制としています。以前の体制では長期間待つことができる軽症の発達障害患者で予約が埋まってしまう傾向があり、緊急に受診する必要がある重篤なケースへの対応が不十分だったからです。

新規患者の特徴を疾患別（ICD-10分類）で分類した結果を示します。

- 気分症（F3）は38名、不登校などの非社会的な問題と関連の深いさまざまな神経症性障害（F4）は150名、摂食症（F5）は50名。特に新型コロナウイルス感染症（COVID-19）の拡大下では摂食症の急速な増加が目立った。
- 神経発達症群では精神遅滞（F7）が30名、自閉症を含む広汎性発達障害（F8）が172名、ADHDが56名（F9）。初診患者全体の41％を占めた。

- 成人期の精神科では最も多い統合失調症（F2）は3名のみで，初診患者全体の約5％。
- 初診患者のうち虐待が認められた児童は79名（全体の14％），不登校状態だった児童は196名（全体の35％）。児童精神科臨床では児童相談所などの福祉機関や学校などとの連携が欠かせないことがわかる。

❷ 入院治療

2020年，児童精神科に新たに入院したのは44名でした。以下，疾患別に内訳を示します。診断は外来と同じくICD-10に基づきます。

- 統合失調症（F2）0名，気分症（F3）5名，神経症性障害（F4）16名，摂食症（F5）4名，精神遅滞（F7）1名，広汎性発達障害（F8）15名，ADHD（F9）3名。
- 児童相談所との連携を必要とするような虐待など不適切な養育環境で育った子どもは6名で，新規入院患者の13％。
- 前年度と同様，拒食のために極端にやせ，身体管理を必要とする摂食症の入院治療にも多数応じることができた。

児童精神科病棟は45床あるわけですが，1日平均の入院患者数は年間通じて45.2名と高い数字を維持しています。そのため，緊急時には精神科病棟（閉鎖病棟）のベッドも利用することがあります。

◆ 開放病棟の楽しさ

❶ 子どもの精神発達を促進する空間

児童精神科病棟は，さまざまな理由から自宅での生活に困難を抱えた子どもが**治療を受ける場であると同時に，成長を促進していく空間**であるべきです。確かに，後で触れるように開放病棟であることにより生じる問題は日々絶えません。それに伴い，インシデントレポートの提出をはじめ院内の業務も増えます。それでもわれわれが開放病棟を続ける方針に変わりはありませ

ん。子どもたちには開放的な環境が必要だと感じているからです。

　その背景には，当院が戦後から実践してきた児童精神科医療のあり方も大きく影響しているかもしれません。戦後，児童精神科では知的発達症やてんかんなどの子どもを多く入院させていた時代がありましたが，当院で児童精神科医長を務めた渡辺位先生[a]が不登校児童を多く入院させるようになるなか，いわゆる神経症とよばれる子どもたちが主な治療対象になっていきました。不登校への治療的アプローチの考え方はその後変わりましたが，渡辺先生を引き継いだ齊藤万比古先生を中心に，子どもたちの成長を促進する場として児童精神科病棟が運営されてきました。

　第1章2では児童精神科病棟の時間・空間・集団論について解説しました。そこでも述べたように，子どもの健全な情緒発達のために，病棟の中にあえて**大人の目が届かない空間**をつくるようにしています。この空間は当の子どもたちにとって猥雑で刺激的で，時に誘惑的です。現代のように厳格な管理が求められる社会にあって，この病棟は異分子的といえるかもしれません。

　他方で，子どもの自律性を促していく工夫もしています。当科では子どもたち主体の部活動の設置を可能な限り認めており，スマホや携帯ゲーム機の利用も認めています。これは子どもたちが病棟の問題点や改善策について話し合う会議（児童ミーティング）の成果です。ミーティングは2週に1回のペースで行われており，ソーシャルワーカー，心理職，医師，看護スタッフも同席しますが，司会や書記などは子どもたちが担います。子どもたちの意見や提案はソーシャルワーカーや心理職が取りまとめ，子どもたちの立場に立ってわれわれ病棟スタッフに届ける仕組みになっています。

　子ども主体のミーティングでは無茶苦茶な意見が出てくるのではないかと思われるかもしれませんが，意外に現実的な意見が中心です。スマホを例にとれば，院内，特に自室内でずっと使っていると院内学級に通わなくなり，他者とのコミュニケーションが減ってしまうかもしれないと大人たちが懸念していることや，治療においてスマホがマイナスに作用していることを子ど

---

[a] 1960〜1970年代，登校拒否児は情緒障害児とみなされ治療の対象だったが，渡辺位（たかし）（1925〜2009年）はそれまでの臨床経験に基づき，不登校（当時は登校拒否とよばれていた）の原因は子どもの心理的な歪みや病理ではなく，学校などの社会環境の歪みに対する反応であり，いわば防衛反応であると唱えた。

もたちも感じており，スマホの使用は学校がない時間やベランダ・ホールの一部に制限されています。子どもたちがこうしたバランス感覚をもつことは，その後の人生において大切なことです。

❷ 退院後の生活を見据えた空間

　入院治療では，退院後の生活も視野に入れた戦略が求められます。自宅に戻ったときに円滑な生活が進むように，子ども，保護者，治療者が話し合う必要があります。

　最近は自宅で昼夜逆転・ゲーム三昧の生活となって入院する子どもが増えています。そこで，入院中からあえてスマホやゲームも取り入れることに努めています。入院した子どもにスマホやゲームをさせないようにすることは簡単ですが，入院中だけ制限すれば問題は解決するでしょうか。子どもがゲームやスマホに触りたいという気持ちに向き合ったうえで，**自分が現時点でなすべきことや優先すべきことを理解して対応する術を身につけること**が重要です。家に帰ったら元の状態に戻ってしまうのでは，入院治療が成長する機会にならず，本人には無理やり入院させられ我慢させられたという体験だけが残ってしまう可能性があります。もっとも，制限を最小限にしながら治療をするのが本当に難しいのも事実で，最小限とはいっても子どもたちからすれば制限ばかりの病棟だと映っているかもしれませんが。

　また，開放病棟のもと，外泊する場合には一人で自宅まで帰る子どもが大半です。家からも出られなかった子どもが電車やバスを乗り継ぎ，自宅まで戻れるようになるのは喜ばしいことです。どこでも一人で出かけられるようになれば，退院後や中学卒業後の選択肢は増えるはずです。

開放病棟の運営のコツ

❶ 子ども集団に関する情報を共有する

　児童精神科病棟は生き物であり，その集団力動は常に変化します。男子同士の言い合い（ゲームの取り合いから風呂に入らないことによるにおいまで），女子集団内でのつばぜり合いなどがあり，グループの組み替えが日々

行われます。そのため，**子ども同士の集団凝集性や葛藤**を理解していないと，思わぬところで足をすくわれることがあります。仲が良いと思っていた集団が一夜にして変わったり，集団でいじめのような状況に陥ったりすることもあります。ここに気がつかないと子どもは孤立無援の状況に追い込まれ，突如離院したり自傷行為に至ったりすることがあるでしょう。まったくのノーマークだった場合，その治療チームは自分たちの病棟運営を改善する必要があります。

当院で「朝の申し送り」とよばれる，看護師が主体となった情報伝達を行っているのは児童精神科病棟だけです。**子どもたちの集団力動を皆で共有していくべき必要性**が児童精神科病棟にはあるのです。特に開放病棟では，大人の見えないところで子ども同士のさまざまな交流が活発になされています（病院内のコンビニ前やカフェでたむろしたり，使われていない病院内の建物に侵入したりすることもあります）。院内学級という別の空間で生まれた関係性が病棟に持ち込まれることもあるでしょう。そのため，週2日は院内学級の教師たちも参加して「朝の申し送り」が実施されています。

開放病棟を運営していくには，子どもたちの集団性を敏感に感じるアンテナをスタッフ全員で張り巡らし，情報を共有する姿勢が求められます。

❷ 企画を通じて自主性を伸ばす

当科では，入院中の子どもたちが自分で企画した行事や活動が数多く生まれました。子どもたちが自分で意見を発信して何かを作り上げていく体験は，通常の学校教育でも大切にされているのではないでしょうか。

繰り返しになりますが，児童精神科病棟は治療する場であると同時に，子どもの健全な成長を促す場でもあります。私たちは可能な限り，子どもたちの意見を受け入れて病棟に取り入れていこうと考えています。振り返れば勢いで実施したような企画もあり，いまではコンプライアンスが……と言われそうな企画も多々ありますが。

例えば，中学生男子と男性スタッフによるクローズドな男子グループで，早朝に病棟を出発して高速バスで山梨県の富士急ハイランドで1日遊び，歌舞伎町で食事をして病棟に戻ってきたことがありました。ほかに，東京サマーランド，サバイバルゲーム場，ラーメン二郎，二郎インスパイヤ系ラー

メン（知らない方はごめんなさい），東京ドームシティ，スポッチャ（いろいろなスポーツやアミューズメントを楽しめる施設），ゲームセンター，当院から歩いてすぐの江戸川での釣り，漫画喫茶などなど，本当にいろんなところにチャレンジしてきました。映画を作ったこともあったと思います。

　出かけるだけではなく，外来棟で夜の麻雀大会，外来棟のテラスで餃子100個を手作りして焼いたりバーベキューをしたりしたこともありました。

　女子グループも同じようにスイーツパラダイス（デザートバイキングの店）に行ったり巨大ショッピングセンターにお出かけしたりしました。小学生が多く入院しているときは小学生グループのイベントが開かれ，ポケットモンスターの映画を見に行ったり江戸川の河川敷で紙飛行機を飛ばしたり，おもちゃでサバイバルゲームをしたりもしました。病棟のクリスマス会（12月）やお別れ会（3月）ではグループで出し物をすることもあり，漫才や演劇，ロシアンルーレット，クイズ大会，さらに早食い大会までやったこともあります。

　こうやって書き出してみると，実にさまざまなチャレンジをしてきたものです。入院前はひきこもっていたり人に会うのが怖かったりした子どもたちですから，人前や社会に出ることに不安を抱く場合も多々あります。子どもたちが主役になれるよう，スタッフがサポートしながら無事開催できるように尽力しています。

運営の難しさもある

1 離院問題

　児童精神科に限らず精神科の場合，開放病棟で最も多い悩みの一つは**離院**ではないでしょうか。自由に病棟を出入りできることは，子どもたちの精神発達において重要であることはこれまで述べたとおりですが，最大のデメリットが離院です。大人からは見えない空間こそが離院に適した空間となっているわけです。

　開放病棟である以上，医療保護入院の子どもでも売店などに自由に行けることがある半面，病棟内でのちょっとしたトラブルで病棟に嫌気がさし，自

宅に帰ってしまうこともしばしばあります。同年代の子どもたちがたくさんいるわけですから，すべての子どもたちが仲良くとはいきませんし，どうしてもトラブルが生じることは避けられません。しかし，その背景に，子どもが抱える対人関係のトラブルや，元来持ち合わせている衝動性の問題などが見え隠れすることもあるので，私たちはそれらを治療の対象として取り扱っていくよう気を配る必要があります。

トラブルを避けがたい開放病棟は，見方を変えれば常に行動制限へと傾くリスクを抱えていますが，どのような年代のどんな子どもであっても，精神保健福祉法の精神に則り，**行動制限は最小限にすべきだ**とわれわれは考えています。多くの子どもの離院があったにもかかわらず，それを防ぐために閉鎖病棟にしたいと思ったことはありません。

ただし注意が必要なのは，**自殺念慮を高めた子どもの離院**です。このときはわれわれスタッフも強い不安と後悔に襲われます。子どもたちは自宅に帰ることが多いのですが，どうしても自宅に帰りたくない子が児童相談所に向かったこともありました。悪天候のなか，傘も差さずに歩いていたのを警察に保護された子どももいます。

子どもが成長していく場を提供したい一方で，彼らを安全に保護する機能を病棟にもたせたいとも思います。われわれの病棟にも個室がいくつかありますので，衝動性の亢進や自殺念慮の高まりなどの切迫した状況では，精神保健福祉法に基づいて行動制限をすることも検討しなくてはなりません。

❷ 感染管理

本書は雑誌の連載がもとになっていますが，3年間の連載中，1度だけCOVID-19の対策で忙しく休載したことがありました。病棟から出て売店での買い物や外出が自由にできた頃から一転し，感染対策のため，子どもたちにも行動範囲の縮小を一緒に考えて守ってもらう必要が出てきました。

何度か子どもたちに集まってもらい，COVID-19の知識や感染対策の基本を一緒に学びました。離院対策を考えるときでさえ閉鎖病棟を検討したことは一度もなかったのに，コロナ禍により病院としての面会や外出泊のルールができ，また精神保健福祉法と子どもたちの自主性との狭間でどのように対応すべきか，大変な苦労がありました。保護者との面会，退院後の生活を見

据えた外泊などができず，不完全な治療しか提供できない時期が続きました。大人からすべてが見えてしまう空間は子どもたちの居心地を悪くさせますが，コロナ禍では感染対策の旗印のもと，窮屈な生活をさせてしまったかもしれません。

開放病棟で治療を進めていくために

子どもの意思決定に配慮した入院治療を行うには，法律（年齢面では児童福祉法，疾病の面では精神保健福祉法）の趣旨を踏まえ，**なぜいま入院治療が必要なのか**を繰り返し治療者と子どもが共有しながら，子どもが主体的に治療に参加できるように配慮する必要があります。

① 児童思春期の心性を理解する

思春期の主たる発達課題は「両親からの分離」と「自分探し」であり，小学校の高学年から中学生にかけては親から心理的に距離を置くために同性の仲間に接近し，彼ら・彼女らとの関わりに没頭します（発達課題について詳しくは p.96）。

高校生年代になると本当の自分がおぼろげながら作り上げられ，社会と渡り合う能力を身につけるため，信頼できる友人を求めるようになります。しかし，親からの心理的自立という大きな課題が達成されるまでの間，子どもには親への依存欲求と独立欲求という葛藤が生じ，不安定な対人関係が目立つこともあります。

家族以外の同性・同年代集団を新たな対象として取り込み，仲間と親密な関係を築こうとするなかで年代特有の不安定さは弱められ解消され，社会のなかに自己を見出し，いずれ社会の一員となることができるわけです。病棟運営でも，こうした年代特有の自立志向的な心性を意識すべきです。

② 親・子・治療者の関係

親と子ども，子どもと治療者，親と治療者という各々の関係性は，治療において子どもの自主性を高めていくために極めて重要です。親と治療者の意見が相反している状況では，子どもは自らの意思を表現しづらいかもしれま

せん。子どもの意思決定を引き出すためにも，あるいは健全な情緒発達を促すためにも，治療者から親へのエンパワーメントや支援は欠かせません。治療内容を丁寧に説明することはもちろんですが，苦しむわが子をもつ親の心情を理解しようとし，その変化に気づくようにしましょう。親を含めた周囲の大人，子ども，そして治療者が，同じ目的のもと**共同作業としての治療**を行っていくことが大切です。

　入院治療が進むにつれて，治療者は，子ども自身が自己を受け入れて自立しなければならないという大きな課題に，子どもとともに対峙することを迫られます。この対峙のときまでに治療者と子どもの間が「安心できる関係性」になっていれば，彼らが示す両価性に対してより明確な枠組みを設定することができ，子どもたちも自分自身の両価性を受け入れることができるでしょう。このような大人とのやり取りを繰り返しながら成長していく思春期の健康的な情緒発達こそ，彼らが症状や問題を克服し，自立した心の世界を確立するうえで重要です。児童精神科開放病棟こそ，その機能を備えていると私は考えています。

まとめ

　児童精神科の入院治療に関わるということは，子どものこころの成長に直接触れることであり，われわれ治療者の成長にもつながる貴重な経験です。私は師匠からいただいた「**入院治療の経験こそ児童精神科医を育てる**」というお言葉をいまも信じています。

　もし児童精神科医をお探しの場合は，日本児童青年精神医学会の認定医や子どものこころ専門医などの資格をもっているのは当然として，入院治療の経験が豊富な主治医を探されるとよいのではないかと思います。

7 認知行動療法の基本

💬 CBTを取り巻く種々の難しさ

　どの地域でも児童精神科医の不足は深刻で，児童精神科外来は非常に混雑しています。個人的なイメージですが，これはラッシュアワーの電車に次々と乗り降りする感覚に似ています。残念ながら，一人ひとりの患者さんに十分な時間を割いて治療を進めることが難しく，診療は急ピッチで進行せざるをえません。

　児童精神科医療全体が抱える問題であり，一介の医師では解決の道筋が見えないまま日々不完全さを感じています。もし時間が許すのなら，もっと患者さんの話を聞きたい，一例一例に深く関わりたいという思いが度々頭をよぎります。

＊

　児童思春期のメンタルヘルスに関する薬物療法は，臨床治験を通じて有効性・安全性が確認された薬剤が少なく，選択肢がごく限られています。また保護者の立場からすると，なるべく薬は避けたいと思ったとしても自然なことです。そうしたこともあり，児童精神科の治療というとカウンセリングをイメージする人も少なくないでしょう。

　私の外来でも「カウンセリングをしてください」，「認知行動療法を施してください」と頻繁にリクエストされますが，こちらも「え？　短い時間ながらやっているつもりなんだけど……」と困惑したりします。p.48で述べたように，私たちは日々の臨床全体をいわゆるカウンセリングや精神療法の一環

7. 認知行動療法の基本

と捉えていますが，このような考えは社会一般がカウンセリングに抱くイメージとは差があると思います。皆さんはカウンセリングと聞いて，どのようなイメージをもつでしょうか？

　カウンセリングに対しては，面接で長い時間をとって話すことが保険診療上のコストパフォーマンスに見合わないという医療者側の意見があります。また，児童精神科領域では心理職の面接に対して保険点数が認められないという問題もあります。そもそも，精神科医療では短時間で多くの人を診るほうが総じて収益が上がるという構造的な問題があります。今回のテーマである認知行動療法（cognitive behavioral therapy；CBT）の有効性は確認されているものの，そのスキルをもった人が少ないことに加え，時間的・経済的な制約がCBTの実施や普及を難しくしています。

　多くの診療ガイドラインには，CBTを推奨するという記述が海外のエビデンスとともに載っているため，あまり精神科医療に詳しくない人からみるとCBTという治療は誰でもどこでも行えるように思われがちです。しかし，具体的に何をどうすればよいのかということはそうしたガイドラインに明記されていないことがほとんどです。料理でいえば，「手間暇かけておいしい料理を作ることに効果がある」とだけ記されているのと同じです。具体的な材料や調理法が示されていなければ，いったい何をどうすればよいのかわかりません。

　患者の皆さんが精神科外来で期待するような，じっくり時間をとって話し合い，共感し，ケアを提供することが理想なのですが，現実には時間と人的・経済的リソース，そして具体的なガイダンスが欠けている状況です。そのような状況の改善を願いつつ，今回は認知行動療法の基本的な枠組みを解説したいと思います。

📂 認知行動療法とはどういうもの？

　人間の気分や行動は認知（ものの考え方や受け取り方）によって影響を受けることから，認知の偏りを修正し，患者自身による問題解決を手助けすることで精神症状や日常の困難さを軽減することを目的とした精神療法がCBTです。

CBTは1970年代の米国において，Aaron T. Beck博士によって開発されました。Beck博士はうつ病患者の思考パターンを正すことで症状を軽減する新しい方法を導入したのです。例えば，「私は何をしてもダメだ」という自己否定的な考えをもつ患者に対しては，「**私は困難な事態に陥っていて，できないこともたくさんあるかもしれないが，それに対応できる知識や行動力をもっている**」ということに気づける手助けをします。

　CBTは認知という情報処理のプロセスに焦点を当て，患者と治療者がともに問題の解決を目指します。それは短期間の構造化された目標指向型の精神療法で，治療終了後には患者自身が問題に対処できるようになることを目指しています。私はCBTを自動車教習所のように考えており，その後に続く人生が実際の運転経験であると捉えています。

　CBTはうつ病をはじめ，不安症，強迫症，心的外傷後ストレス症（PTSD），摂食症，パーソナリティ症，統合失調症など，**多岐にわたる疾患や障害に有効**であることが示されています[1)-6)]。また，精神疾患の治療だけでなく，日常生活のストレス対処や対人関係の問題，さらには司法や教育場面の問題にも応用されています。それぞれの病状や状況に応じてCBTの具体的な手法はカスタマイズされ，必要に応じて他の支援や介入方法とも組み合わせされます。

　日本でもCBTの普及と研究は進んでいます。厚生労働省はうつ病を対象としたCBTの普及と治療の質を確保するため，研修会や個別のスーパービジョン（指導）を実施しています[7)]。

💧 こころの運転免許を取得する

❶ 習ったことを日常で実践する

　CBTはいわば，患者が自己の思考パターンや感情をより良く理解し，自分自身の心の力を再活性化し強化するための精神療法です。一般的なCBTでは，出来事，自動思考，感情，行動という4つの要素の相互関係に焦点を当てます（詳細は後述）。そして，それらがどのようにして相互に影響を及ぼすのかを理解することが中心的な目標です。

7. 認知行動療法の基本

　先ほどのイメージでならっていえば，患者はCBTという自動車教習所を通じて「自己の認知と感情の関係」を深く掘り下げ，**自分の感情を調整するための技術や方法**を学びます。その結果，自己認知と感情のマネジメントについて理解を深め，その知識を「免許」として手に入れるのです。

　しかし，教習所を卒業し免許を取得しただけでは，まだ十分な運転スキルを身につけたとはいえませんよね。車を上手に運転するためには，実際の路上で運転することが不可欠です。運転するたびにさまざまなシチュエーションに対応する能力が向上するわけです。これと同じで，患者がCBTで学んだ理論やテクニックを実生活で活用し，試行錯誤を重ねることが大切です。

　例えば「何をやっても失敗する」，「いつも怒られる」などの否定的な認知が浮かんだとき，患者はCBTで獲得した「免許」を活用することで，それを挑戦に変えることができます。この過程で自己受容を深め，**自分らしく生きるための新たな視点や方法を見つけることができるようになるのです**。そのように，日々の生活を通じて自分の感情をどのように調整できるかを学び，その技術を繰り返し使うことでスキルは段々と磨かれていきます。

❷「考え方」を変える

　CBTを通じて得られたこの新たな視点・ものの考え方は，患者自身が備えている内なる強さと力を見つけ出し，それをさらに活性化させるための重要な道具となります。最も重要なのは，CBTが対象とするのは「患者その人」ではなく，**その人の「考え方」**であるということです。人そのものを変えることは困難かもしれませんが，考え方や認知を変えることは十分可能です。そして，その変化が自分自身を強くし，自分らしく生きるための道を開くことにつながるのです。その道を開く手助けをするのがCBTであり，CBTとその後の人生で培う経験・成長は，患者が自分自身の人生をより良く，より有意義に生きるための一助となることでしょう。

❸ 自動思考を別の思考に変えていく

　先ほど，出来事，自動思考，感情，行動という4つの要素をあげました。**自動思考**とは，特定の出来事が発生したときに即座に浮かんでくる考えやイメージを表します。自動思考は感情や行動に直接的に影響を与えると考えら

れています。例えば，教室で友人に声をかけたのに，反応がなかったとしましょう。このとき自動的に浮かんだ考え（自動思考）は，その後に生じる感情に大きく影響します。もし「無視された」という考えが浮かんだ場合，本人は落胆し，自己非難の感情を抱くかもしれません。一方で，「教室がうるさくて声が聞こえなかったのかもしれない」と考えた場合は，もう一度大きな声で話しかけられるかもしれません。これらはすべて認知の一部であり，認知のあり方が感情や行動に直接影響を及ぼす例です。

　人は誰でも，子どもであっても，ストレスがたまってくると否定的な認知に陥りやすくなります。自己を否定する考え，「自分は何もできない」という思考，「他人との関係がうまくいかない」と感じる傾向，「将来は明るくない」という未来への悲観的な視点などが現れます。

　こうした否定的な認知を変容させるための効果的な治療法がCBTです。自分にとって厳しい状況が出現したとき心に浮かぶ自動思考を把握し，それを現実により適合し，かつ柔軟性とバランスがある新たな思考パターンに変えることで，その瞬間に体験するストレスを軽減するスキルを身につけるのです。

　ここで得られた新しい視野が，繰り返しになりますが患者さんが自己受容を深め，より自分らしい生き方をするための道を開きます。

実際，CBTはどう進めるのか？

1 一般的な手法

　CBTは，先に述べたように目標指向型の短期精神療法であり，そのフレームワークとセッションの進行が「構造化されている」ことが一つの特徴です。

　一般的なCBTは週1回，1回のセッションあたり50〜60分程度を基本とし，全体で6〜20回を目安に行われます。疾患や症状により調整は必要ですが，大枠としては，①はじめの1〜2回のセッションが「導入部」，②中盤のセッションが「問題に取り組む期間」，③最後の1〜2回が「終結部」となります。

　1回のセッション50〜60分は，序盤（5〜10分），中盤（約30分），終盤（5〜

7. 認知行動療法の基本

表1　認知行動療法のセッション1回あたりの構成

序盤	①「チェックイン」：患者の過去1週間の全般的な気分を確認する ②「ブリッジング」：前回のセッションと当日のセッションのつながりを確認する ③「ホームワークを振り返る」：患者が自宅で行った作業を確認する ④「アジェンダを決定する」：その日のセッションで討議する問題を患者とともに決める
中盤	・患者が自身の問題を認知行動モデルの枠組みで理解できるようにサポートし，認知行動パターンの変化について議論する ・そして，どのように介入できるかについて議論する
終盤	①「ホームワークを決める」：次回のホームワークを決定する ②「セッションをまとめてフィードバックを求める」：セッションの終わりに，患者からフィードバックを求める

10分）の3つからなります。それぞれの部分で行う活動を表1に示しました。このような構造化されたセッションは，治療を効率的に進め，治療者と患者さんが限られた時間のなかで治療の目的と方向性を理解し，目標に向かって進むための重要な手段です。患者さんに安心感を提供する意味でも構造化が重要です。

❷ 子どもへのCBT

　子どものCBTであっても，子ども自身が認知，感情，行動の関係を理解する点に変わりはありません。心理的問題に関連する機能不全や歪んだ認知を特定し，感情的苦痛を和らげ，より有益な行動を導くための実践的で目標指向型のアプローチになります。

　CBTも精神療法の一つですから，治療者は**子どもの発達段階にあわせた適切な治療戦略をもち，年齢に見合った言語を使用すること**が大切です。大人で使用されているプロトコルをそのまま子どもに適用すればいかにも堅苦しいセッションとなり，子どもは積極的に参加する気にはなれないでしょう。難しい授業を無理やり受けさせられているようなものです。そこで児童期のCBTでは，物語や絵を使ったりロールプレイを行ったりしながら認知と行動の関係を教えるなど，子どもの理解力とCBTへの関心を高めるために**遊び心をもったクリエイティブなアプローチ**が重要になります。

さまざまな精神疾患に対するCBT

子どもにおいてもCBTはうつ病をはじめとしたさまざまな精神疾患を対象に行われており，さらに糖尿病などの身体疾患や睡眠障害にも適応範囲が広がりつつあります[2),4),5),8)-10)]。

1 不安症・うつ病

不安症やうつ病に対し，CBTは最も効果的な治療法の一つとされます[11)]。CBTの手法の一つに**曝露療法**（exposure therapy）がありますが，これは子どもが不安を感じる状況をあえて設け，子どもが徐々に慣れていくことで不安を克服する方法です。彼らは不安を引き起こす状況に直面しつつ，自らの不安を理解するようになり，徐々に対処するスキルを獲得していきます。

また，子どものうつ病では，本人自らがネガティブな思考パターンを認識し，それを変える方法を治療者と一緒に学んでいきます。なかでも，**子どもの感情障害に対する治療のための統一プロトコル**（unified protocol in children；UP-C）とよばれるグループCBTは，児童期の不安，うつ病，感情調節障害などに対して有効であることが研究で示されています[12)]。日本でもUP-Cに関する研究は進行中で，これまでのエビデンスからやはりうつ病や不安症などの精神疾患の症状を有意に減少させることが示されています。加えて，UP-Cはより一般的なライフスキルを改善することも報告されています。例えば，ストレスや困難な状況に対処する能力，自己理解と他者への共感，そして日々の生活での満足度の向上などです。

2 ADHD・ASD

注意欠如多動症（ADHD）や自閉スペクトラム症（ASD）の子どもにもCBTは有効です[13),14)]。例えば，ADHDの子どもたちはCBTを通じて自己管理や時間管理のスキルを向上させ，特定の物事に集中力を向けるための戦略を学びます。また，ASDでは社会的スキルを訓練し，困難な状況，新しい状況に対応する能力を向上させることができます[15)-18)]。

7. 認知行動療法の基本

③ 強迫症・PTSD

　強迫症をもつ子どもにおいて、**曝露反応妨害法**とよばれるCBTの手法は症状を軽減するのに効果的です（詳しくはp.190参照）。子どもは恐怖を感じる状況（例えば手が汚れているという感情）に直面したときに、強迫行動（洗浄や検査など）を行わないように指導され、同時に強迫観念（恐怖、疑念など）に曝露されることで徐々に強迫的な思考パターンに対して免疫を築いていきます[19]。

　PTSDの子どもに対しては、**トラウマに焦点を当てた認知行動療法**（trauma-focused CBT；TF-CBT）が特に効果的です。子どもがトラウマを思い出すようなことを避ける行動をとった際、それを控えさせ、より健全な形でトラウマと向き合う方法を教えます。それにより、子どもは不健全な形でトラウマを再体験することなく回復への道筋をつかみ、トラウマに関連する症状（うつ病、不安症状、行動上の問題、恥や罪悪感など）も軽減していきます[20]。

　TF-CBTについてはp.302で詳しく取り上げています。子どものPTSD症状や上記のトラウマ関連症状の回復が認められているほか、保護者にも治療に参加してもらうことで保護者の感情や養育能力などを向上させる効果が知られています。

●マインドフルネスとCBT

　皆さんはマインドフルネスという言葉を聞いたことがありますか？　マインドフルネスとは仏教の瞑想の概念に基づいた心理的なアプローチで、思考や感情に対して注意を向け、受容的な態度をもって現在の瞬間に集中することを重視します。

　このアプローチは、**マインドフルネスに基づく認知療法**（mindfulness-based cognitive therapy；MBCT）ともよばれています。MBCTはうつ病や不安症などの再発予防に焦点を当てたプログラムで、マインドフルネスの瞑想や認知技法を駆使して自己の思考パターンや感情に対する注意を高め、自己観察や自己認識を深めることを目指します。具体的な練習方法として、呼吸に意識を集中させる呼吸法やボディスキャン[a]などがあります。

いうなれば，MBCTは過去のネガティブな思考パターンや感情に固執するのではなく，現在の経験に目を向けることで客観的で柔軟な対応を促し，心の健康をサポートしようとするものです。現在ではうつ病や不安症だけでなく，ストレス管理，身体疾患，摂食症，慢性疼痛などのさまざまな障害にも応用されており，2型糖尿病患者では子ども・成人ともにマインドフルネスの介入によって空腹時血糖値，HbA1C，不安，抑うつ症状が有意に改善したとの報告があります[8]。

学校や家庭との連携

1 セッション以外の時間をどう過ごすか

子どもの場合，**セッション以外の時間で親・保護者が積極的に関与することがCBT成功のカギを握る**と考えられています。仮に，1週間に1時間CBTを実施するとしましょう。1週間は全部で168時間（24時間×7日）あるので，CBT以外の167時間が極めて重要になるわけです。この時間をいかに活用するか。その意味で，表1の「ブリッジング」，つまり前回のセッションと当日のセッションのつながりがポイントです。

親はCBTの原則を子どもの日常生活に適用していく際のサポート役です。具体的に，親は次のような役割を果たします。

- 子どもが学んだスキルや戦略を家庭や学校で継続的に促進する
- 子どもが新しい行動パターンを身につけることを支援する

ただ，CBTを実践する場合に親・保護者と連携するには，CBTに家族の参加を促すための教育やサポートが必要ですが，まだまだその体制は十分に整っているとはいえません。

---

a) ボディスキャンは瞑想法の一種で，普段の生活では滅多に意識しない体のパーツに意識を向けることで，深いリラックス効果を感じようとするもの。

❷ 学校との連携と課題

　学校で起こる問題のなかには，学力，友人関係，進路など現実的な課題として扱わなければならないものもありますが，学校は子どもの生活の大部分を占めていることから，学校での問題が心理的問題と関連していることもあります。そのため学校と連携し，子どもの問題を理解して適切な対策を講じることが必要です。教師やスクールカウンセラーがCBTについて学ぶことができれば，CBTの原則や戦略を学校の環境に適合させ，子どもたちが学校で成功するための支援をすることができるでしょう。

　しかしながら，教員などへのCBTトレーニングプログラムの実施やスクールカウンセラーの専門的なトレーニングの必要性が認識されているにもかかわらず，その実現には至っていません。

💬 子どもに対するCBTの今後に向けて

　わが国における子どものCBTにはいくつかの課題が存在します。

　まず，専門的なトレーニングプログラムの多くが成人向けであることです。CBTは高度な専門知識とスキルを必要とするため，十分にトレーニングされた専門家が必要ですが，日本ではCBTのトレーニングプログラムに参加する機会自体が限られており，専門家の数が不足しています。

　また，トラウマや不安などの特定の疾患・障害に特化したCBTから学ぶ人もいますが，私はBeck博士が開発した**うつ病に対する古典的なCBTの仕組み**から学ぶべきだと考えています。CBTの基礎的な知識を身につけたうえで，派生して生まれた他のCBTのスキルを理解していくのがよいだろうと思います。

　さらに文化的な影響に関して，日本の文化や価値観は，治療のアプローチやセラピストと患者の関係に影響を及ぼしているかもしれません。一例をあげれば，日本の文化では個人の感情や思考を他人にオープンにすることを避ける傾向があります。そのため，子どもたちも自分の感情や思考を他人にそのまま表現することに抵抗を感じる場合があります。このような文化的な要因も考慮しながら，CBTの治療技法を適切にカスタマイズすることが求め

られます。例えば「感情」と「思考」という2つを切り離すことに対して、日本ではいずれも「……と思う」という言葉で表現できるので、英語のようにFeelとThinkという動詞で明確には分けられない言語的な問題もあるのではないかと個人的には考えています。実際、バイリンガルの人にCBTを実施したとき、英語のほうが両者を分けて考えやすいといわれたことがあります。

また、CBTはセッションが1回で終わらず継続することが一般的なため、経済的な負担や通院の時間帯によっては続けることが難しくなる場合があります。この点は、専門的なCBTを提供できる施設やリソースが地域に不均等に存在していることも原因です。

まとめ

認知行動療法という名前は社会に広く浸透していますが、実践するにはそれなりのトレーニングが必要です。精神疾患に限らず多種多様な疾患・障害を対象としたCBTが普及しつつあり、それらに特化した研修会も行われていますが、上で述べたように、子どもにCBTを実施するうえではまず成人のうつ病に対するCBTをしっかり学び、治療技法としてのCBTの構造を理解することが欠かせないと思います。

同時に、子どもの精神発達の水準にあわせて、CBTの基本概念を失うことなく、子どもにとってわかりやすく修正・改良していく柔軟性も必要だと考えています。

薬物療法の選択肢が限られている児童思春期の治療において、CBTを含む精神療法のスキルアップは、児童精神科医だけでなく心理職やソーシャルワーカーにとっても求められるものであると思います。読者の皆さんもぜひ機会を見つけて学んでいただければと思います。

【文献はp.392】

8 児童精神科医という仕事

はじめに

　国立国際医療研究センター国府台病院では児童精神科が精神科から独立しており，研修2年目には精神科研修とは別に，選択で児童精神科を研修することができます。初期研修から児童精神科を経験できるのは全国的にも珍しいものです。児童精神科の見学に訪れる医学生は年間40〜50名ほどおり，児童精神科医になりたい学生が途絶えることはありません。

　そこで，今回は学生に伝えたいことをまとめてみたいと思います。主に医学生や初期研修医を念頭に書きましたが，読者の皆さんにとっても「そもそも児童精神科医療とは何か」を振り返るきっかけにしていただけるのではと思います。

児童精神科医の仕事

　児童精神科医とはどのような職種でしょうか？　私の周りを見渡してみると，精神科や小児科出身の児童精神科医がいるように思います。ちなみに，Wikipediaで児童精神科を検索すると児童精神医学がヒットします。そこには「児童精神医学を実践している診療科が児童精神科である。従来の精神科と区別して診療科を児童精神科，その専門医を児童精神科医と呼ぶ」とあります。平たくいえば，子どもの発達や心理的な相談を受けることがわれわれの仕事といえます。

もっとも，医学部を卒業後，初期研修医を終えてすぐに児童精神科医を標榜する人はいないと思います。一般的には，精神科か小児科でのトレーニングを経たうえで，サブスペシャルティとしての児童精神科医になるという流れです。

発達障害に対する関心の高まり，児童虐待のニュースと，子どものメンタルヘルスの話題に接する機会が増えていますが，日本では児童精神科医がとても少ない状況にあるのは本書で書いてきたとおりです。それゆえ，全国で発達障害の受診待機が長すぎると総務省[1]は指摘し，厚生労働省が掲げる「医師の働き方改革」[2]でも移植外科医と同じ扱いで児童精神科医の需要・供給のバランスの悪さが指摘されています。

💧 子どもを支える親・地域への支援

児童精神科医が病院で子どもの診断や治療を行っているであろうことは誰しも想像できますが，子どもだけではなく親を支えるプログラムも備えておく必要があります。代表的なものが**ペアレント・トレーニング**[a]です。

また，治療の一環として学校の教師や児童相談所の職員と話し合う，児童相談所で子どもを診断する，地域の発達センターや教育センターのお手伝いをする，さらには児童福祉法で規定されている要保護児童対策地域協議会に参加するなど，児童精神科医の仕事は病院内にとどまりません。そのため，医療だけでなく，福祉や教育，時には司法の観点から子どもを評価し，虐待の予防と健全な成長を促していけるよう知恵を絞る必要があります。子どもの治療だけでなく，親を支え，地域で子どもを育てていく支援に参加することも児童精神科医の仕事の一つなのです。

---

[a] ペアレント・トレーニングはADHDなどをもつ子どもの親を対象としたプログラムで，日常生活において親が子どもの行動に注目することで，好ましい行動を増やし，好ましくない行動は修正していくスキルを養う。親の支援方法であるとともに，子どもの行動変容を促すことでADHDの治療法としても認識されている。p.122も参照のこと。

子どもと治療的に関わるときの心構え

　子どもと治療的に関わる際は、**子どももいつか大人になるという視点、虐待やいじめなどのつらかった過去をなかったことにはできないという視点**をもつことが大事だと常に考えています。"純粋無垢な子ども"というイメージだけでは、幼少期から自分の気持ちを受け止めてもらえなかった子どもたちに適切に対応することは難しいのです。

　精神医学的現症を評価するとき、子どもは精神医学の教科書に出てくるような成人期の典型的な症状をみることは少なく、**未分化な症状**を呈することが多くあります。特に幼児期では頭痛や腹痛などの身体症状が出現することが多いほか、児童期から思春期にかけても多彩で未分化な症状が現れ、典型的な病像を認めにくいといえます。

　児童思春期に発症したうつ病は、その後の人生に重大な影響を及ぼすことがあり、学業成績の低下、対人的な困難さ、親子関係のもつれにつながります。精神疾患のリスクの増加は、小児期のうつ病の発症と関連しているという指摘もあることから、子ども時代の病態にとらわれることなく、成人期までを見据えた治療を組み立てていかなくてはなりません。児童精神科医は、目の前の子どもの問題行動を、**成人期まで一連かつ変容する病態**としてとらえているのか、常に自問自答していく必要があるでしょう。

　そして、子どもというものをどのように考え、人生という大きな流れのなか、あるいは社会のなかで、子どもをどのように位置づけるかという**「児童観」**ともいうべき視点をもっておくとよいかもしれません（p.87も参照）。精神疾患は成人期を対象にして規定されていることが多いのですが、大人から遡って子どもを考えるのではなく、やはり将来大人になっていくという時間的な流れを意識しながら子どもを診察し、理解し、観る目を養っておくことが重要です。

人を多面的にみるということ

　児童精神科医が子どもと治療的に関わっていくということは、われわれが

治療者として目の前の子どもを理解することだけを指すのではありません。われわれが関わりをもった結果，**その子自身が自分を知るようになること，そして他者に理解してもらえたと感じるようになること**も含むのではないかと考えています。

例えば，不登校を主訴に現れた子どもを，不登校という視点だけで理解することはできません。なぜ，この年代に不登校になったのか，背景となる家庭環境に問題はないのか，子どもが不登校であることは家庭内でどのような意味をもつのか，学校生活や発達上の課題はないかなど，いろいろな角度で考えなければいけません。

そして，不登校となった日々を過ごしている子どもと親の気持ちを想像してみることがとても大切です。私は施設見学に来た学生たちに，そのように人を多面的，重層的にみることができるように，学生時代にはさまざまなことにチャレンジや経験をして，広い視野を身につけるよう声かけをしています。

子どもたちとこのような関わりをしていくうえで系統だった手段として，認知行動療法，集団療法，遊戯療法などがあります。しかし子どもの場合，定型的な手法ではうまくいかないこともよくあります。特にプログラム化された治療法は学校現場を彷彿とさせるため，自身の失敗体験と重なり，参加を躊躇することがあります。したがって，治療的な介入をする際は，**なぜこの治療をしないといけないのか**を子どもたち自身にわかってもらえる説明を心がけましょう。

⬟ 当院の初期研修

冒頭で述べたように，当院は全国でも珍しく初期研修から児童精神科を選択で選ぶことができます。研修期間はおよそ1カ月で，児童精神科病棟入院中の3名の患者を担当します。担当患者との定期的な面談，上級医の診察の陪席のほか，病棟の活動集団療法（トリムバレー，キャンプ，遠足など）にも参加してもらいます。

3名の担当患者のうち1名分はレポートにまとめ，児童精神科のカンファレンスで発表してもらいます。また，地域の児童福祉の現場を知るために児童相談所や発達センターなどの診察に同席してもらうこともあります。

❶ よくある質問

　医学生や初期研修医からよく聞かれることの一つが，「児童精神科医になりたいのですが，小児科医と精神科医のどちらに進むべきですか？」という質問です。

　この疑問に答えるうえで忘れてはならないのが，前述した**「子どもは必ず大人になる」**ということです。私は彼らに「子どもは必ず大人になります。つまり大人まで連続して心の発達をみていく必要があるのです。だから，大人の精神疾患についてよく知っている精神科医になった後に児童精神科医になるのがよいでしょう」と話しています。もっとも，この考えは私自身が成人の精神科を経験した後に児童精神科医になったという体験を踏まえたものであることをお断りしておきます。

　もう一つ，よく受ける質問が「どこで児童精神科の研修ができるのか教えてほしい」です。若い人たちは早く資格を取りたいという希望が強く，初期研修医の段階から児童精神医学に触れたいと言われることもあります。そういう人は初期研修から児童精神科を回れる施設を研修希望にあげることが多いのですが，初期研修で身につけるさまざまな医学的手技は児童精神科ではほとんど使う機会がないのが実情です。ですから，初期研修医の間は内科や外科の勉強をしっかりすることを勧めています。

❷ 児童精神科医になるために必要な資格は？

　児童精神科医を目指す場合，初期臨床研修の2年間を経て後期研修医（精神科または小児科）として3年間の研修を受け，そこで精神科専門医か小児科専門医を取得した後，「子どものこころ専門医」の資格を取得していく流れになります[b]。

　また，専門医に加えて精神保健指定医の資格も取得しておくとよいでしょう。児童精神科医療においても医療保護入院は必要になるため，児童精神科

---

b）現在の専門医制度は「基本領域」と「サブスペシャルティ領域」の2段階で構築されている。後期研修医（正確には専攻医）はまず，19ある基本領域の専門医資格のいずれかを取得した後，サブスペシャルティ領域の専門医を取得する。精神科専門医，小児科専門医とも基本領域専門医の一つである。一方，子どものこころ専門医は日本児童青年精神医学会など4学会が立ち上げた資格で，これもサブスペシャルティ領域の専門医として位置づけられている。

病棟で勤務するには必須の資格です。長期の不登校や家庭内暴力などに悩み苦しむ子どもたちを守るためにも、法的に適切な運用のもと、症例に応じて入院形態を選択することが欠かせません。

　さらに、これは専門医資格ではないものの、精神科系の研修を受けている場合は日本児童青年精神医学会の認定医も取得することをぜひお勧めします。

　少ない医師と多くの診察希望者というアンバランスな状況に苦しむ児童精神科の現場では、この道を目指す若者が一人でも増えてほしいと願っています。

【文献はp.393】

第2章　子どもと精神疾患

1 子どものうつ病と自殺

第2章　子どもと精神疾患

💬 Carpe Diem

　「いまを生きる」という映画をご存知でしょうか。私の好きな映画の一つで，1989年に公開された名優ロビン・ウィリアムズが主演した若者たちの群像劇です。「いまを生きる」はラテン語のCarpe Diemの日本語訳で，ロビン・ウィリアムズ扮する教師が繰り返し生徒たちに向かって発する言葉でもあります。映画では，厳しい全寮制の学校のなかで親の反対に抵抗しながらも俳優を目指していた青年が絶望する場面があり，その内容は若かりし頃の自分にはとても衝撃的でした。

　この映画には21世紀のいまでも十分に通じる大きなテーマがあると思っています。少子化の半面，熾烈な受験戦争というわが国の問題にも関わってくるでしょう。自分らしさを模索する思春期年代特有の苦悩と，親として子どもの幸せを願う気持ちという2つの大きなテーマだけでなく，時に自分の未来に絶望する子どもがいるという現実もこの映画は見せているのだと思います。

　私はこれまで多くの子どもたちと診察室で会ってきました。そして，悲しいことですが，何人かの子どもたちに命を絶たれてしまった現実があります。私自身が医師としても人としても未熟であり，彼らの自殺が予測できず，その理由がどうしてもわからないこともありました。そうした子どもたちをいまでも鮮明に思い出すことがあり，つらく苦しくなることもしばしばあります。意を決して助けを求めてきた子どもたちに，この人に相談しても

役に立たないのだと烙印を押されたと強く感じています。

　自分にはもっと何かできたのではないのか、それとも他に良い治療法があったのではないかと、申し訳ない気持ちとともに自問することは、いまでも決して消えることがありません。十字架のように、これからもずっと背負っていくのだろうと思っています。残された私たちには、彼らがどのような気持ちや考えだったか知る術がありません。そのため、彼らが生前に残してくれた言葉を大切に心のなかで紡ぎ、そこから想像するしかありません。こうした気持ちで日々の臨床にあたることが、私の前から去っていった子どもたちに対する私自身の贖罪なのでしょう。

　実はロビン・ウィリアムズも、晩年はうつ症状に悩まされていたといわれており、最後は自死を選んでいます。当時の米国大統領であったオバマ氏が追悼を発表するなど、本当に魅力的な俳優であっただけに残念で仕方がありません。

　話がそれてしまいましたが、いよいよ本題に入っていきたいと思います。今回は、近年注目されつつある子どものうつ病と自殺について概観します。

子どものうつ病の特徴

　わが国において、うつ病といえば大人がかかる精神疾患であると考えることが多いのではないでしょうか。しかし、近年の「子どもでもうつ病になる」という考えは、DSMやICDといった操作的診断基準の浸透とともにわが国にも浸透してきています[1]。2017年に出版された「うつ病治療ガイドライン第2版」では、児童思春期のうつ病についても述べられています[2]。

1 子どものうつ病は予想外に多い

　では、どれくらいの子どもたちがうつ病になるのでしょうか。欧米の子どものうつ病の有病率をみると、7〜12歳では一般人口の1〜2%、13〜18歳では一般人口の1〜7%であり、16歳の時点で女子の12%、男子の7%がそれまでにうつ病に罹患したことがあるとされています[3]。わが国では小学校4年生から中学1年生までの一般児童において、うつ病の診断基準を満たした児童が1.5%、双極症の診断基準を満たした児童が1.1%、また中学校1年生で

はうつ病が4.1％に認められ，成人と同程度であるとされています[2]。

　これらの有病率を聞くと，成人を対象とした精神科医だけでなく一般的にも，そんなにもうつ病の子どもはいるのかと驚くのではないでしょうか。これは精神科医が古くから学んできた，いわゆる内因性のうつ病という概念でとらえるより，端的にDSM-5やICD-10の操作的診断基準に当てはまる子どもたちの数を示していると考えるほうがよいかもしれません。女子では特に思春期以降にうつ病の発症率が急増し，思春期の終わりには1年間の有病率が4％を超えます。子どもであっても**うつ病は自殺のリスクを高める**ので，注意が必要です。

　青年期のうつ病発症の最も強いリスク因子は，**うつ病の家族歴と心理社会的ストレスへの曝露**です。思春期のうつ病と成人期のうつ病には多くの類似点があるものの，若年のうつ病患者は成人のうつ病患者と比較して，社会的・教育的機能の面でより深刻な障害を被り，喫煙，薬物乱用，肥満，自殺のリスクが高くなるとされています[4]。

❷ 成人のうつ病との違い

　多くの精神科医は成人期を対象に臨床研修を始めています（p.76参照）。成人期の内因性のうつ病といえば，抑うつ気分，精神運動制止，罪業妄想，日内変動，不眠などの症状をすぐに思いつくでしょう[a]。しかし，子どものうつ病が成人期のうつ病と同様な病態を示すことはまれです。児童期は成人期のうつ病と異なり，精神運動制止が目立たず，情動反応が激しく，時にイライラした気分として表出されることがあります。抑うつ気分よりも**イライラや焦燥感が目立つことがあるのが最も特徴的な症状**となります。子どもは抑うつ気分がイライラや焦燥感として表出され，「うざい」，「うるさい」などの悪態をつき，すぐに周囲と口論になります。そんな子どもたちを見て，精神運動制止や抑うつ気分を認める成人期のうつ病の病態と同じと思えないのも無理はありません。

　また，成人期のうつ病にみられる**体重減少**に関しても，子どもは身長が伸

---

a) 精神運動制止：思考や判断力などの精神活動が低下し，意欲の減退や会話の減少，緩慢な動作などがみられる。罪業妄想：些細なことでも自分を責め，取り返しのつかないことをしたなどと思い込む。

びる時期であるため，通常なら体重が必ず増加することを忘れてはなりません。そのため，期待されるほどの体重増加がない場合も体重の障害に当てはまることが「うつ病治療ガイドライン」に明記されています。

　子どものうつ病を疑ったのならば，抑うつ気分が一日中かつほとんど毎日あるといった遷延した症状であるかどうかを評価すべきです。しかし，思春期の子どもたちは，自分自身を受け入れていく成長過程で容易に「もう死にたい」，「だめだ」，「ちっともうまくいかない」とぼやく一方で，気の合う仲間と一緒に話をしたり，部活をしているとき，好きなゲームに没頭したりアイドルの動画を見たりしているときなどは楽しくて仕方がないという特徴もあります。この**思春期の極端さ**を安易に抑うつ状態や軽躁状態と評価しないように心がけるべきでしょう。

❸ うつ病から別の病態に変わる可能性

　現在の診断基準では，大人のうつ病と子どものうつ病は，抑うつ症状の表現の差異はあっても同じうつ病概念でまとめられています。そのような観点からも，成人期のうつ病という疾患概念を正確に理解したうえで子どものうつ病を論じていくべきです。

　さらに複雑なことに，子どものうつ病が必ずしも成人期のうつ病へとつながるわけではなく，パーソナリティ症，統合失調症，双極症など，うつ病とは異なる病態に至る可能性もあります。そのため子どものうつ病の診断確定にあたっては，典型的な成人期の内因性のうつ病だけでなく，統合失調症，双極症を適切に診断できる技術をもたなくてはならないと考えています。特に，以前はうつ病と同じく感情障害として扱われてきた双極症は，DSM-5では独立した疾患になっていますが，児童思春期ではその診断に注意が必要です。すなわち，子どものイライラ感による双極症の過剰診断の時代を経て，重篤気分調節症という新たな疾患概念の登場に至った歴史がありますが[b]，重篤気分調節症も診断・治療の両面においてエビデンスが少なく，疾

---

b) 重篤気分調節症はDSM-5において抑うつ症群の一つに位置づけられており，慢性で激しい，持続的な易怒性が主な特徴である。この障害はDSM-5で初めて設けられたが，その背景には米国で児童思春期の双極症の診断が急増していた状況を正常化するねらいがあり，診断基準では「6歳以下または18歳以上で初めて診断すべきでない」としている。

第2章　子どもと精神疾患

患概念と治療の両方が十分に確立していない疾患です。

🌢 子どもの自殺

　近年，小・中学生の自殺に関するニュースをよく目にします。センセーショナルな報道を見聞きするたびに，どうにかして防ぐことができなかったのかと，専門家であると同時に大人として考えることがあります。では，実際に子どもの自殺は増えているのでしょうか。厚生労働省・警察庁の発表によれば，2023年における20歳未満の自殺件数は810件でした。このうち学生・生徒は1,019名で，小学生13名，中学生153名，高校生347名でした。子どもに関わる臨床家だけでなく，誰でもこの数字には少なからず驚きを感じるでしょう。

　厚生労働省の別の資料を見てみると，戦後から14歳未満の子どもの自殺は男児に多いですが，男女合計で年間100名弱を認めることから，近年急激に増加しているわけではないことがわかります（図1）。とはいえ，わが国での14歳未満の子どもの死因は自殺が第1位であり，これは10代全体でみても同じです。

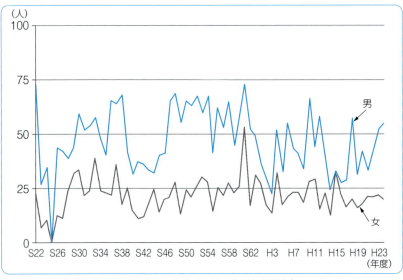

図1　14歳未満におけるわが国の自殺患者数（厚生労働省）

1. 子どものうつ病と自殺

　子どもの死因において自殺が占める割合の高さを知ると，誰もが驚愕するでしょう。悲しいことに子どもが自ら命を絶つことが続いている現実に向き合いながら，その対策を講じ，自殺する子どもがいない世界に変わっていくことがすべての臨床家たちの目標であると考えています。

子どもを理解する，思春期を理解する

❶ 一人ひとりの大人が抱く「児童観」

　子どものうつ病を理解しようとする場合，子どもと触れ合う大人たちにとっては，「子ども」というものをどのように考え，人のライフステージ，あるいは社会のなかで，子どもをどのように位置づけるかという個人的な**「児童観」**が大事になります[5]。

　これは例えば，「子どもは元気が一番だ」，「男の子は落ち着きがないものだ」，「子どもはこうあるべきだ」などの個人がもっている感覚です。そこには，その大人がどのように育ってきたのかという自己の育ちのストーリーが大きく影響してきます。すでに大人になってしまった目線で子どもを見るのではなく，子ども自身の立場に立って理解する視点を養っておくことが必要です。そのような子ども目線をもつうえで**思春期年代**を理解しておくことが最も重要であり，思春期から始まる子どものうつ病を理解することを助けてくれるでしょう。

❷ 依存から自立へ，子どもは等身大の自分を受け入れていく

　思春期を語るときに米国の精神科医 Peter Blos を忘れてはなりません。Blos は青年期を前期（13〜15歳），中期（16〜18歳），後期（19〜22歳頃）に分けました。いわゆる思春期とよばれている年代は，Blos では青年期前期・中期にあたります[6]。この時期は，身体的に急激な成長を伴い第二次性徴が顕著になり，児童期に潜在していた本能衝動が活発になります。この時期の特徴としてあげられるのは，これまで親に全面的に依存していた児童期

とは異なり，親しい同性の友人に自分の欠けているものを求め，自分の考えや体験を話し合ったりすることにあるでしょう。特定の友人に同性愛的な友情をもったりするのも，この頃の特徴です。

　思春期年代の交流はやがて異性を含めた他の友人に広がり，仲間集団を作り上げていきます。子どもは集団の一員であると感じると同時に，仲間に共感を抱くようになります。ここで親から離れる**第2の分離－個体化**ともいうべき心理的自立の時期を迎えるわけです。これまでの親への依存関係から離れ始め，親とは異なる価値観や考え方に次第に目覚めていくことになります。親は親，自分は自分という感覚や，親への反抗も出てくることでしょう。これが**反抗期**となるわけです。大人の言う既成の社会や考え方に対する挑戦であり，それによって自分を確認しようとしているのです。

　一般に，自立と依存の狭間に悩むのは思春期の特性とされますが，そのためにしばしば自尊感情が低下して不安や抑うつなどの精神症状や逸脱行動を認めることがあります。この**自尊感情の低下**に対しては，児童期まで抱えてきた健全な万能感をさまざまな体験とともに捨て去り，子どもが等身大の自分（性別，容姿，学力，自身の強みや弱みなど）を受け入れていく時期であるという理解も必要です。良くも悪くも児童期までの万能的な自分に見切りをつけ，第二次性徴とともに現実的な「自己像」を獲得していくことをそっと援助することが，うつ病に罹患した子どもたちへの治療であると同時に，成長を見守る大人として最も大事なことでしょう。

子どものうつ病をどう診るか

1 抑うつ症状，イライラ感を慎重に評価する

　子どものうつ病を診断するには，ここまで述べてきたような子どもを理解する力量と，成人期の精神疾患の知識が求められます。うつ病や双極症，統合失調症は，成人期の病態を基本に，古くはEugen Bleuler（ブロイラー）の時代からその疾患概念が構築されてきており，その典型的な病理性を理解しておく必要があります。

　そのうえで，うつ病の子どもを診る場合は，子どもがもつイライラ感や発

達障害との関連にも留意してほしいところです。典型的なうつ病であれば，イライラや多動などの症状はうつ病を発症した後に出現するでしょう。しかし前述のように，子どものうつ病では抑うつ気分がイライラした気持ちとして現れることがあり，抑うつ感が病態の前景に立たないこともあります。

また，児童思春期においては幼少期からイライラを抱えながら，その背景に発達の問題や虐待など家庭の問題が潜む症例も混在しています。単に抑うつ状態と評価したとしても，それはある状態像を示しているだけであって，その子どもがどのように育ってきて，どのような気持ちでいるのかを理解したわけではありません。その子どもの育ちを鑑みずに，**抑うつ的な訴えだけからうつ病と診断することは決してしてはいけない**と思っています。

子どもたちが示す姿はその場面によってもさまざまです。無理やり外来に連れてこられた子どもたちにとって，質問攻めで病名を決めたがっている医師と対峙すれば，治療意欲が低くなり反抗的になっても当然でしょう。われわれ大人からみれば，思春期の子どもたちは時にイライラしており，反抗的で，挑戦的なことすらあるでしょう。このイライラ感を，思春期の自己の同一性を受け入れる**ある種の過程の一つ**とみるべきか，それとも**うつ病の症状の一つ**として評価すべきかは注意が必要でしょう。

❷ うつ病と発達障害の関連を評価する

子どものうつ病を疑った場合には，発達障害の評価も必須です。うつ病にならなくてはならなかった子どもたちの暮らしにくさを理解するうえで，家族関係と同様に発達の特性を理解することが欠かせません。最近は幼少期から個性的な子どもたちを指して，すぐに発達障害の診断をしてほしいと言われることが多くなったと感じています。しかし，発達障害という評価や診断だけでは，子どもたちが抱えてきた**「生きにくさ」**を何も改善しません。発達障害という大きな括りではなく，発達障害のなかでもどのような特徴をもっているのかを明確にするべきでしょう。

自閉スペクトラム症であるならば言語発達，コミュニケーションの質的な障害，固執性などの問題に，ADHDを疑うならば多動・衝動，不注意に焦点

---

c) 学習障害は，DSM-5では限局性学習症と称されている。全般的な知的発達に遅れがないにもかかわらず，書字，読字，計算など特定の領域で学習困難を示す状態をいう。

を置くべきです。また，限局性学習症[c]を疑うならば，さまざまな心理検査とともにその書字・読字・計算能力について詳細に検討しなくてはなりません。そして，それらの症状の有無だけでなく，いつから顕在化し日常生活に困難をもたらしていたのかを丁寧に聞くことが求められます。

　もし，子どもの診断もしくは診療に困った場合は，必ず**発達歴や生育環境**を振り返るべきだと私は考えています。もちろん，成長期の子どもの場合，貧血などで疲労感を感じていたり，やりたいことができずにイライラしている場合もあるので，精神科医は身体疾患を見逃してはならないことも忘れてはなりません。

子どものうつ病の治療

1 薬物療法より心理社会的治療が先

　わが国の「うつ病治療ガイドライン」だけでなく，各国のガイドラインでも心理社会的治療が薬物療法より重要な位置づけとなっています[2),7),8)]。児童思春期の心理社会的治療や心理教育を行う場合には，子ども自身（子どもの趣味や強み）に注目し，子どもを一人の人間として扱っていくべきです。ここまで述べてきたように，児童期の治療においては，「子どもを理解する」という大前提のもと，症状に苦しみながらも言語化できない子どもを親とともに保護し，より良い方向へともに歩んでいく姿勢が求められます。また，思春期の治療では，治療者は親の意見を受け止めながらも，子どもの自立志向的な態度を尊重した治療を心がけていくべきでしょう。ただし，自殺の危険性が高い場合には，治療の主導権を治療者や保護者がもち，子どもを守っていく姿勢が必要となることを忘れてはなりません。

＊

　心理教育を行う，と書くのは簡単ですが，その内容はとても難しいものです。児童思春期のうつ病に関して一般の認知度は高くないため，児童思春期のうつ病についての心理教育を本人・家族，必要であれば学校関係者にも行うことが不可欠でしょう。

　海外のデータを含みますが，児童思春期のうつ病に認知行動療法と対人関

係療法などの精神療法が有効であることが報告されています[9),10)]。しかしながら，認知行動療法と対人関係療法という体系だった精神療法の技術を専門家が身につけ，どこの病院でも実践できる人的・医療経済的な体制がわが国に整うまでにはもう少し時間がかかると考えています。では，実際の臨床医たちはどうしているのかといえば，安易な抗うつ薬の投与を控えると同時に，子どもと親に支持的に接するなかで環境調整を試みているのが現状ではないかと思います。

❷ 抗うつ薬とアクチベーションシンドローム

薬物療法全般は第3章で扱いますが，子どもに安易な抗うつ薬の投与を控えるべきなのは，投与初期や用量増量時に中枢神経刺激症状が出現する**アクチベーションシンドローム**（不安，焦燥，易刺激性，攻撃性，パニック，自殺企図，アカシジア，躁状態など）が懸念されるからです。

2003年，英国医薬品安全委員会が18歳未満のうつ病患者へのパロキセチンの投与を原則禁忌とするよう勧告したことからこの問題は始まりました。その後，SSRIの使用による児童思春期に特有な有害事象として，自殺関連行動の危険性に対する分析が複数報告されています[11),12)]。現在，児童思春期への安全性・有効性が治験で示されている抗うつ薬はなく，24歳以下の患者に投与する際にはリスクとベネフィットを慎重に考慮することが国内すべての抗うつ薬の添付文書に明記されています。

❸ 抗うつ薬のエビデンス

成人で有効性が示されている三環系抗うつ薬・四環系抗うつ薬などは児童思春期では有効性が繰り返し否定され，メタアナリシスでも有効性がないことが示されています。児童思春期の抗うつ薬で唯一，プラセボ対照二重盲検試験において有効性を示している薬剤はSSRIです。プラセボに比べて有意に反応率が高かったと報告されているSSRIはfluoxetine，citalopram，セルトラリンです[7),13),14)]。エスシタロプラムについては，12～17歳のうつ病に関してプラセボと比較して有効性が示され，米国食品医薬品局（FDA）で12歳以上のうつ病で承認されています[15),16)]。

一方，安全性については，SNRIのベンラファキシンはプラセボや他の抗

うつ薬（エスシタロプラム，イミプラミン，fluoxetine，デュロキセチン，パロキセチン）に比べて自殺願望や自殺衝動のリスクが増加するとのネットワークメタアナリシスの報告があります[13),17)]。また，デュロキセチン，fluoxetine，パロキセチン，セルトラリン，ベンラファキシンは，児童思春期ではプラセボ群に比べて攻撃性が高まることも報告されています[18)]。これらを踏まえ，「うつ病治療ガイドライン」では以下のように記載されています（p.257も参照のこと）。

- 推奨されない治療：三環系・四環系抗うつ薬
- 必要に応じて選択される治療：12歳以上ではエスシタロプラム，6歳以上ではセルトラリン

ここまでの解説から，抗うつ薬のうち一部のSSRIにのみ限定的かつ低い有効性のエビデンスがある一方，有害性については自殺関連事象やアクチベーションシンドロームなどが新規抗うつ薬で起こるリスクが知られていることがわかります。

わが国でも子どものうつ病に対する抗うつ薬の臨床試験がいくつか行われているところですが，現時点で薬物療法が必要となる場合には，すべてのうつ病治療薬で児童思春期の安全性・有効性が治験で示されていないことを説明し，**患者・家族の同意を得ること**が必要でしょう。そして，その適応と理由を慎重に検討した旨をカルテ記載することが望まれます。

*

子どものうつ病治療についてまとめると，まずは家族や学校などの環境への適切な心理教育・介入といった心理社会的なアプローチを行っていくことが重要です。そして，これらの後に，必要に応じて薬物療法を考慮することになるでしょう。

自殺のリスクがある子どもを守るために

最後に，うつ病の子どもたちのなかでも自殺企図・自殺念慮を認める子どもの治療を引き受けることがあります。臨床家にとっては，命を守るという

重い責任を感じると同時に，自傷行為を含めたさまざまな行動化に振り回され，心身ともに非常につらいものになるかもしれません。しかしながら，臨床家はあきらめることなく，自殺を企む子どもに適切な対応をとっていくことが求められます。

一般的には思春期以前の自殺はまれであり，思春期以降に増加するとされています。そして思春期以降では自殺の完遂は男児に多く，自殺企図は女児に多いとされます[19),20)]。また，子どもの自殺の80～90％に気分症や素行症などの精神疾患が関与しており，その重症度も自殺に関連していることや，睡眠障害も自殺や自傷行為に関与しているという指摘があります[21),22)]。

そして，明らかな精神疾患を認める場合には，**健康を害する行為**（例えば性的逸脱，物質乱用など）が自殺への高いリスク因子とされています[23)]。ただし，精神疾患を認めない場合でも，過去の自殺行動，家族の精神疾患との関連も指摘されているため，診断に迷う場合であっても**自殺の既往や精神疾患の家族歴があるときは注意が必要**です[21)]。

まとめ

子どものうつ病の診断・治療を行ううえで，2つの大きな課題があります。一つは適切な診断をすることが極めて困難であること，もう一つは子どものうつ病に薬物療法を行うことの是非に関する問題です。子どものうつ病の診断は，言語的な表出が困難な年代であること，さらに抑うつ気分の代わりにイライラなどの臨床所見が出現することがあるため，一般の精神科における通常の面接技法だけでは診断に難渋することがあります。

そのため，学校や家庭での生活など生活全般にわたる情報を収集し，安易な診断はせずに時間をかけて丁寧な診断の確定を心がけるべきです。そして，思春期心性を十分に理解したうえで，必要な治療戦略を考えていくことが望まれます。

【文献はp.393】

2 子どもの拒食症

第2章　子どもと精神疾患

🗨 昔からあった「不食病」

　近年，有名人が過去に摂食症であった経験などをカミングアウトすることもあり，摂食症，拒食症といった言葉を耳にすることが増えてきました。この病気はわが国ではいつ頃から存在してきたのでしょうか。いろいろ調べてみると，香川修徳（1683〜1755年）という江戸時代の医者の著書にたどりつきました（図1）。修徳は「不食病」，「神仙労」として，摂食症の一つである**神経性やせ症（AN）**に相当する病態を「一本堂行余医言」という本に記載しています。「不食の証，亦殆んど奇疾，古今の医書，未だ明に言及する者あらず。予が見及ぶ所，すでに30人にあまる。多くこれ婦女にして，男子は只2，3人あり」，「其証に遇ふ者は，措いて治せざるを以つて，乃ち真の治法となす」と，自ら経験した5例を述べたといいます[1]。

　不食病という言葉自体は鎌倉時代からあったそうですが，現在では摂食症の一つであるANと分類され，思春期やせ症や拒食症とよばれることも多い精神疾患です。鬼気迫る食へのこだわりと身体的危機から，その治療は難渋することがしばしばあります。古くからある疾患ではありますが，それにしても，修徳自身も江戸時代に書いた文章が数百年後の令和の時代に注目されるとは思ってもみなかったでしょう。

　ANは，単に食事を摂取しない食行動異常だけではなく，後ほど触れるようにボディイメージの障害や過活動なども認められる特徴があります。すなわち，食べない＝ANという単純なものではないということです。では，令

2. 子どもの拒食症

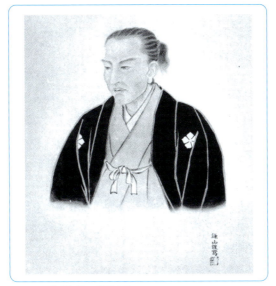

図1　香川修徳の肖像画
〔藤浪剛一：医家先哲肖像集. 刀江書院, p114, 1936 より
（国立国会図書館デジタルコレクション インターネット公開資料
https://dl.ndl.go.jp/pid/1222715, 参照 2024-10-06）〕

和の現代ではどのような病気なのでしょうか。

📁 症　例

　15歳女児，同胞（きょうだい）2名中第一子。父親（45歳）は有名国立大学卒業後，一部上場企業に勤めている。仕事熱心で多忙であり，海外出張が多い。母親（42歳）は大学卒業後，数年間教師をしていた。結婚し，本児を出産後は専業主婦として自宅にいる。本児に対して優しいが情緒的な関わりが苦手であった。

　精神疾患の遺伝負因は認められない。精神運動発達の遅れも認められなかった。3歳から幼稚園に通った。元来おとなしい性格で自己主張もせず，いわゆる"いい子"であった。両親の勧めで中学受験を目指して小学4年生から塾に通い出した。

　塾では常に一番を目指し，少しでも成績が下がると夜中まで勉強した。第

第2章　子どもと精神疾患

一志望の有名私立中学校に入学した。X-2年，中学校に入学し熱心に勉強していたが，どうしても成績上位になることができなかった。常に勉強しているようになり，友達付き合いが苦手なこともあって徐々に孤立していった。X年（中学3年生）9月頃に母親が入浴後の本児を見て，ものすごくやせていることに気がついた。家でも座ることがなく，学校まで駆け足で通学するようになった。体重が44kgから35kgまで減少したが，学校や塾は休まず通い，熱心に勉強した。

同年9月末に低体重を心配した両親に連れられ，A病院小児科を受診した。ANと診断されたが，「周りの子はやせているのに比べて，私は太っていて元気だから」と話し，毎日学校に通い，本児は通院しなくなった。さらに体重は1カ月で8kg減少し，30kgを下回った。学校から強く受診を勧められ，同年11月に当院を紹介受診した。

💧 子どものライフサイクルとこころ

　子どもの摂食症を理解して治療していくためには，人のライフサイクルにおけるこころの危機，特に児童思春期の**発達課題**[a]を理解しておくことがとても良い助けとなります。少し長いですが，子どもの発達について乳幼児期からみていきましょう。

❶ 乳幼児期

　乳幼児期の精神症状は，指しゃぶり，夜泣き，嘔吐，食欲の低下，下痢など，あらゆる身体的状態によって表出されます。言語発達の遅れをきっかけに，1歳半健診や3歳児健診などで知的発達症や自閉スペクトラム症を指摘されることもあります。

　保育園や幼稚園などの集団生活に入るようになると，ADHDやさまざまな精神症状（分離不安，チック，選択性緘黙など）が顕在化してくることもあります。また，妊娠中および周産期の異常，親の精神障害，家族の重大な

---

a) 発達課題とは，人間の発達段階の節目で乗り越えなければならない心理社会的課題を指す。課題に取り組むことで子どもの心理的成長につながるが，さまざまな理由から課題を乗り越えられず劣等感や社会から拒否された感情を抱くこともある。

問題（離婚やDV被害），さらには乳幼児期に子どもの障害の可能性を指摘された両親の悲哀は，その後の子どものメンタルヘルスに影響を及ぼすかもしれません。

❷ 児童期

次いで児童期は発達の遅れや偏りだけでなく，こころの不健康状態が顕在化する時期になります。これは一過性のこともあれば，遷延することもあります。子どもは成長とともに世界が広がり，家庭だけでなく学校での問題が話題の中心となってきます。授業中に落ち着かず，勉強に集中できなかったり乱暴したりする問題行動が起こり始めます。

児童期は同年代の集団社会のなかでさまざまな社会性を獲得していくべき時期です。しかしながら，携帯ゲーム機やインターネットに過度に没頭することで，集団参加をする機会が減り，適切な情緒発達や社会性を獲得できない可能性には注意が必要です。

❸ 思春期

このような道のりを経て，人はついに思春期に至ります。一般的に思春期危機とか反抗期といわれるように，大人への移行段階としてさまざまな危機的状況に陥りやすくなります。思春期では，これまで信頼してきた親への反抗という形で表現される自立を巡る葛藤とともに，クラブ活動など同年代の友人たちと一緒に自立志向的な活動へと没頭していきます。しかし，受験の失敗やいじめなどを契機に，同年代集団への参加に不安を覚え，精神的自立におびえると，悲哀，抑うつ，無気力，拒食，強迫，社会的ひきこもり，家庭内暴力などに陥ることもあるでしょう。

本書で繰り返し述べてきましたが，思春期とは，児童期まで抱えてきた健全な万能感をさまざまな体験とともに捨て去り，子どもが**等身大の自分（性別，容姿，学力，自身の強みや弱みなど）を受け入れていく時期**です。例えば児童期なら，将来の夢を聞かれれば「大リーガーやJリーガーになる」，「一流大学に入る」，「アイドルになる」と自信をもって言えたかもしれません。そんな夢を，周囲の大人も笑顔で受け入れることができたでしょう。しかし思春期になると，児童期のように思うような成績も取れなくなり，身長

差など容姿についても差が顕著になってくることが多いため，それまでの万能感に見切りをつけ，同年代の仲間たちと一緒に自分の能力を推し量り，ほどほどの自己愛とともに現実的な自己像をもつように変わっていかなくてはなりません。このときに親の期待どおりの自分ではなく，仲間とともに自立した自分も手に入れていくわけですが，まだまだ親に甘えていたい気持ちと，親から自立したい気持ちという，2つの反対の気持ち（両価性）を抱えることになります。

　思春期になってもこの幼き万能感を捨てきれず，親の期待に過度に応えようと学業などに没頭したり，カロリー摂取や体重を万能的にコントロールしようとする場合もあり，**それがANにつながること**があります。万能的な自分に見切りをつけ，第二次性徴とともに**現実的な「自己像」**を獲得していくことに苦しむ子どもたちをそっと援助することが，思春期の子どもたちへの精神療法で最も大事なことです。

◆子どもの摂食症の病態

❶ 神経性やせ症（AN）の症状

　ANは，食行動異常，体重増加への恐怖，ボディイメージの障害（後述）を主症状とした精神疾患です。以前のDSM-IV-TRでは，正常体重の最低限を維持することの拒否（期待される体重の85％以下），肥満恐怖，自分の体重または体型の感じ方の障害，さらに初潮後の女性では無月経が中核症状として列記されていました。

　しかしながら，2013年に改訂されたDSM-5ではANの診断基準に大きな変更がありました[2]。まず，低体重の指針を数値で示さず，臨床家が関連情報をもとに判断することに変更されました。また，体重増加への恐怖も「体重増加を妨げる持続的な行動」に変わり，無月経も診断基準から除外されました。

　子どものANは，「必要量と比べてカロリーを制限し，年齢，性別，成長曲線，身体的健康状態に対する有意に低い体重に至る」[3]**食行動異常**が主な症状です。有意に低い体重とは，正常体重の下限を下回るだけでなく，身長

が伸びる時期であることも勘案し「期待される最低体重を下回る」ことと定義されています。年齢的に初潮を迎えていない場合もあり，DSM-5により子どもにも診断基準を適用しやすくなりました。

また，るいそうが目立つほどの低体重であるにもかかわらず，少しの食事でも体重増加または肥満につながることに強い恐怖を訴える場合があり，これらを**ボディイメージの障害**や**肥満恐怖**とよびます。また，常に立っていたり歩き続けたりするなど，体重増加を妨げる**過活動**も認められます。このような行動の背景には，自分は太っていると思うなど体重・体型への偏った認知や現在の低体重に対する深刻さの欠如がありますが，それらの葛藤が表出されることは少ないです。まして子どもは言語的な表出が難しいため，わかりやすい言葉で聞いていく必要があります。

2 下位分類

また，ANといってもただ食べないだけではありません。ANの下位分類として**摂食制限型**と**むちゃ食い・排出型**があります[3]。摂食制限型は，過去3カ月間，過食または排出行動（自己誘発性嘔吐，緩下剤・利尿薬の使用，浣腸の乱用）の反復的なエピソードがなく，主にダイエット，断食，および/または過剰な運動によってもたらされる体重減少が特徴です。一方のむちゃ食い・排出型は過去3カ月間，過食または排出行動の反復的なエピソードがあることと定義されています。重症度に関しては両者ともBMI（body mass index）を用いて評価されます。子どもの多くは摂食制限型で発症するとされています。

3 疫学と発症リスク

ANの発症年齢は平均して15歳前後です。有病率は0.5～1.0％で，その多くは女性です。

わが国のANの予後をみると，初診後4～10年経過した患者では47％が全快，10％が部分回復，慢性化が36％，そして死亡が7％でした（図2）[4]。子どもの場合の転帰は，寛解14例（37％），改善11例（29％），軽度改善5例（13％），不変8例（21％）となっています[5]。

ANのリスク要因としては，女性であること，思春期・青年期であること，

第2章 子どもと精神疾患

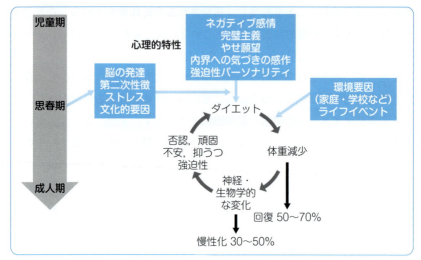

図2　神経性やせ症の発症と予後

〔Kaye WH, et al：Nat Rev Neurosci, 10：573-584, 2009 より〕

西欧文化型社会に属していることがあげられています。また，特徴的な家族機能として，過度な期待を子どもに押しつける親やその親との不和があり，性的虐待，家族のダイエット，家族その他からの食事や体型，体重に関する批判的な発言などもリスク要因となります[6]。

❹ 診断時に気をつけること

　子どものANを診断する場合には，いくつかの注意点があります。まず，子どもは自己の感情や体験を言語的に伝えることが困難であり，非言語的な交流がその面接の中心になる場合があります。そのため，診断に関する情報は子どもだけでなく保護者や学校からも得る必要があります。

　また，ANの鑑別診断もしくは併存疾患として，うつ病，社交不安症，全般性不安症，パニック症，強迫症，自閉スペクトラム症などがあげられます。特に児童思春期では，うつ状態の子どもが食欲低下を来している場合や，回避・制限性食物摂取症[b]を含めた自閉スペクトラム症による食事への

---

b）回避・制限性食物摂取症は，食べることに無関心であったり，食べて気持ち悪くなったり窒息したりするのを恐れるなどの理由で食物摂取を避ける結果，著しい体重減少や栄養不良に陥る。ボディイメージの障害がないことが特徴で，子どもに多く認められる。

固執傾向に伴う偏食も鑑別しなくてはなりません。そのためにも，**評価する精神症状の発現時期や発達歴**を丹念に聞き取ることを忘れてはなりません。

❺ 身体的評価は欠かせない

　ANの身体的評価を行う場合は，血液検査，心電図，心エコーなどの身体的検査が欠かせません。著しい拒食行動によるさまざまな身体的随伴症状が認められるからです。気をつけておく症状は，無月経，月経不順，便秘，徐脈，頻脈，血圧の低下，体温の低下，さらに著しい低栄養や急激な体重減少では全身衰弱（起立，歩行困難）や意識障害，皮膚の乾燥，脱水，産毛密生，毛髪脱落，浮腫，貧血，白血球減少，血小板減少，低血糖，低タンパク血症，肝機能障害，高アミラーゼ血症，電解質異常，総コレステロール上昇，甲状腺ホルモンの低下，女性ホルモンの低下，高コルチゾール血症，骨量減少，心電図異常（洞性徐脈，QTの延長），脳萎縮，低血糖性昏睡，腎不全，うっ血性心不全，不整脈，上腸間膜動脈症候群など多彩です。

　むちゃ食い・排出型では，唾液腺腫脹，歯牙侵食，手背の吐きダコ（ラッセルの徴候），口腔・咽頭の組織裂傷も加わります。

子どもの摂食症の治療

❶ 症例の経過

　本児が拒食による身体的危機にあり，放置した場合は死に至る可能性が高いと判断し，入院治療による身体管理として，入院時より鼻腔チューブを用いて栄養管理を行った。また，本児が抱えている思春期特有の自立を巡る葛藤について対応する必要があると考え，定期的な面接を設定した。病棟でも座らなかったり腹筋運動を繰り返したりするなどの過活動が認められ，繰り返し心理教育を行ったが，「何も問題ありません」と繰り返した。11月下旬には体重が34.9kgまで増加したため，経口摂取に切り替えたところ，「太りたくない」と語るようになり，食事への抵抗を示したが，摂食症の心理教育を繰り返し行った。

　親への定期面接も導入したところ，母親は本児に対して過度な期待をも

ち，過干渉でありながら情緒的な交流は苦手で，結果として本児の自立志向的な思春期心性の妨げとなっていた。また，父親は多忙で母親を十分に支えることができなかった。そのため，両親に対して本児のANと思春期心性との関連について説明した。次第に母親も理解を示し，本児の希望を聞き入れると同時に本児の活動を見守ることができるようになった。

本児の情動も安定し食事量も増えていき，体重は43kgに到達したところで，本人は「私のことは誰もわかってくれない」と主治医に言い放った。X年12月末に初めて外泊を行った頃から過食となり，不安を訴えた。定期的な面接にて，主治医への不満，親への不満，学校でうまくいかないことなどを興奮しながら訴えた。X+1年1月頃から過食と不安は軽減していった。体重は45kgに到達した。

外泊を繰り返し行った。中学校の教師の協力を得て，X+1年3月に中学校の卒業式に参加でき，同時に退院となった。同年4月に高等学校に進学したが，徐々に過食が目立つようになった。過食への不安や，やせていない自分には価値がないのではないかという不安を支持的に傾聴することが続いたが，徐々に過食は治っていった。X+4年4月には大学に進学。X+5年2月に外来終了とした。

❷ 治療の目的

ANの子どもの治療は，個人精神療法，認知行動療法，家族療法などの心理社会的治療や，向精神薬などを用いた薬物療法といった通常の精神科診療に加え，経管栄養や補液などの身体的治療が必要となるなど，身体医学および精神医学的な知識，心理学的技量，医師・看護師・栄養士などの多職種連携をすべて注ぎ込む総力戦となります。その治療には多大な時間と労力を割くことになり，多くの医療機関で診療に難渋することがあります。

食行動異常により生じた身体的危機を脱するためにも，身体的治療が治療の第一歩です。ただし，すぐに補助栄養食などを利用するのではなく，子どもに加えて親にも丁寧な**心理教育**を行うことが重要です。そして，いじめや勉強のつまずきなどさまざまな出来事を契機に発症したこの病気を乗り越えていくためにも，食行動異常の背後に潜む，子どもたちの停滞した**思春期の自立志向的な活動を再活性化**していくことが，主たる治療目的となります。

そのためにも身体的治療だけでは不十分で，思春期心性に関する親へのガイダンスや本人への精神療法は必須といえるでしょう．

❸ 本人への心理社会的治療

　ANの子どもへの心理社会的治療を試みる場合，いかなる治療技法を用いるとしても，**子どもとの基本的な関係性を構築すること**が極めて重要となります．さまざまな身体検査の結果を用いて，身体が危機状態にあることを子どもにもわかりやすく説明するとともに，ボディイメージの障害や肥満恐怖に関する心理教育もしていかなくてはなりません．そして，身体的安定を図るとともに食行動異常の背後にある心理的問題を扱い，その解決策を話し合っていくべきでしょう．

　そのときに，子どもが置かれている環境の問題とともに，先に述べた思春期年代の子どもの自立を巡る葛藤に理解を示し，自立志向的活動を促し支えることを目指します．どうしても「食べる」，「食べない」の話に終始しがちですが，食行動や身体的な危機だけでなく，子どもの優しさや明るさなど良い点についても注目し，**子どもにポジティブな評価を伝えていくこと**を治療者は忘れてはなりません．

❹ 家族への心理社会的治療

　家族療法を含む家族への働きかけは，古くから摂食症の治療において重要とされてきました．近年の日本の家族社会は，かつての父権制度から大きく変貌しました．核家族化が進むと同時に，近所付き合いの減少などから社会性を育む場ではなくなってきました．子どもにとっても直接の人付き合いだけでなく，インターネットを通じたコミュニケーションが多くなりつつあります．これらの変化によって世代間の価値観はずれを生じ，親は子育てについて周囲から助言を受けられず，わが子にどのように接してよいのか戸惑うことも少なくありません．このような家庭環境や背景を踏まえたうえで，家族関係とこころの健康を考えていかなければなりません．

　摂食症の子どもを支えていく両親に思春期心性を理解してもらうと同時に，疲弊した母親をエンパワーし，父親にも治療に参加してもらうなど，**家族の機能不全の改善**を目指すことはANの治療に不可欠です．ここでは，子

第2章　子どもと精神疾患

どもを精神疾患にしてしまったと苦悩している親のこれまでの頑張りと苦労を繰り返しねぎらい，今後の治療に向けてタッグを組んでいけるような共同体を作り上げていくことを念頭に置き，親へのサポートに努めてもらいたいところです。

　子どもの初期の人格形成には，**母親との愛着（アタッチメント）関係**が最も重要となります。人との関係もまずは二者関係，すなわち母親との関係を通じて人間に対する基本的な信頼が構築されます。ゆとりのない競争社会のなかで，母親も過度に子どもを正しく育てないといけないというストレスにさらされているかもしれません。「自分らしさ」が芽生え，自立をめぐる葛藤に圧倒され始める思春期になって，拒食という形で自己の葛藤を表現する子どもたちもいるかもしれません。また，子育てにおいてフロイトのいうエディプス・コンプレックスを例にあげるまでもなく，母親と同じく**父親の存在**は重要となります。しかし，現実の家庭での父親は影が薄く，仕事に没頭し家庭を顧みる余裕がなく，子どもの養育を母親が一手に引き受けている場合もよくみられます。

　いずれにしても，子どもを支える最も重要な場所は家庭となります。特に母親への過度な要求や暴力を繰り返す場合や，母親自身が精神的な問題を抱える場合には，父親が果たすべき役割は大きくなるでしょう。子育てに悩む母親を支えるだけでなく，毅然とした頼れる父親であることが求められます。食行動異常以外にも，家庭内暴力や強迫行為などの衝動性が止まらなくなりつつある子どもに対しては，強固に制止するだけでなく，彼らの悩みや不安を受容していくことが必要です。

⑤ 薬物療法

（1）向精神薬の使用

　ANを本質的に改善させる薬物療法はありません。しかしながら，ANの治療を行ううえで少量の抗精神病薬を鎮静目的で使用することは，過活動が止まらず，制止した場合に興奮が強い重症例の入院時には認められる場合があるかもしれません。ただし，小児期の摂食症に抗精神病薬や抗うつ薬などの向精神薬を用いる場合は，使用目的や副作用だけでなく，薬剤の種類によっては適応外使用であることを本人とともに保護者に対して十分説明する

必要があります。加えて，SSRIなどの新規抗うつ薬は，自殺念慮の高まりなどのアクチベーションシンドロームを誘発する可能性を念頭に置いて慎重に使用すべきです（p.91参照）。

(2) 栄養療法とリフィーディングシンドローム

　入院治療などによって経管栄養を開始することもあるでしょう。そのときには経腸栄養剤を用いることがあると思いますが，年齢・性別，現在の体重から投与するカロリー量を慎重に決めなくてはなりません。また，栄養を急激かつ過剰に摂取する可能性がある場合には**リフィーディングシンドローム**（refeeding syndrome）に注意が必要です。これは慢性的な栄養障害がある状態に対して，急激に栄養補給を行うと発症する症候群です。低栄養状態が長く続いた後に急に栄養を摂取することで，心不全や呼吸不全，腎不全，肝機能障害ほか多彩な症状を呈することがあります。

　急に栄養補給するとインスリン分泌が増加し，グルコース利用（グルコースの細胞内への移動）に伴ってリン，マグネシウムが細胞内に移動し，血中濃度が低下します。特にリンの欠乏は不整脈や心不全，意識障害やけいれんなどの死に至る危険な症状を生じます。そのため，リフィーディングシンドロームに対してはリン酸二水素ナトリウムを補充します。

6 入院治療

　ANの治療を行う際，外来治療とするか入院治療を導入するかで，その治療構造と内容は大きく違ってきます（図3）。ほとんどの場合，外来では十分な介入ができず，生命の危機が押し迫っていることから入院治療を導入することになります。病棟に入ると子どもたちの行動や葛藤を直接取り扱うことができます。

　子どもは脂肪量が少なく，全身状態が急に悪くなりやすいので，より積極的な治療が必要になる場面も多々あります。例えば，私は標準体重の70％以下あるいは急激な体重減少，心拍数が50回/分以下，血圧が80/50mmHg以下，低カリウム血症，低リン血症を入院治療の目安としています。このような身体的な危機には保護者の同意を得たうえで，**迷うことなく入院治療を導入するべき**でしょう。

第2章　子どもと精神疾患

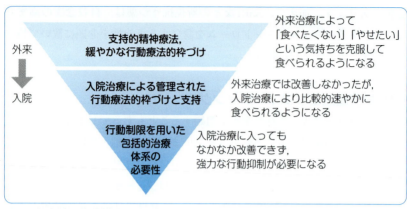

図3　摂食症の治療構造

「食べるから入院なんて絶対にしない」と涙ながらに拒否する子どもたちにも，身体的危機に陥っている命を守るため，子どもと対峙し，保護者と協力して子どもを保護する気概が治療者には必要です。そして，入院治療を導入したにもかかわらず過活動が止まらない場合には，入院も含めて隔離や身体拘束といった行動制限も精神保健福祉法に基づいて行われるべきです。

●まとめ

　ANに罹患した子どもと向き合っていると，遅々として進まない食行動の改善や変わらない体重に苦慮し，治療者は無力感を抱くかもしれません。しかし，主治医をはじめとした治療チームは，いまにも燃え尽きようとしているANの子どもの命を守らなくてはなりません。そのためにも，すべての職種が協働しながら，病気のさまざまな症状に向き合い，必要に応じて身体管理や入院治療を導入する必要があります。

　そのとき，ANの病理と思春期の精神発達に関する心理教育を親に繰り返し行い，子どもに対して親も毅然とした態度を示すことができるようにする必要があります。拒食による生命の危機という形で「助けて！　私を守って！」と叫び続けてきた子どもが，治療を通じて親に支えられ守られる感覚を得ることこそ，ANの子どもを治療する意義の一つではないでしょうか。

　このような治療を受けて，子どもたちはANという困難を乗り越え，成熟

した人格へと成長していくと考えています。決して発病前の子どもの状態に戻れるわけではありません。精神疾患に罹患した経験を受け入れ，乗り越えていくことで，子どもが精神的にも身体的にも成長していくことを治療者も親も理解しておかなくてはなりません。

【文献はp.394】

Column　COVID-19と摂食症の関係

　2020年，世界で新型コロナウイルス感染症（coronavirus disease 2019；COVID-19）が猛威を振るいました。日本でも外出自粛，ソーシャルディスタンスの確保，移動制限などが行われ，2020年度の新学期までに全国の学校が閉鎖されました。これは緊急事態宣言の一環として行われたものですが，学校の閉鎖や自宅待機が子どもたちの身体的な健康や心理的な幸福に及ぼす悪影響が懸念されました。家にいて屋外での活動が減ると体を動かすことが少なくなり，普段の環境から社会的にひきこもり，仲間との関係が希薄になる一方，パソコンやスマホの画面を見る時間が長くなり，睡眠パターンが不規則になり，食生活も好ましくなくなる可能性があります[1]。

　感染防止策に伴うこうした社会的孤立や孤独の二次的影響として，どの年代でもさまざまな反応性の精神症状がみられましたが[2]，それらの精神症状の一部は食行動や運動行動の変化と関連していることがわかってきました。一般の人々を対象としたある研究では，COVID-19のパンデミック後，食事制限と暴飲暴食の両方の行動が増加した一方，運動量の減少が報告されました[3]。

　また，神経性やせ症（AN）の患者では食事に関する制限の増加，食行動への不安などが報告されました[4]。さらに，入院を必要とするAN児は過去3年間と比較して104％に増加したことも報告されています[5]。

社会的孤立が子どもにもたらす影響

　興味深いのがトルコのケースレポートで，摂食症患者に共通する特徴として「社会的な孤立」をあげています[6]。このレポートに登場する3人の少女はいずれも家族や仲間からひきこもり，オンライン教育に参加せず，毎日体重を測り，鏡でボディイメージを確認し，カロリーを計算し，体重増加についての話をしたりソーシャルメディアやインターネットに多くの時間を費やし（特に料理のレシピや人が食事している様子を映した動画），自宅で家族のために料理を作っていたり……などの特徴がありました。どの少女も精神疾患の既往はなく，学業成績や仲間との関係も良好だったといいます。

　オーストラリアでは，COVID-19の患者が発見された2020年3月から社会的制限が実施され，それ以降，入院を必要とするようなANの子どもの数が増加しました。その要因として，社会的孤立と学校閉鎖により子どもたちが「保護因子」から切り離されてしまったという仮説が立てられています[5]。すなわち，一斉休校やロックダウンによって課外活動や学校の日課，仲間との交流が減少したことが，子どもたちから息抜きを奪い，摂食症の病状を強める余地を作ったのではないかと考察されています。AN患者の多くはうつ病，不安症，強迫症などの精神疾患を合併しており，手指衛生への関心の高まりや感染への不安によってそれらが悪化した可能性も指摘されています[7]。

　では，わが国の状況はどうかというと，私が勤める児童精神科を対象とした調査でも，摂食症の子どもの外来受診者数は2019年に比べて2020年では2.2倍に増加していました[8]。

　また，児童思春期のメンタルヘルスレジストリ（国際医療開発費21A1012）を利用して，2016年1月～2021年5月に当科を受診した児童（中学3年生以下）のデータを集計したところ，期間内に受診し摂食症と診断された児童120名のうち，2020年2月までに受診した児童は66名，2020年3月以降に受診した児童は54名でした。感染拡大

後は月あたりの人数が1.3人から3.1へと2.3倍に増加したことがわかります（表1）。当科の総受診数に占める摂食症の割合を年別にみても，2020年から顕著に増加していました（表2）。ちなみに，2020年1～2月の摂食症患者の受診は1名のみだったので，3月以降の急増ぶりがわかります。

このデータについてはさらなる調査が必要ですが，感染拡大後の摂食症患者はすべて女児で，男児はいません。平均年齢，入院率，紹介受診率などは感染拡大前と大きな変化がありませんでしたが，小学生の割合は減っているにもかかわらず，その入院率は上がっていることが特徴的です。

表1 国立国際医療研究センター国府台病院児童精神科を受診し摂食症と診断された児童の特徴

	感染拡大前群 (2016.1～2020.2)	感染拡大後群 (2020.3～2021.5)
児童数	66	54
平均受診数/月	1.3人	3.1人
男子/女子	8/58	0/54
平均年齢	12.3歳（8～15歳）	13.0歳（9～15歳）
小学生/中学生 （小学生の割合）	23/43（34.8%）	11/43（20.3%）
全体の入院率	30.3%	25.9%
入院率（小学生）	39.1%	63.6%
入院率（中学生）	25.6%	16.3%
紹介受診率	80.3%	80.8%

表2 全受診患者のうち摂食症患者の割合

年	2016	2017	2018	2019	2020	2021 (5月末まで)
割合	3.5%	4.1%	4.3%	3.0%	6.8%	9.4%

第2章　子どもと精神疾患

摂食症患者の増加に備えて

　COVID-19の拡大以降，摂食症患者が世界的に急増した理由はまだ十分にはわかっていませんが，感染対策に伴う社会的孤立や隔離が原因の一つになったことが考えられます。

　p.94でも述べたように，ANは過剰なまでの拒食行動と極度の低体重・低栄養状態から，生命の危機が極めて高い疾患です。そのため，必要に応じて入院治療を導入しなくてはなりませんが，全国で児童精神科病棟をもつ病院は限られており，身体的な治療を同時に行える病院となるとさらに数が減ります。そもそも児童精神科のような専門診療科がない地域も多いため，小児科病棟での治療を余儀なくされているケースもあるでしょう。

　しかし，AN患者は入院が長期にわたることも多く，特徴的な過活動などによって小児科病棟では対応が困難になることが危惧されます。医療者が外来で摂食症を治療するスキルを上げるとともに，児童精神科医や専門医療機関を増やすことが急務だと考えています。

【文献はp.395】

3 ADHDの特徴と診断

💬 あばれはっちゃく!?

　注意欠如多動症（ADHD）と聞いて，皆さんはどのようなことを思い出すでしょうか。私は「あばれはっちゃく」であり，ドラえもんに出てくるのび太やジャイアンであり，さまざまな少年漫画に登場する主人公たちです。

　「あばれはっちゃく」は児童文学者・山中恒さんの小説で，読売新聞の子ども版で1970～1971年に連載されるとともに，1979～1985年にはテレビドラマが放送されました。昭和50年代に子ども時代を過ごした大人たちは，一度は見たことがあるのではないでしょうか。いまならシーズン1，2，3と言ってもよいかもしれませんが，どのシリーズでも主人公の「あばれはっちゃく」こと長太郎がブリッジしたり逆立ちしたりしてアイデアを捻り出すシーンや，父親が「このぉバッキャロー！」と言いながら息子を張り飛ばした後，「てめぇの馬鹿さ加減にはなぁ，父ちゃん情けなくて涙が出てくらぁ」と嘆くシーンが有名です。

　長太郎は義理人情に厚く，ドジでちょっとおっちょこちょいなところがあるのが，どこか憎めないところです。似たような児童文学の主人公として，古くはトム・ソーヤーがあげられるかもしれませんし，日本の作品では「ズッコケ三人組」シリーズのハチベエも含まれるのではないかと思います。ハチベエは短気でおっちょこちょいと，発行元のポプラ社のWebサイトにも書かれていますが，この清く正しい心と直情型の行動，そして多くは人懐っこいところが主人公にぴったりなのでしょう。

さて，ADHDは子どものメンタルヘルスにおいて最もポピュラーな精神疾患であり，代表的な発達障害の一つです。思い出してみると，私たちが小さい頃にも落ち着きのない子どもはたくさんいました。私もその一人だったかもしれません。当時はADHDなんて診断概念も世の中に知れ渡っておらず，親や教師も大らかにみていた時代であったと思います。「あばれはっちゃく」を見て呑気に笑っていました。

しかしながら，時代は平成を経て令和となり，子どもたちを取り巻く環境は大きく変わってきています。「あばれはっちゃく」のように父ちゃんが張り飛ばしたら，いまや虐待通報となってしまい，そこでドラマが終わってしまいますね。

今回は，個人的にも愛すべき子どもたちが多いADHDについて概観しようと思います。

ADHDの子どもたち

1 子どもの約5％にみられる

ADHDとは注意欠如多動症（attention-deficit hyperactivity disorder）の略称で，名前のとおり不注意，多動性，衝動性の3症状を中心とした発達障害です。典型的な行動は「忘れ物が非常に多い」，「じっと座っていられない」，「順番が待てない」などで，そのような行動が普段の生活の妨げになることが知られています。このような症状をあげると，自分もそうだったという人が続々出てきます。個人的には，忘れっぽくない，気長に待てると答える人のほうが少ないのではないかと思います。特に現代社会のように情報にあふれた世界では，常に新しい情報に惑わされ，ついつい肝心なことを忘れてしまうなんてことがあるのではないでしょうか。

では，ADHDの子どもは実際どれくらいいるのでしょうか？　ADHDは子どもの間で最も一般的な精神障害の一つであり，世界中で18歳未満の子どもの約5％が罹患しているとされています[1]。すなわち20人に1人，40人弱のクラスなら1〜2名はいるということです。決して珍しいわけではなく，どんな子どもも大人も人生で一度は出会ったことがあるということになるで

しょう。男女比は，児童期では男児に多いとされますが，成人期には同じくらいになるといわれています。有病率が高い背景についてはp.132で解説していますので，そちらもご覧ください。

❷ 診断基準の特性

次に，ADHDがどんな子どもかを指し示す診断基準についてみてみようと思います。米国精神医学会（APA）によるDSMや，世界保健機関（WHO）によるICDが改訂されるなかでも，ADHDの診断基準に大きな変化はありませんでした。ADHDの診断基準は一貫して，**不注意，多動性，衝動性という3症状を行動で規定**されています。そして，それらの行動は場所を選ぶことなく，どこでも認められるという特徴もあります。

ADHDは特定の検査（CT画像や血液検査）により診断することができず，DSM-5またはICD-10いずれかの基準に従って診断されます。難しいことに，いわゆる虐待などの過酷な環境で育ってきた子どもたちはしばしばADHDかと思う行動を示すことがあるので，こうした**環境からの影響**も常に念頭に置いて診断しなくてはなりません。時にはADHDを抱えた子どもが実際に虐待を受けていることもあり，簡単には診断できないことも少なくありません。

DSM-5とICD-10が規定している症状に大きな差はありません。ただし，診断を確定する際に細かな違いがあります。ICD-10では，症状は不注意，多動性，衝動性のいずれも存在しなければなりませんが，DSM-5では多動性および衝動性の症状と，不注意症状の2つに分類しています。

そして，DSM-5では特定の症状の有無に基づいた3つのサブタイプ（下位分類）として，「すべての症状が混合して存在する場合（混合型）」，「多動性・衝動性が優勢」，「不注意が優勢」に分類されます。不注意が優勢なサブタイプは女児に多いとされ，学業成績の低下，認知障害および発達の遅れと一般的に関連しています。一方，多動性・衝動性が優勢な子どもは極めてまれで，多くは混合した症状をもつADHDとなります。

💧 診断のポイント

1 多彩な情報を手がかりにする

　良い臨床医は，学校や学童などから多くの情報を集めて診断を確定しようとします。なぜなら，子どもは**場所や人によって見える顔が違う**からです。内弁慶な子どもなど，とても多いのではないでしょうか。そのため，親だけの情報から診断を確定することはとても危険であると考えています。親は小さい頃からの子どもの成長についてさまざまなことを教えてくれますが，子どもの問題となると極端になりやすいかもしれません。とても良くとらえているか，とても悪くとらえているということです。また，同年代集団のなかでのわが子を見ていませんので，やはり**教師からの情報**も必ず得ておくことが確実な診断への近道です。

　また，診察場面での子どもたちの行動もとても貴重な情報です。ADHDの症状は場所を選びませんから，診察室で子どもがどのような行動をとるのか観察することが大事です。じっと座っていられるのか，母親と医師との会話に割り込んでこないか，質問を最後まで聞くことができるのかなど，ADHD症状は初診であっても認められることがあるでしょう。

2 注意が必要な鑑別疾患

　他方，ADHDのように見える他の病気も見逃してはなりません。虐待を受けた子どもかもしれませんし，落ち着きがないのはうつ病からくるイライラかもしれません。自閉スペクトラム症の併存があるのかもしれません。もしくは甲状腺機能亢進症や鉄欠乏性貧血が隠れていることもあります。ADHDは行動上の精神疾患ですが，その行動に至る理由が他の精神疾患であったり，身体的な疾患であったりすることもあります。これらの検査も丁寧にしたうえで診断をしていくことが望ましいでしょう。

＊

　このように，保護者や学校からの情報を集め，さまざまな検査をすることは，ADHD症状がいつから出現してきたのかを的確に判断するのに役立ちます。また保護者から，友達関係，家族関係，これまでの治療や相談歴など

の詳細な情報を収集することも重要です。

このように、多彩な情報を集めることによりADHDの診断が確定するわけで、**その行動特性からの安易な診断は避けるべき**と、自戒を込めて書いておきたいと思います。

ADHDは育て方の問題ではない

ADHDの場合、落ち着きがないのは決して親のしつけや育て方の問題ではなく、前頭葉などの脳の機能に障害があると現在では考えられています。父ちゃんは「てめぇの馬鹿さ加減にはなぁ、情けなくて涙が出てくらぁ」と嘆くよりも、長太郎の暮らしにくさに共感するとともに、その長所に注目するべきでしょう。ちなみに長太郎の母親はとても支持的で、長太郎の良いところを常にほめていた記憶があります。

ADHDの要因は育て方ではなく生物学的なものとされていますが、その要因は現在まで多角的に検討されつつも、いまだ全貌が見えていません。図1に示しましたが、ADHDはさまざまな生物学的要因を基盤として、不注意、多動性、衝動性といった中核症状、さらには気分症や不安症などの併存障害、心理社会的な問題など、多彩な臨床症状を示す疾患といえます。

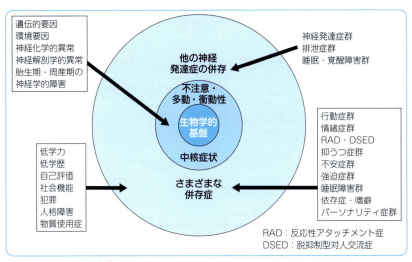

図1　ADHDの臨床像

脳科学からみるADHD

❶ triple pathway理論

　ここからは現時点でわかっている生物学的基盤を確認していきたいと思います。ADHDには従来から繰り返し指摘されてきた実行機能と報酬系の障害のほかに，時間処理に関する異常を加えた3つの要因からなる**triple pathway理論**があります（図2）[2]。時間的なタイミングを計る機能は小脳機能の異常として評価されており，どうやら時間感覚の異常がADHDの病態に影響を及ぼすのではないかと考えられています。

　しかしながら，これら3つの要因に関する検査をしても異常が出てこないADHD症例も多く，安静時の脳活動を示すデフォルトモードネットワーク（DMN）[a]の異常が指摘されているなど，不注意，多動性，衝動性という行動上の問題を主症状としたADHDの病態は神経心理学的にもっと複雑に分類されていく可能性があります[3]。

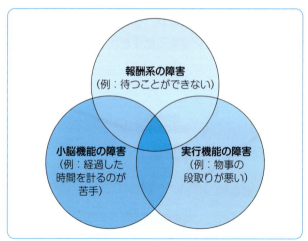

図2　ADHDのtriple pathway理論

---

a) default mode network（DMN）は，楔前部，後部帯状回，内側前頭前野，外側頭頂部，側頭葉内側部で構成される脳内ネットワーク。自己のモニタリングや内省，未来の予測に関与するとされ，安静時に最も高い活動性を示す。ADHD患者ではDMNの機能が低いことが指摘されている。

2 前頭前野の機能低下

　ADHDの神経心理学的特徴についても，年齢的な差異に着目したいくつかの研究があります。まずは前頭前野についてです。機能的MRI（fMRI）を用いて調べた研究によると，ADHD患者では年齢に関係なく左前頭前野の低賦活が認められ，前頭前野の低賦活はADHD症状との相関が考えられています[4]。一方で，ADHD患者における前頭前野の皮質の厚さの変化を経時的に調べた研究では，3年ほどの遅れを伴いながら成長することが報告されています[5]。このことは，ADHDの症状に前頭前野の機能が関与することを示していると同時に，その機能は年齢とともに変化し，加齢により軽快していく可能性も示唆しています。

3 小脳との関連

　小脳に関してもいくつかの研究が報告されており，成人のADHD患者では，小脳の灰白質容積と時間処理に関する課題結果に相関があることや，小脳の容積は成人期になるにつれて定型発達者との間で差が大きくなることがわかっています[6),7)]。また，成人期まで症状が継続する予後をたどるADHDにおいては，小脳の容積低下と機能的予後との関連が報告されています[8]。もう一つ注目されているのが，前述した脳の機能の一つであるDMNの異常ですが，成人期のADHDでもその異常が示唆されているものの，小児期に比べるとその関与が小さいことが報告されています[9]。

　このように，ADHDには非常に多くの生物学的な要因が指摘されており，その解明が急がれるところです。

ADHDの子どもが大人になったら

　近年，ADHDという疾患の存在が一般に知られるようになり，児童期だけでなく成人期にもその概念が広がりつつあります。そのため，成人期のADHDを含めた診断基準へと変更されたDSM-5に触れなくてはならないでしょう。

　DSM-5の診断基準では，17歳未満については前バージョンのDSM-IV-

第2章　子どもと精神疾患

TRと同じく6つ以上の項目に当てはまることが必要ですが，17歳以上では，多動性・衝動性項目でも不注意項目でも5項目以上に当てはまることという記載が新たに追加されました。発症年齢も，これまで7歳未満だったのが12歳未満に変更されており，幼少期の情報を得にくい成人期でも診断をつけやすくなったともいえます。

　ADHDの子どもが成人期まで診断基準を満たすかどうかは別として，その症状が継続する疾患であることから，成長とともにさまざまな病態を示すことになります。実際，ADHD児の15％が25歳の時点でもADHDと診断されており，65％に症状が残存していることが指摘されています。

　また，ADHD患者128名を対象に4年間，DSM-III-Rを用いて症状を5回評価した報告では，①診断基準14項目のうち8項目未満のみ合致した症候的寛解群，②5項目未満のみ合致した診断閾値下の症状的寛解群，③5つ未満の症状があるものの機能障害がない（GAFスコアが60以上の）[b]機能的寛解群の3つに分けてみると，症候的寛解群が最も多く，次いで症状的寛解群，機能的寛解群となっていました。すなわち，幼少期にADHDの診断基準を満たしていた場合，**時間的経過とともにその症状は軽快しますが，完全に消退することは少ないことが示唆されています**[10]。

　では，どのような特徴をもったADHD児が成人期まで症状を継続させるのでしょうか？　症状の持続性は**重症度**と関連しており，重症度が高く，混合型のADHDでは症状が持続するリスクが高いとされています[11]。症状の持続は，学業成績の低下，夫婦関係や結婚生活の問題，離婚，子どもへの対応，仕事のパフォーマンスの低下，失業，交通事故，他の精神疾患のリスク増加など，否定的な転帰とも関連します[12)-14)]。またADHDの併存障害は，不安症や気分症などの**内在化障害**だけでなく，反抗挑発症や素行症などの**外在化障害**まで多様な臨床症状を示します[c]。

---

b) GAF（Global Assessment of Functioning, 機能の全体的評定）は，主に精神科領域に従事する医療者によって使われる評価スケール。社会的機能と精神症状を総合的に評価するもので，1～100の値をとる（100が最も健康）。
c) 内在化障害とは，葛藤とそれに基づく感情を，不安，気分の落ち込み，強迫症状，対人恐怖，ひきこもりなど，自己の内的体験として表現する群とされ，分離不安症，気分症，強迫症などが典型的な障害である。一方，外在化障害は，反抗，他者や物に対する暴力や破壊行為，盗み，家出，放浪など，葛藤とそれに基づく感情を自己の外の対象に向けて表現する群である。詳しくはp.152を参照。

ただこのように書くと，ADHDという疾患を抱えた子どもがとても大変な人生を送るように思われるかもしれませんが，多くのADHD児たちは**自分たちの特徴を受け入れ，社会で生活**しています。

成人期発症のADHDについて

このように，ADHDの症状が成人期まで継続する場合があることは繰り返し指摘されてきました。しかし，最近の複数の「出生コホート」とよばれる研究では，児童期にADHDと診断された患者で成人期にもADHDの基準を満たす患者は少ない一方で，成人期にADHD症状を認める患者で小児期にはADHDと診断されなかったケースが存在することが指摘されています。そこで，ニュージーランド，イギリス，ブラジルの出生コホート研究からその存在が指摘されるようになった**「成人期発症のADHD (late-onset ADHD)」**について，現時点でわかっていることを確認しておきます。

1 出生コホート研究の結果

はじめに，1972年4月〜1973年3月に出生した1,037名を38歳まで継続して評価したニュージーランドにおける出生コホート研究では，小児期と成人期の両方でADHDの基準を満たしたのはわずか3名でした[15]。また，小児期ADHD患者の親の77％が，20年後には小児期において子どもにADHDの症状があったことを記憶しておらず，成人期ADHDの診断において親の記憶を信頼することの問題を指摘しています。

次に，1994〜1995年の間に出生した2,232名を対象としたイングランドおよびウェールズの出生コホート研究では，18歳時にフォローできた2,040名中247名（12.1％）が5，7，10，12歳時の診断に基づいて小児期ADHDと診断された一方で，18歳時のDSM-5の診断基準によりADHDと診断されたのは166名（8.1％）でした。そして，小児期ADHDの247名のうち，18歳時にADHDの診断基準を満たしたのはたった54名（21.9％）でした[16]。小児期ADHDの247名のうち，193名は成人期にはADHD症状が寛解していました。

最後に，1993年に出生した5,249名に対するブラジルの出生コホート研究

では，小児期にADHDと診断されたのは393名，18〜19歳にADHDと診断されたのは492名で，両時期にADHDの基準を満たしていた患者は60名にすぎませんでした[17]。

❷ late-onset ADHDの概念に再考を促す最新研究

　これらのコホート調査によって，late-onset ADHDへの注目が高まりました。しかしながら，本当にlate-onset ADHDは存在するのでしょうか？

　この問題について新たな示唆を与えてくれる報告が出てきました。この研究では，ADHDではない児童239名（平均9.89歳）を対象に，成人期（平均24.40歳）までADHD症状（不注意，多動性・衝動性）と他の精神症状を15年間追跡しています[18]。その結果，5％では遅発性（late-onset）に診断基準を満たすADHD症状が見出されましたが，その背景として男では物質使用症，女では強迫症や不安症が認められ，それにより不注意，多動性・衝動性といった症状が行動上の問題として出現したものと考えられました。

　ここから，成人期になって初めて現れたADHDのように見える行動上の症状は，**他の精神疾患を背景とした落ち着かなさ**などに起因しているものと考えることができます。また，最近の研究では，late-onset ADHDのほとんど（すべてではない）の症例が12〜16歳の間に障害を発症するため，青年期または早期成人発症型ADHDと見なせることが示唆されています。late-onsetの問題を吟味するための，若年から高齢者までのデータはまだまだ不足しています。

【文献はp.395】

4 ADHDの治療と治療薬

第2章　子どもと精神疾患

● 治療のはじめに大事なこと

❶ 子どもにどんな声をかけるか

　前回は，注意欠如多動症（ADHD）の特徴や診断基準，近年注目されているlate-onset ADHDについて解説しました。今回は治療について述べたいと思います。

　ADHDの治療では，ADHD児が伸び伸びと成長していくために，周りの人に病気をよく理解してもらうことが一番大切です。症状に対して「どうしてじっとしていられないの」などと叱られたり怒られたりしているうちに，「どうせ怒られる」，「また失敗するからやらない」と考えるようになり，萎縮して自己評価が低い子どもになってしまいます。そこで，どのような声かけをすればいいのでしょうか。

　外来で診療していると，親から「ほめるところはありません」と言われてしまうことがあります。本当はほめるところもたくさんあるはずですが，あまりの問題の多さに，親も人間ですから辟易してしまうことがあるのかもしれません。まずは，ADHDとはどのような障害なのかを，本人だけでなく親にも理解してもらうところから始めることがよいでしょう。

　本人には年齢にあわせた表現を用いて説明します。また，症状に関することだけでなく，彼ら・彼女らの良い点も同時に伝えていく姿勢が求められます。ADHDという特性があったとしても，治療者や親には，彼らの良いと

121

ころに注目した関わりが大切です。子どもたちの自尊感情を育てていくという視点からも，**ADHD症状以外のこと（趣味や得意なこと）**に大いに注目し，ほめていく気持ちを常にもって接していくべきでしょう。

② ペアレント・トレーニング

ただ，親はADHD児の子育てに孤軍奮闘しているかもしれません。同じ悩みをもった親に出会うことも少ないでしょうし，なかなか話せないテーマでもあります。ADHDをもつ子どもの家族の経済的負担は非常に深刻な問題となっています[1]。特に前回述べたような併存障害がある子どもは，併存障害のない子どもに比べて事故や怪我が多く，医療費も高くなっているとの報告があります[2,3]。また，ADHD児の子育てにかかるのは医療費だけでなく，テレビゲーム，トレーディングカード，バッグ，本，眼鏡などの紛失しやすい物の費用も含まれます。

そこで，親同士で学ぶ**ペアレント・トレーニング**というプログラムがあります。ペアレント・トレーニングは，ADHDの子どもの問題行動を減らすことや親の不適切な養育態度を修正する具体的な技術の学習を目的としたプログラムです。現在ではかなり普及しており，ADHDの子どもをもつ親に向けて医療機関や行政，教育機関，療育センター，児童相談所などがさまざまな相談を受け付けています。

③ 周りの環境を整える

子どもがどのような場面で気が散るのか，逆に興味をもちやすい状況はどのような環境なのかを考えていくことも大事です。例えば，机の上に物がたくさん置いてあると気が散りやすいので，机だけでなく部屋も片づけて，目からの刺激を減らすといった環境整備を行うこともあります。

また，授業中の行動を変えていくため，学校との連携は欠かせないでしょう。学校の環境整備とともに，**教師にもADHDの特徴をよく理解してもらう必要があります**。子どもはいくばくかのほめられたい気持ちを常にもっていると思いますので，教師からほめられる体験は天にも昇る気持ちになるでしょう。家で親にも胸を張って報告するかもしれません。そういったときには，親も大いにほめてあげるとよいでしょうし，そうした良い行動に限って

4. ADHDの治療と治療薬

記録に残しておいてあげると，忘れやすい子どもたちにとっても自信をもちやすくなるかもしれません。こうした対応を，薬物療法を行う前に徹底的に行うべきことが勧められています。

ADHDの治療薬

　ADHDの診療では，以上の**心理社会的治療**（p.244参照）が何よりも優先されるべきであり，薬物療法の導入には適切な評価と診断，および薬物療法によるリスクとベネフィットを勘案したうえでの臨床的判断が求められます。発達障害診療では，ADHD治療薬のメチルフェニデート徐放製剤（MPH-osmotic controlled-release oral system；MPH-OROS），リスデキサンフェタミン（LDX），アトモキセチン（ATX），グアンファシン（GXR）の4剤を中心に，適切な治療戦略を作り上げていくことが望ましいです（表1）。

　このうちMPH-OROSとLDXは中枢神経刺激薬として，後述するようにその処方に対して厳しい規制が敷かれています。また，MPH-OROSは特殊

表1　ADHD治療薬の特徴

	中枢神経刺激薬		非中枢神経刺激薬	
一般名	メチルフェニデート(MPH-OROS)	リスデキサンフェタミン(LDX)	アトモキセチン(ATX)	グアンファシン(GXR)
商品名	コンサータ	ビバンセ	ストラテラ	インチュニブ
販売開始	2007年12月	2019年12月	2009年6月	2017年5月
適応	小児期/成人期ADHD	小児期ADHD	小児期/成人期ADHD	小児期/成人期ADHD
剤形	徐放錠（OROS）	カプセル	カプセル，内用液	徐放錠
用法	1日1回	1日1回	1日2回	1日1回
作用持続時間	12時間	12時間	24時間	24時間
使用上の注意	6歳未満での有効性・安全性は未確立	6歳未満と18歳以上での有効性・安全性は未確立	6歳未満での有効性・安全性は未確立	6歳未満での有効性・安全性は未確立
その他	適正流通管理委員会あり	適正流通管理委員会あり		

123

な錠剤によって効果が12時間持続するのに対し（LDXも12時間持続），ATXとGXRの効果は24時間持続します。用法については，MPH-OROS，LDX，GXRは1日1回の内服ですが，ATXは1日2回の内服を必要とします。これらの特徴は医師側が患者側とも共有したうえで薬剤選択を行うことが望ましいでしょう。

　繰り返しますが，臨床医はこれらの薬剤をどのように使いこなすかの前に，薬物療法しか発達障害児への治療戦略をもち合わせない医師にならないよう，**さまざまな心理社会的治療を習得すること**を目指していくべきです。

❶ 治療薬が4剤揃うまで

　わが国においてADHDの薬物療法が公に登場したのは，「注意欠陥/多動性障害—ADHD—の診断・治療ガイドライン」が発刊された2003年であり，その当時使える薬剤はMPH（メチルフェニデート）の普通錠（リタリン®）のみでした。

　しかしながら，2007年にリタリン®の過剰処方に関する事件が大きく取り上げられることになり，処方していた医師たちが医業停止処分や逮捕されるなど，社会的にも大きな問題となりました。そのため，リタリン®への規制が急激に進み，MPHの徐放製剤であるMPH-OROS（コンサータ®）の登場に至るとともに，コンサータ®は適正流通管理委員会を通じて処方医，保険薬局，医療機関が厳しく管理されることになりました（後述）。

　その後，ATXとGXRが登場し，2019年にはLDXが承認されました。中枢神経刺激薬に分類されるLDXは，体内で活性体であるd-アンフェタミンに加水分解されます。体内でアンフェタミンに変化するため取り扱いにはいっそうの注意が必要です。

　こうしてわが国のADHD治療は，非中枢神経刺激薬のGXRとATX，中枢神経刺激薬のMPH-OROSとLDXの4種類の時代を迎えました。LDXについては，覚醒剤取締法に規定される薬剤であることに極めて深く留意しなくてはならないでしょう。

　薬物療法については次項のp.133でも述べているほか，ADHD治療薬については第3章2で改めて扱います。

2 薬理作用

　ADHDの病態生理学と薬物療法の理解は，患者個々のニーズにあわせて最も適切な医薬品を選択したり，患者や保護者に適切に説明をしたりするうえで役立つでしょう[4]。

　ADHDの病態を含め，ADHD治療薬の複雑な薬理作用は完全には解明されていませんが，現在の薬物療法は中枢神経系におけるドパミンまたはノルアドレナリンのシグナル伝達の仮説の上に成り立っています。MPHとATXは間接的にシナプス間隙のドパミンとノルアドレナリンの利用率を増加させる一方，GXRはシナプス後部にある$α_2A$アドレナリン受容体に直接効果を及ぼします（図1）[5]。

中枢神経刺激薬と物質使用との関連性

　ADHDの治療において中枢神経刺激薬の有効性は示されていますが，その**依存性**の問題や**物質使用症**[a]のリスクも常に懸念されています[6],[7]。中枢神経刺激薬はADHDの症状を比較的速やかに軽減するのに効果的であり，諸外国において学齢期の児童青年および成人のための第一の治療選択肢として認識されています[8],[9]。しかし，物質使用症はADHD患者における死亡率上昇に大きく関連しているといわれていることからも，中枢神経刺激薬のリスクとベネフィットを勘案して使用すべきでしょう[10]。

　では，実際のところはどうなのかというと，最近のいくつかの研究で，**ADHD児により早期から薬物療法を行うことは，その後の物質関連リスクの減少と関連している**ことがわかってきました[4),11)-16)]。中枢神経刺激薬を用いた治療と物質使用症およびニコチン依存症発症のリスクとの関連を調べた研究では，12歳以上のADHD児505名と健康な対照群223名を平均4.4年間（平均年齢16.4歳）追跡調査しました[15]。その結果，ADHD児に中枢神経

---

[a] 物質に関して，常軌を逸した量を摂取せずにはいられなくなるなど，重大な問題が生じているにもかかわらず物質を使い続ける状態をいう。DSM-5で初めて設けられた。大麻や覚醒剤のような違法薬物だけでなく，処方薬やアルコールといった合法的な物質も原因となる。

第2章 子どもと精神疾患

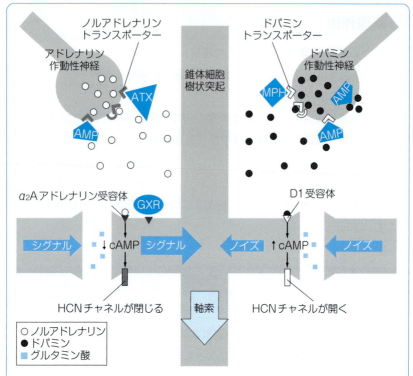

- メチルフェニデート(MPH)はドパミンやノルアドレナリントランスポーターに結合し,シナプス間隙におけるドパミン,ノルアドレナリンを増加させる。
- アトモキセチン(ATX)はノルアドレナリントランスポーターに結合し,シナプス間隙におけるノルアドレナリンを増加させる。
- アンフェタミン(AMP)はドパミンおよびノルアドレナリントランスポーターを阻害する。その結果,シナプス間隙におけるドパミン,ノルアドレナリンが増加する。
- グアンファシン(GXR)は錐体細胞の後シナプスにある$α_2A$アドレナリン受容体を刺激する。それにより,cAMP(環状アデノシン一リン酸)産生低下を通じて,HCNチャネル(過分極活性化環状ヌクレオチド依存性チャネル)が閉じ,シグナル伝達が活性化する。

図1　ADHD治療薬とノルアドレナリン,ドパミンの関係性
〔Huss M, et al：Clin Drug Investig, 36：1-25, 2016 より引用〕

刺激薬を用いた薬物療法は,中枢神経刺激薬を用いない場合と比較して物質使用症のリスクが低下していました(図2)。ただし興味深いことに,中枢神経刺激薬を用いた群では,中枢神経刺激薬の使用を開始したときの年齢が低いほうが物質使用症の発生リスクを減らしますが,その保護的な作用は年齢が進むにつれて減少し,18歳前後で逆転する可能性が指摘されました

4. ADHDの治療と治療薬

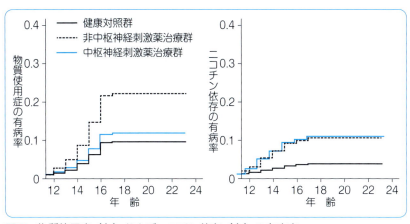

図2 物質使用症(左)およびニコチン依存(右)の有病率
〔Groenman AP, et al:Br J Psychiatry, 203:112-119, 2013より引用〕

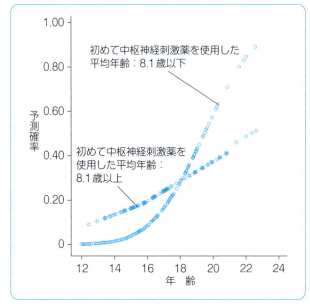

図3 ADHDに対する中枢神経刺激薬投与における物質使用症の予測確率
〔Groenman AP, et al:Br J Psychiatry, 203:112-119, 2013より引用〕

(図3)。児童期の中枢神経刺激薬を用いた薬物療法は,物質使用症の発症リスクを低下させる可能性があると考えられます。

次に，2005～2014年に行われた40,358名を対象としたコホート研究によると，10歳以上で初めて中枢神経刺激薬を使い，かつ治療期間が短い群では，より早期（約9歳以下）から中枢神経刺激薬を使用した場合や長期間の治療（6年以上）に比べ，思春期における物質使用のリスクが高いことが示されました[16]。さらに，ADHDをもたない子どもおよび未治療のADHD児と，早期（約9歳以下）から長期間（6年以上）の中枢神経刺激薬の治療を受けてきたADHD児との間では，物質使用の問題において差を認めなかったこともわかりました。

このことは，物質使用に関する問題では，**ADHDに対し中枢神経刺激薬を用いた早期介入と，治療を継続することの重要性**を示しており，少なくとも中枢神経刺激薬が物質依存のリスクを高めることはないといえるでしょう。

また，青年期および成人期早期までのADHD児を追跡した研究では，中枢神経刺激薬で治療されたADHD児は，その薬物療法を受けなかったADHD児と比較して，物質使用問題のリスクがほぼ2倍減少したことが示されました[17]。

以上のことを踏まえつつ，子どもを対象とした薬物療法では親が薬を管理していることが多いのが特徴です。不適切な使用をすれば中枢神経刺激薬による物質乱用のリスクが高くなることに注意するとともに，親自らが薬を使用するリスクも考慮しなくてはなりません[10]。

◆ 中枢神経刺激薬の乱用防止に向けた処方規制

前述したコンサータ®の不適切な処方実態を背景に，厚生労働省は2019年12月から新たな処方規制を敷きました[18]。それまでもコンサータ®の処方に関しては処方医，保険薬局の登録が必要でしたが，新たな規制はさらに乱用防止に向けて踏み込んだ内容となりました（図4～5）。最も大きな特徴は，同一の患者が複数の医療機関を受診できない点，処方医が患者情報と処方内容まで登録する必要がある点です。処方医として登録するには，ADHDに関する情報や薬物乱用・依存に関する知識をネット上の動画を通じて学ばなくてはならないなど，そのハードルが非常に高くなっています。さらに処方

4. ADHDの治療と治療薬

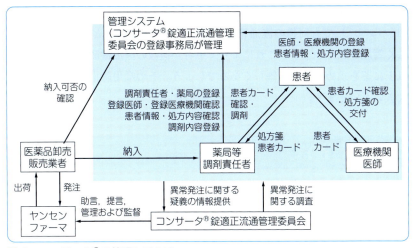

図4 コンサータ®の管理システム
〔厚生労働省「メチルフェニデート塩酸塩製剤（コンサータ錠18mg，同錠27mg及び同錠36mg）の使用にあたっての留意事項について」（令和元年9月4日薬生総発0904第1号）より引用〕

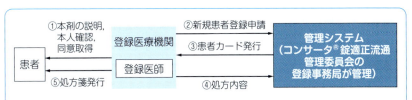

患者登録時（上の①②③）
1. 登録医師は，患者および代諾者の同意を取得し，患者のイニシャル・性別・生年月日，また第三者から得た患者の症状に関する情報源などを管理システムに登録する。
2. この登録時，登録医師は管理システムにより，患者の重複登録がないことを確認する。
3. 登録後，ID番号を記載した患者カードを登録事務局が発行し，患者に交付する。

処方時（上の④⑤）
登録医師が，患者IDおよび管理システムを用いて過去の処方内容を確認のうえ，新たな処方内容を管理システムに入力し，処方箋を発行する。

調剤時
登録薬局および薬剤師は，患者カード，処方箋発行医師および医療機関を確認し，管理システム上の情報と突合したうえで薬剤を交付する。

図5 患者と医療機関・管理システムの関係（コンサータ®の場合）
〔厚生労働省「メチルフェニデート塩酸塩製剤（コンサータ錠18mg，同錠27mg及び同錠36mg）の使用にあたっての留意事項について」（令和元年9月4日薬生総発0904第1号）より引用〕

する度に用量と日数を入力する必要があるなど，処方時にもいくつかの作業が発生します。

以上はコンサータ®の規制の話でしたが，2019年12月に発売されたLDX（ビバンセ®）でも同様の流通管理体制が敷かれており，どちらの薬剤も厳しく管理されています。これにより，患者が複数の医療機関を受診して必要以上に薬を求めることは難しくなるでしょう。その乱用防止に果たす役割は大きいといえます。

まとめ

　ADHDは多動性，衝動性，不注意を幼少期から抱えた発達障害の一つです。その症状ゆえに叱責されることを繰り返され，自尊心の低下が指摘されています。一方で，人懐っこく，明るく，愛嬌のある子どもたちも多く，彼らの強みや良さに大人たちが注目することが極めて重要だと思います。

　ADHD児の症状は学童期がピークで，成長するに従い軽減していきます。その過程のなかで，**「忘れっぽいが，これだけはできる」**という自信がもてる何かを学童期に見つけ，周囲もほめて得意なものを伸ばしていく関わりを心がけていきたいと思います。それと同時に，子どものADHD症状に悩む保護者のエンパワーメントも忘れてはなりません。

【文献はp.396】

5 ADHDと睡眠の問題を考える

第2章　子どもと精神疾患

しっかり眠ろう

　睡眠不足がさまざまな問題を引き起こすことは皆さんもご存知かと思います。特に日本人は睡眠時間が短いとよく指摘されていますが，私は大変なときこそよく寝るようにしています。昔から7時間は睡眠を取らないと体調が悪くなるタイプでしたから，睡眠をしっかり取るように心がけています。

　人にとって欠かせない睡眠ですが，実は前回取り上げた注意欠如多動症（ADHD）は睡眠障害を合併することが多いといわれています。そこで今回は，ADHDと睡眠障害についてみていこうと思います。まず前半ではADHDのおさらいをし，後半から両者の関係について解説します。

　なお，子どもの睡眠障害一般については本章12・13で扱います。

ADHDの特徴，有病率の高さなど

1 行動上の特徴により規定される疾患

　神経発達症（neurodevelopmental disorders）はDSM-5で新たに登場した用語ですが，日本でいう発達障害の概念にほぼ一致します。神経発達症群の下位項目として，DSM-5では7つの診断分類が示されており（表1），臨床においてこれらは重複して現れます[1]。このなかで代表的な神経発達症といえるのがADHDと自閉スペクトラム症（ASD）です。

第2章 子どもと精神疾患

表1 DSM-5における神経発達症群の下位項目

1. 知的発達症群
2. コミュニケーション症群
3. 自閉スペクトラム症（ASD）
4. 注意欠如多動症（ADHD）
5. 限局性学習症
6. 運動症群
7. 他の神経発達症群

ADHDの疾患概念が生まれたのは古く，1845年の童話に，多動で衝動的な子どもが記載されたのが始まりとされています。1902年には，攻撃的な43の小児例が医学誌「Lancet」の第1号に掲載されています。ADHDの原因を巡っては，1917〜1918年の脳炎流行後に不注意，多動性，衝動性を呈する子どもが多く認められたことから，これを脳炎後行動障害などと説明する器質論が生まれ，次第に精神疾患論へ推移していきました。日本では2003年に診療ガイドラインが出版され，さらにDSM-5では，それまで認められていなかったASDとの併存が診断上認められるなど，新たな時代に突入しています[a]。

すでに本書で述べたように，ADHDは**不注意，多動性，衝動性という行動上の特徴により規定されている疾患**です。神経発達症と睡眠の関係を理解するにも，この特徴を押さえておく必要があります。もっとも，「行動上の特徴」といってもADHDの診断確定のための検査は存在しませんから，臨床医は学校・会社・家庭での情報，さらに学童保育や塾などの情報を集めて評価することになります。

❷ ADHDの有病率が高い理由

ADHDの有病率は5〜7%とする報告が代表的です[2]。20人に1人と考えると，他の精神疾患に比べて非常に高い有病率といえます。

どうしてADHDはこんなに多いのでしょうか？　それに関連するのが，

---

[a] DSM-IVでは，自閉症を含む広汎性発達障害（PDD）とADHDの併存を認めず，PDDの特徴がみられた場合はADHDと診断しないことになっていた。しかし，実臨床では両者の併存がみられ，そうした症例では両者の併存を前提にしないと治療方針を立てることが困難だった。なお，DSM-5においてPDDが自閉スペクトラム症に統合されたことについてはp.148参照。

先の「**行動上の特徴で規定されている**」という点です。例えば，うつ病の子どもや虐待を受けている子ども，あるいは睡眠不足の子どもの場合，それらの影響を受けて不注意，多動性，衝動性といった行動上の特徴を示すことがあります。つまり，行動上の特徴を引き起こす誘因がさまざまに存在することがADHDの有病率を押し上げていると考えられます。

これは，p.119で紹介したlate-onset ADHD，すなわち子どもの頃はADHDではなかったのに大人になってADHD症状（不注意，多動性，衝動性）を認めるケースにもあてはまります。成人のADHDとその併存障害との関係を調べた研究[3]により，ADHD症状は不安症や気分症など他の精神疾患より遅れて出現することがわかってきましたが，このことは不安症の一症状としての焦燥感などがADHD症状を引き起こしている可能性を示唆していると思います。

また，p.120に登場した研究を改めて紹介すると，ADHDではない児童239名を対象に，成人期までの15年間にわたりADHD症状と他の精神症状を観察した結果，遅発性（late-onset）にADHD症状の診断基準を満たした例が5％存在しました[4]。しかし，男児では物質使用症，女児では強迫症や不安症が多くみられたことから，成人期に初めて出現したようにみえたADHDは，実は他の精神疾患に起因した多動性や衝動性だったと考えることができるでしょう。

💧 ADHDの治療方針

1 基本の考え方

ADHDを抱える子どもの支援で最優先されるべきは，**心理社会的治療**を治療戦略の中心に据えることです。子どもに接する大人たちに，ADHDの特性に関する理解を促しつつ，子どもを取り巻く環境の調整を試みることが最も多いと思います。臨床現場では，ADHDという診断を確定させることより，**ADHDの子どもの特徴や生活を周囲の大人たちが理解することが重要**です。薬物療法は，十分な心理社会的治療のうえで行うことが望ましいでしょう。

❷ 薬物療法はいつから始めるか？

　薬物療法の開始時期に関するエキスパートコンセンサスの調査[5]をみると，エキスパートの多くはGAFスコア（p.118）が50程度と，ある程度重大な症状が存在する段階になってから開始しています。もちろん，ADHD症状のみならず，友人・家族との交流，日常生活や学校生活への影響も十分に考慮したうえで薬物療法を開始すべきことは当然です。

　薬物療法開始までの期間は2〜3カ月程度が適切と考えられ，それまでの間に症状を評価したり薬物療法の適応を検討したりします。このとき，薬物使用歴や既往歴などもきちんと収集することが肝心です。また，実際に開始する際は，薬物療法の効果・副作用を中心とした情報を患者と家族に伝え，同意を得ることが重要です。

❸ 症状が出やすい時間帯はいつか？

　薬物療法では時間帯の検討も欠かせません。これには**子どもの日常生活チェックリスト**（questionnaire：children with difficulties；QCD）を使うと評価しやすく，特にどの時間帯に親や養育者が困難を感じているのかわかると思います（表2）。なぜADHD診療で時間帯別の評価が必要かというと，現在使用できる4種類のADHD治療薬は，それぞれ効果の持続時間が異なるからです（p.123）。特に中枢神経刺激薬のメチルフェニデート，リスデキサンフェタミンは，短期間でADHD症状を軽減するのに効果的であり，海外では学齢期の児童・青年，および成人のための第一の治療選択肢と認識されています[6],[7]。

　抗ADHD薬の有効性に関しては，リスデキサンフェタミン＞メチルフェニデート＞グアンファシン＞アトモキセチンの順となりますが，今回のテーマである睡眠への影響については，影響が大きい順にリスデキサンフェタミン，メチルフェニデート＞グアンファシン＞アトモキセチンと考えるべきでしょう。**リスデキサンフェタミン，メチルフェニデートは覚醒を促す**ため，入眠困難などの症状が出現することがあり，グアンファシンも傾眠など昼間の眠気の問題から睡眠・覚醒リズムを害することがあります。したがって，もともと患者の眠りが悪いとか，処方後に睡眠への影響が顕著に認められた

5. ADHDと睡眠の問題を考える

表2 子どもの日常生活チェックリスト（QCD）
1日を通じたADHD症状の評価

	早朝／登校前	全く違う	わずかにそう思う	かなりそう思う	全くその通り
1	お子さんは，速やかにベッドから起きられますか？	0	1	2	3
2	お子さんは，速やかに身だしなみ（洗顔，歯磨き，着替えなど）を整えることができますか？	0	1	2	3
3	お子さんは，朝食時には年齢相応の行動ができますか？	0	1	2	3
4	お子さんは，朝の登校前に兄弟や家族と，トラブル・言い争いなく過ごせますか？	0	1	2	3
学校					
5	お子さんは，学校に行くのが好きですか？	0	1	2	3
6	お子さんは，授業中に他の子供達と同じように行動できますか？	0	1	2	3
7	お子さんには，学校で受け入れてくれる友達がいますか？	0	1	2	3
放課後					
8	お子さんは，学校の出来事を保護者に伝えられますか？	0	1	2	3
9	お子さんは，同年代の友達はいますか？	0	1	2	3
10	お子さんは，同年代のお子さんと一緒に，スポーツをするなどの課外活動に自信を持って参加できますか？	0	1	2	3
夕方					
11	お子さんは，家で問題なく宿題ができますか？	0	1	2	3
12	お子さんは，両親の帰宅後，常に言い争いをすることなく家族生活を送ることができますか？	0	1	2	3
13	お子さんは，夕食の時に落ち着いて会話できますか？	0	1	2	3
14	両親はお子さんと，安心して共に行動（外出や買い物など）することができますか？	0	1	2	3
夜					
	※いずれか該当する方の質問にお答えください。				
15	青年期のお子さん（12歳以上）：お子さんは，同年代の友人との遊び，勉強，塾，習い事，スポーツなどの活動を夜に行えますか？	0	1	2	3
16	小児期のお子さん（12歳未満）：お子さんは，夜に親の指示に従うこと（例えば，お子さんに寝る前に本を読み聞かせするようなこと）が可能ですか？				
17	お子さんは，問題なくベッドに行く（眠る）ことができますか？	0	1	2	3
18	お子さんは，夜中に目覚めることなく寝ていますか？	0	1	2	3
全体の評価					
19	お子さんは，自信があり，社会的に受け入れられ（友人の中に居場所があるなど），情緒が安定していますか？	0	1	2	3
20	お子さんは，混乱，言い争い，反抗的行動なく過ごせる日の方が多いですか？	0	1	2	3

〔後藤太郎，他：小児科臨床，64：99-106, 2011／Usami M, et al：PLoS One, 8：e79806, 2013 より〕

第2章　子どもと精神疾患

場合はリスデキサンフェタミン，メチルフェニデートをやめるべきといえます。

　抗ADHD薬において依存性の問題や物質使用症のリスクは常に懸念され，特に中枢神経刺激薬と物質関連問題の関連性は以前から広く議論されてきました[8,9]。これまでの研究で，物質使用症がADHD患者の死亡率上昇に大きく関連していることもわかっています[10]。しかし，最近のいくつかの研究によれば，ADHD児に対する薬物療法はむしろ物質関連問題のリスク減少に関連していることについてはp.125で触れました[11]-[17]。

🔹 子どもを取り巻く環境と睡眠時間

1 小学校高学年から睡眠リズムに変化が

　ここから本格的に睡眠の問題に入っていきましょう。

　日本の子どもたちはどれくらい寝ているのでしょうか。読者の皆さんの年代はさまざまだと思いますが，1980～90年代は深夜ラジオや深夜番組が全盛期で，ハガキ職人のような人たちもたくさんいました。しかし，いまや深夜アニメ，オンラインゲーム，インターネットの動画など，子どもたちの選択肢はとても増えています。

　私たちが2011年から宮城県石巻市で行ってきた睡眠に関する健康実態調査（2020年度）を見ると，小学校高学年くらいから睡眠リズムが変わってくるように思われます（図1）。寝る間も惜しんで勉強しているのか……という親の期待とは多くの場合異なるでしょう。

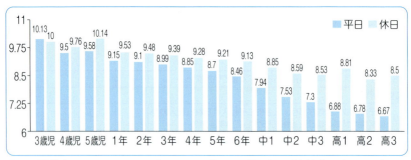

図1　石巻市における9,352名の平日・休日の睡眠時間（高校生は女子のみ）

5. ADHDと睡眠の問題を考える

若年世代は平日と比べて休日の起床時刻が2～3時間程度遅くなるとされます。これには平日の睡眠不足を解消する意味がありますが，体内時計のリズムを乱すことから，**休日明けの登校日の朝の覚醒・起床を困難にさせます**。休日の睡眠スケジュールの遅れは，特に夏休みなどの長期休暇後に目立つようになります。

❷ 子どもの夜更かしにどう対応するか

ネット・スマホゲーム全盛期の時代，われわれ大人も子どものネット環境やデバイスに関する知識をもち，子どもたちが手のひらのなかの小さなデバイスで何をしているのか，どうやってそれらを管理していくべきかを学ぶべきでしょう。フォートナイト，PUBG，Apex Legends……大人のなかにはこれらのゲームをネットで調べただけで嫌悪感を示す方もいるかもしれませんが，どういったゲームで，子どもたちが何をしているのかを知っておくことは大切です（p.325参照）。

子どもと接するとき，**頭ごなしの否定**は問題をこじらせるだけです。いつの時代も「彼を知り，己を知れば百戦して危うからず」（孫子）。こちらからゲームなどの話題を持ち出して，子どもたちが熱中している内容に興味を示してあげましょう。そのような関わりがあったうえでの睡眠衛生指導などの話が，順番的に大事だと思っています。ただ寝なさいというだけでは，子どもたちは大人の目を盗んで遊んでしまうでしょう。

不眠症の診断基準と症状

❶ 診断基準

DSM-5では不眠症をどう規定しているのでしょうか。

診断基準をみると，項目A～Hのうち，Aでは不眠症の存在として以下3つのうち1つまたはそれ以上認めることになっています[18]。診断基準の対象は主に成人ですが，子どもの場合，①②に関して「世話をする人がいないと入眠あるいは再入眠できない」という注釈が付いています。

> ①入眠困難
> ②睡眠維持困難：頻回の覚醒または覚醒後に再入眠できない
> ③早朝覚醒があり再入眠できない

　これらにより生活機能に支障や苦痛が生じているか，または職業上，学業上，社会上，行動上などの領域に機能の障害が起こっており，その睡眠困難が1週間に3夜以上かつ3カ月以上続くことが診断に必要です[b]。

　なお，DSM-5において不眠症は不眠障害とよばれており，これは「睡眠・覚醒障害群」の一つに位置づけられています。同群に含まれる他の疾患として，概日リズム障害，過眠障害，ナルコレプシー，睡眠時無呼吸症候群，悪夢障害（悪夢症），レム睡眠行動障害，むずむず脚症候群，物質・医薬品誘発性睡眠障害などがありますが，詳細はp.208で解説します。

❷ 子どもの睡眠障害はどういう症状で現れるか

　子どもの睡眠不足は成長ホルモンの分泌に悪影響を及ぼし成長の遅れを生じさせるだけでなく，食欲不振，注意や集中力の低下，眠気，易疲労感などをもたらします。さらに，睡眠不足は将来の肥満の危険因子にもなります。私たち大人も，睡眠不足では昼間の仕事がうまくいきませんよね。特に子どもは，自己の内面や体調的な変化を言語化できないことも多いので，眠気をうまく意識できないまま，イライラ・多動・衝動行為などとして現れることが少なくありません。まさにここがポイントで，**睡眠不足は行動上の問題として現れてくる**のです。

　われわれは，ADHDが不注意，多動性，衝動性という行動で規定された精神疾患であるがゆえに，ADHDの行動にばかり目を奪われていないでしょうか。ADHD症状に注目しすぎると，**かえって背景要因の評価や介入がうまくいかない**こともあると思います。ADHDの診断基準には睡眠に関する評

---

b) DSM-5ではさらに，①その睡眠困難は睡眠の適切な機会があるにもかかわらず起こり，②他の睡眠・覚醒障害（例：ナルコレプシー，呼吸関連睡眠障害，概日リズム睡眠－覚醒障害，睡眠時随伴症）では十分に説明されず，またはその経過中にのみ起こるものではないこと，③その不眠は物質（例：乱用薬物，医薬品）の作用によるものではなく，④併存する精神疾患および医学的疾患では顕著な不眠の訴えを十分に説明できない——ことも診断基準に含まれている。乱用薬物や医薬品による不眠には中枢神経刺激薬による不眠も入ってくるであろう。

5. ADHDと睡眠の問題を考える

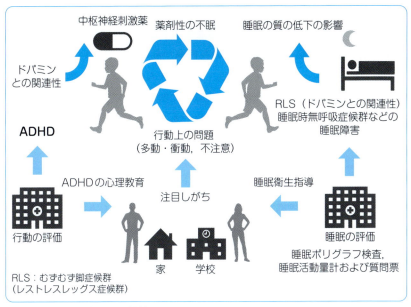

図2　ADHDと睡眠の関係性

価項目がありませんが，だからこそ，その落ち着きのなさは**本当にADHDと診断すべき問題なのかどうか**常に疑う必要があります（図2）。ADHDに睡眠障害が併存していることで不注意・多動・衝動が強く誘発されている可能性や，抗ADHD薬によって睡眠障害が誘発され，それにより行動上の問題が起こっている可能性を考慮すべきでしょう。

ADHDと睡眠障害に関するエビデンス

① ASD・ADHDとも睡眠障害の割合が高い

　DSM-5ではADHDとASDが併存する診断を下すことが可能になったことは前述しました。臨床医なら，ADHDとASDが渾然一体となって登場してくることは肌感覚で理解できると思います。ADHDをみたらASDを疑い，ASDをみたらADHD症状を評価するでしょう。ASDにADHD症状が併存

することで，その問題はより多様かつ重度になることもわかっています[19]。

　ASDにしろADHDにしろ，神経発達症の子どもたちは総じて，定型発達の子どもたちと比較して**睡眠障害の有病率が高い**とされています[20]。その原因は，睡眠の量や質の低下，睡眠・覚醒リズムの構築異常，神経発達症に併存する睡眠障害，神経発達症の二次障害に関わる睡眠障害，および神経発達症の薬物療法に伴う睡眠障害など多様であり，学齢によっても様相が変化すると報告されています[21]。

　もう少し詳しく，疾患別にみてみると，ASDで睡眠の問題を有する患者の割合は50〜80％と報告されています[22]。具体的には，入眠潜時（入眠までの時間）の延長，睡眠効率の低下，総睡眠時間の減少，入眠後の覚醒の増加，入床への抵抗が指摘されています[23]。

　一方，ADHDで睡眠の問題を有する患者の割合は25〜50％で，ADHDがない患者での割合の7％と比較すればやはり高いといえます[24]。特にナルコレプシーはADHDとの関連性が指摘されています。実際，ナルコレプシーの治療には短時間作用型メチルフェニデート（リタリン®）やモダフィニルといった中枢神経刺激薬が使われます。しかしながら，両者の関係性を巡っては肯定的な意見と否定的な意見が交錯しており，いまだはっきりしていません[25,26]。

❷ 睡眠時無呼吸症候群，むずむず脚症候群との関係

　ナルコレプシーのみならず，**睡眠時無呼吸症候群**（SAS）もADHDとの関連性が指摘されることがあり，SASの原因の一つである扁桃腺を切除することによってADHD症状が改善した報告もあります[27,28]。当然ですが，SASでは質の良い睡眠を得ることができませんから，日中の子どもの集中力に悪影響を与え，落ち着かなくなることが容易に想像されます。また，ADHD児にSASと肥満の問題があれば，食生活や生活リズムなど日常生活全般への介入が必須になります。

　また，ADHDの睡眠に関連して指摘されることが多いのが，**むずむず脚症候群**（レストレスレッグス症候群とも。restless legs syndrome；RLS）の併存です。RLSと診断された子どもは，その名のとおり足のむずむず感から学校などでじっと座ることができず，落ち着きがない子，もしくは

ADHD児のようにみえることがあります[29]。ADHDとRLSはともにドパミンとの関連性がいわれており，ドパミン減少につながる鉄欠乏の影響も指摘されています[30],[31]。

RLSが併存している場合はガバペンチン エナカルビルの投与が考えられますが，添付文書に「小児等を対象とした有効性および安全性を指標とした臨床試験は実施していない」と明記されていることを忘れないようにしましょう。

大人はどうしていくべきか

1 まず大切なのは睡眠衛生指導

睡眠障害の診断は症状に基づいて下されますが，睡眠日誌の記録や睡眠検査室での検査結果が利用されることもあります。しかし，寝不足から誘発された集中力の低下などをADHDと診断してしまうことには注意が必要です。

そして，ADHDの有無にかかわらず，子どもの睡眠の問題に対して，すぐに薬物療法を導入することがないように気をつけましょう。まず何よりも，**睡眠衛生指導**を繰り返し行っていくべきで，薬物療法は睡眠衛生指導や行動療法的治療があまり効果のない場合，もしくは行動療法的治療の補助的な立ち位置となります。

睡眠衛生指導で適切な睡眠習慣を身につけ，朝明るい光を浴びることが睡眠・覚醒リズムを再調整するのに役立ちます。睡眠衛生指導で改善を認めない場合には，消去法，入眠儀式，時間制限法などの**行動療法的治療**[c]が考慮されます[21]。詳細は下の注釈およびp.227をご覧ください。

睡眠薬の使用はこれらを十分に行ったうえで検討するという順序が重要です。その薬物療法については本章12で，また睡眠衛生指導と行動療法的治

---

c) 消去法：子どもが夜泣きをしたりかんしゃくを起こしたりしても，そのままにしておく。あやしたり添い寝をしたりするなどの親の養育行動がかえって子どもの不眠症状を強めている場合があることに着目した方法。入眠儀式：就寝前の入浴，着替え，歯磨きなどの手順・決まり事を同じ時刻，同じ順序で行う。夜泣き，かんしゃくなどの不適切な行動を減らすより，適切な行動を増やすことを目的とした方法。時間制限法：子どもの就寝時刻を制限・調整し，発達上適切と考えられる時刻まで就床時刻を少しずつ前進させていく。

療は本章13で詳しく扱っています。

❷ ADHDに伴う睡眠障害の治療の実際

　子どもの睡眠障害にいきなり睡眠薬を投与するのは避けるべきですが，神経発達症を抱えている場合，攻撃性，多動性，衝動性，興奮性などの症状を有するため睡眠衛生指導や行動療法的治療の導入が難しい，あるいは問題行動が増長する可能性があるともいわれています。こうした場合は薬物療法を検討せざるをえないこともあります。

　ASDに伴う睡眠障害にはメラトニンが，ADHDに伴う睡眠障害には抗ヒスタミン薬，トラゾドン，ミルタザピン，メラトニンおよびクロニジンの使用が効果的との指摘もありますが[32]，わが国で小児に対する有効性と安全性が確認されているのは**メラトニン**だけです。また，そもそも神経発達症の症状に対する治療を行うとともに，SASやRLSなどの睡眠時随伴症を合併している場合にはそれらの合併症治療を検討すべきでしょう。

　また，中枢神経刺激薬の処方後に睡眠障害が認められた場合は薬剤との関連が疑われますが[33]，睡眠呼吸障害，エピソード性夜間現象，手足の動き，さらに原因不明の日中の過度の眠気が疑われる場合は，睡眠ポリグラフ検査，睡眠活動量計および質問票による調査を行うべきでしょう。

　中枢神経刺激薬が不眠の原因もしくはそれを悪化させている要因と考えられる場合，外国では夕方に短時間作用型の中枢神経刺激の少量投与にすることもありますが，日本では短期作用型を使えません。そこで，中枢神経刺激薬が現在の治療法である場合には，減量や中枢神経刺激薬のクラス・処方の変更，またはアトモキセチンへの変更やメラトニンの追加を検討します[34],[35]。

🔵 まとめ

　ADHDは行動上の問題で規定された，多様性あふれた疾患であるがゆえに，その行動だけに注目して診断してしまう可能性があります。しかし，行動の背景にさまざまな心理社会的な要因があったり，睡眠の問題を抱えていたりする場合があります。また，抗ADHD薬，特に中枢神経刺激薬の処方によって睡眠の問題がより複雑化し，あたかもADHDに見える行動上の問

題が増悪したように見える可能性もあります。

われわれは，その行動特性だけに着目して安易にADHDと診断することなく，睡眠リズムや生活習慣を丁寧に評価する必要があるでしょう。特にSASやRLSなどへの治療的介入は，ADHD症状に対する介入より先に試みていくことが大事だと考えます。

【文献はp.397】

Column　紛争地帯の子どもたち

世界的に活動するNGO「セーブ・ザ・チルドレン」が出した2021年の報告書によれば，世界ではおよそ4億5,200万人の子どもたちが紛争地域で生活しています[1]。また，3億3,700万人の子どもたちは武装集団や軍に徴兵・徴用されるおそれがある地域で暮らしています。とりわけ，アフガニスタンやシリア，イエメン，フィリピン，イラクは，子どもが児童兵として利用されるリスクにさらされているそうですが，これほど多くの子どもたちに身の危険がある状況はわれわれ日本人にはにわかに想像できないものです。

また，紛争地域で暮らす子どもたちにとって大きな脅威が虐待と人身売買です。世界保健機関（WHO）は2018年，2〜17歳の子どもの2人に1人，数にして10億人が暴力や虐待の犠牲になっていると発表しました[2]。これは紛争地に限定したデータではないものの，やはり驚かされる数字です。この調査では，子どもの5人に1人が身体的虐待を，3人に1人が精神的虐待を受けているとしています。これだけ虐待が多い背景には体罰の問題があり，ユニセフの10年前の調査では世界の大人の約3割が子どもの教育に体罰が必要だと考えています[3]。

紛争がもたらすメンタルヘルスへの悪影響

紛争により暴力にさらされた子どもは，家族との離別から社会構造

の崩壊まで，さまざまなレベルのトラウマ的な体験に遭遇します。これまでの研究で，都市部で紛争が長引くと民間人がトラウマ体験にさらされる可能性が高まることや，紛争はそれが終了した後も含めて子どもの心的外傷後ストレス症（PTSD），不安症，うつ病の有病率を上昇させることが明らかになっています。例えばAttanayakeらは，紛争にさらされた子ども7,920人を対象としたメタアナリシスで，PTSD，うつ病，不安症の上昇を指摘するとともに，彼らの精神障害の有病率が一般集団よりも高かったことを示唆しています[4]。

幼児（0～6歳）を対象とした35の研究のシステマティックレビュー（n＝4,365）でも，戦争・紛争・テロへの曝露とPTSDやPTSD症状，行動上・気分の問題，睡眠障害，遊べないこと，心身症などとの間に関連があると指摘されていますが，特記すべきこととして，親と子どもの精神病理には相関がみられ，家庭環境や親の機能は子どもの曝露－結果関連の調整因子となっていました[5]。Lokugeらも，母親など養育者が抱えるうつ病やPTSDなどの精神的問題は，紛争の影響を受けた子どもたちの心理社会的問題の悪化に関連していると述べています[6]。

児童兵が受ける精神的被害

児童兵として徴用された子どもが精神的な健康問題（外傷性ストレス，感情調節障害，内面化および外面化の問題など）を抱える恐れが高いことは容易に想像できます。ネパールの研究では，児童兵だった過去をもつ者はその経験がない子どもと比較してうつ病やPTSDなど精神衛生に深刻な問題を抱えていました[7]。

また，Suらはシエラレオネにおける元児童兵415名（女性23.86％）を対象に，戦争関連トラウマへの曝露のパターンとメンタルヘルスへの影響について15年間にわたる縦断的研究を行っています[8]。その結果，暴力や戦闘体験などの戦争関連トラウマへの曝露が多い高曝露群は226名（54.5％），低曝露群は189名（45.5％）で，高曝露群では過覚醒症状や感情調節などのPTSD症状がより多く報告されました。

奪われる教育の機会

　また，紛争は数多くの難民を生みます。そして，ロシアによるウクライナ侵攻を見てもわかるように，難民となるのは多くが女性と子どもです。国連難民高等弁務官事務所（UNHCR）のデータとして，紛争・迫害で家を追われ国外に避難した難民や国際保護を必要としている人は2023年時点で4,340万人，国内避難民も6,830万人おり，これらのうち子どもの比率は40％になります[9]。

　子どもたちは難民となることで教育を受ける権利を奪われます。難民の子どもは，難民ではない子どもよりも学校に通えていない可能性が5倍高く，難民の子どもで小学校に通っているのは50％，中等教育を受けているのは25％未満という調査があります[10]。特に女子は紛争地域において危険にあいやすく，性的暴力の被害を受けやすいほか，学校に通っていない可能性も男子より2.5倍高いとされています。

＊

　世界各地で紛争が繰り広げられている今日ですが，紛争地域という困難さから，子どものメンタルヘルスに関する研究はまだ十分に行われていません。私自身，紛争地域から帰国した子どもの診察は限られた経験しかなく，もっている情報や知識は限られています。しかし，ウクライナの戦争に加えてパレスチナでも多くの子どもたちが亡くなり大きな被害を受けている現状をみると，紛争が子どもの健康と発達に与える影響，教育などの社会的条件との関連性，支援のあり方などについてより多くの研究が求められているのではないかと思います。

【文献はp.399】

6 自閉スペクトラム症

第2章 子どもと精神疾患

💬 診断を求めて

　遊戯王，デュエル・マスターズ，ポケモン，Nゲージ，プラレール，トミカなど，日本はコレクションの対象となるホビーにあふれています。これらの世界有数のコレクターがマスメディアに出てくることもあります。

　しかし，冗談でも熱心なコレクターというだけで自閉スペクトラム症（ASD）を疑うようなことは避けましょう。空気が読めない子どもにすぐに発達障害だとレッテルを貼るのは望ましいことではありません。ASDには明確な診断基準がありますが，自閉症の概念をしっかり理解していないと，それっぽい特徴をもった子どもや大人をすぐにASDと診断（もしかしたら決めつけて）してしまう可能性があります。

　児童精神科医になって20年ほど経ったいまでも，ASDの理解は実に難しいと思っています。百人いれば百通りのASDが存在すると感じていますし，ASDという診断だけではその人を理解することはできません。ASDという特性をもっていることは，その人のある**一側面**でしかないのです。私たち精神科医は，ASDという診断にのみ目を奪われることなく，その人の生い立ちやこころの変化を理解していく必要があるでしょう。すなわち，ASDを理解するのではなく，その人を理解するのです。

＊

　ASDは，言葉あるいは言葉以外の方法（視線，表情，仕草など）を通じて相手の考えていることを読み取ったり自分の考えを伝えたりするのが苦手

であること，また特定の物事に強い興味・関心をもったりこだわり行動があるといったことにより特徴づけられます。

ASDに対しては昨今，日本だけでなく世界中で注目が高まっています。診断を受ける子どもや大人の数が激増しているからです。世界的にみると，1975年には5,000人に1人の有病率だったのが，2009年には110人に1人にまで急増しているとされます[1]。また，1992年生まれの子どもを対象にした2000年の調査では150人に1人，2002年生まれを対象にした2010年の調査では68人に1人がASDを認める結果となっています[2]。このように驚くほど増えていますが，その理由については，診断基準が広まったことなどがあげられているものの，いまだはっきりとしていません。

医療機関に勤める私のところには，診断を希望して受診される方が多くいます[a]。しかしながら，われわれ専門医とよばれる立場であっても診断に迷いを抱いています。はっきりとした診断を求めてくる保護者と，はっきりとした診断に迷いをもつ医師という相反する状況下で児童精神科臨床は成り立っていると思います。

変遷するASDの概念

自閉症の疾患概念は1943年に医師のレオ・カナーが「他者への関心の乏しさ」，「言語発達の遅れ」，「周囲の変化への過敏さ」という3つの症状をもつ子どもについて報告したことが始まりです。

その後，1980年代には操作的診断基準の普及とともに**「社会性の欠如」，「コミュニケーションの障害」，「想像力の欠如」**という3つの中核概念をもつ広汎性発達障害（PDD）が確立しました（図1）。これらの症状を3歳未満から認める場合に自閉性障害（自閉症）と診断され，アスペルガー障害に関しては自閉性障害と異なる点として言語発達に遅れを認めないということがDSM-IV-TRで規定されていました。PDDの概念はわが国でもあっとい

---

a) 総務省による調査では，専門的な医療機関が不足し，発達障害が疑われる児童生徒の初診待ちが長期化していることが指摘されている[3]。具体的に，初診待機日数は専門的医療機関の半数以上（14/27病院）で3カ月以上となっており，最長で約10カ月の例もあった。また，約4割の医療機関（12/27病院）では待機者が50人以上おり，最大で316人という病院があった。

第2章 子どもと精神疾患

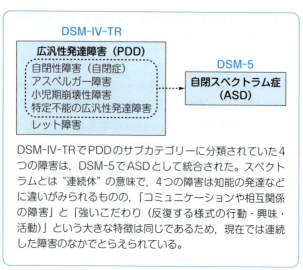

図1 広汎性発達障害から自閉スペクトラム症への変更

う間に広がりを見せました。

　しかし，PDDの概念に大きな変革が起きます。2013年，DSM-IV-TRがDSM-5へと改訂されたことで，PDDはASDへと名称が変更されました。PDDと異なり，ASDの診断基準は**「コミュニケーションおよび相互関係における持続的障害」**と**「限定された反復する様式の行動・興味・活動」**の2つの領域に絞られました。これにより自閉性障害やアスペルガー障害などのサブカテゴリーは消失するとともに，PDDとは併存しないとされていた注意欠如多動症（ADHD）もASDとの併存が認められるようになりました（後述）。これはとても大きな変化として臨床現場でも受け止められました。

　このような診断基準の変更によって有病率が変化したと指摘されている点は注目に値します[4]。ある意味では，ASDと診断される人たちは診断基準に規定されており，同じ状態像であっても時代によって診断される人とされない人が出てくるということです。

　こうした診断概念の変遷を経て，ASD児童を診察することは児童精神科医にとって日常的なものになっています。一方，ネット社会において保護者もさまざまな情報を得て受診に訪れるので，診察室ではアスペルガー障害，PDD，自閉症，ASD，さらにはADHDや学習症ではないのかなど，多彩な

6. 自閉スペクトラム症

診断名が飛び交います。それらの意見は確かにどれも正しいのかもしれませんが、保護者が考えている疾患概念と、これらの病名を聞いた教師や他の大人の理解が同じとは限りません。また、これらの間に明確な境界線があるわけではなく、残念ですがより軽症と思う診断をつけたいなどの親や医師の主観が反映されてしまうこともあります。

こうした現状が生まれる背景には**自閉症の診断概念の変化**があるので、まず臨床医がその変遷を的確に理解したうえで、保護者や本人にASDの特性について説明していく必要があります。

💧 ASDに併存する疾患を見逃さない

自閉症からPDDを経て現在のASD概念に至るなかで、ASDとADHDについては臨床家の間でその併存が古くから指摘されていました。DSM-5により両者の併存を診断することができるようになったいま、ASDの症状だけでなくADHDの特徴である多動・衝動、不注意にも注目し、**併存の可能性**を見逃してはなりません。

また、ASDには**知的発達症**が併存することがとても多く、幼少期からその症状が認められる場合は療育センターでの専門的な関わりも必要になってきます。

ASDの併存障害を適切に評価できるかどうかはその後の治療にも大きく関係しますので、その意味でもASDの病態理解と患者側への適切な説明が臨床医に求められます。

◆ 自閉症の男女差はどのくらいか？

1980年代、自閉症の推定男女比は4：1で、アスペルガー障害の登場によって10：1程度まで差が開きました[5]。そのため、女性のほうが自閉症の影響を受けることは少ないかもしれないといわれ、この見方はいまでも根強く残っています。しかし、自閉症において女性の数が少ないこと、とりわけ知的・言語能力の高い自閉症の女性が少ないことは、女性の自閉症に対する認知度の低さを反映している可能性もあり、最近の疫学的な研究では**思ってい**

たよりも**男性の優位性がかなり低いこと**がわかっています。近年のメタアナリシスでは男女比は3：1と推定されており，重要なことに，知的発達症の度合いについても大きな差異はないことがわかりました[6]。

　われわれ臨床医の先入観によって診断方法や基準が男性の側に偏っているとすれば，この比率はまだ多少誇張されているかもしれません。女性は男性よりも診断が遅く，診断にはより多くの症状発現を必要とするというエビデンスが今後蓄積されていくかもしれません。例えば，自閉症の女の子の兄弟は，自閉症の男の子の兄弟よりも自閉症の特徴が多くみられ，自閉症と診断される割合が高いことがわかっています[7]。また，摂食症が問題となる症例では臨床医は自閉症の診断を考慮しない場合がありますが，拒食症の女性の少なくとも20％が自閉症と診断するための基準を満たしたことが報告されています[8]。このように，女性における自閉症の診断は，診断概念が広がるなかでまだまだ未踏の領域といってもよいのかもしれません。

　自閉症はなぜ女性で見過ごされてしまうのか？　それにはいくつかの理由があります。

　第一に，研究では多くの場合，女性の参加者を除外しているため，エビデンスは不均衡な形で男性の自閉症を反映しています。

　第二に，「自閉症は男性が抱えるものである」と考える一般的なバイアスがあり，したがって親，教師，臨床医は社会的に苦労している女性を見ても自閉症とは思わないのかもしれません。

　第三に，自閉症は女性では異なるように見えるのかもしれません。これは定義上，現在の診断基準を満たす診断サンプルに依存しているためです（詳細は文献9の議論を参照）。

初めて発達の偏りを指摘されたとき

　ASDの子どもは，1歳半健診や3歳時健診で"言葉の遅れ"を指摘されて気づかれることが多いでしょう。また，幼稚園，保育園，もしくは小学校に就学して集団生活を始めたところで，集団行動がとれないなどのコミュニケーションの問題が明らかになることもあります。その際に「自閉症が疑われる」とはっきりと言われることは少ないのですが，専門機関への相談を促

され，地域の療育センターや児童相談所，さらには医療機関の受診に至ることになります。この段階では診察や相談の多くをかかりつけの小児科医が担っていることでしょう。

　しかし，低年齢であればあるほど，自分自身の症状を言語的に説明することは困難です。また，子どもは成長に伴う変化が大きいため，熟練の臨床医でも低年齢における診断の確定にはとても苦慮します。2〜3歳の子どもにASDという診断をつけるべきなのか，それが子どもの人生や家族にどのような意味をもたらすのか，私も深く考えることがあります。後にも述べますが，**ASDの症状は変動**します。われわれが診察室で出会った状態像がそのまま続くのか否かは誰にもわからないわけです。

　このような場合に臨床医にとって最も大事なことの一つが，**親にどうやって病状や発達上の課題を伝えるか**です。2〜3歳の子どもを前にすべての未来を予言するようなことは言えませんが，わが子が背負っていくであろう発達上の課題を親がゆっくりと受容していく過程の始まりとなりますから，ポジティブ過ぎず，ネガティブ過ぎず，成長とともに変わりゆく子どもの発達に親が不安を感じたときにはスムーズに相談できるような関係性を心がけていくべきだと思います。

＊

　地域のなかで子どもが援助を受けながら成長するとき，さまざまな制度のつなぎ目が問題となることに気をつけておきましょう。例えば小学校への就学や中学や高校（支援学校高等部）への進学・卒業をきっかけに，子どもたちの発達の軌跡が途切れてしまうことがあります。時にはかかりつけ医，療育センター，教育委員会，児童相談所などいくつかの機関に子どもの情報が分散してしまうかもしれません。制度の谷間をつなぎ，地域で子どもの成長を支えていけるような仕組みが必要だと改めて思います。

第2章　子どもと精神疾患

思春期のADHD・ASDに現れる併存障害

1 内在化障害と外在化障害

　思春期になって初めて医療機関を訪れるASDの子どもの場合，精神症状はさらに多様化していきます。上で触れたように，幼少期・児童期にはASDに知的発達症群の併存がみられることが多いのですが，思春期ではより葛藤的な心性とともに精神症状がいわゆる併存障害として現れてきます[10]。

　まず，ADHDの併存障害は年齢とともに変遷することが知られており，p.118でも触れたように，時間軸に沿った展開として**内在化障害**と**外在化障害**の2つに分けることができます[11]。内在化障害とは，葛藤とそれに基づく感情，不安，気分の落ち込み，強迫症状，対人恐怖，ひきこもりなど，自己の内的体験として表現する障害群とされ，分離不安症，気分症，強迫症などが典型的な障害です。一方，外在化障害は，反抗，他者や物に対する暴力や破壊行為，盗み，家出，放浪など，葛藤とそれに基づく感情を自己の外の対象に向けて表現する障害群で，反抗挑発症や素行症などがあります[b]。

　そして，この2つの障害群はASDにも当てはまります（図2）。そのため，

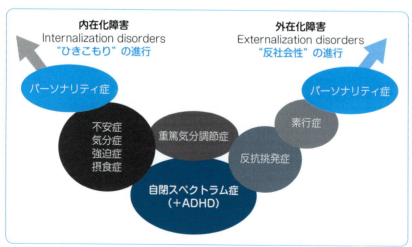

図2　自閉スペクトラム症の外在化障害と内在化障害

ASD，ADHDにおいては**内在化・外在化障害が一体となった多様な臨床症状**を示しうることを忘れてはなりません。思春期になって私たちの前に現れたときにはASDやADHDの症状よりも他の症状が顕在化・問題化しており，ASDやADHDを意識的に疑わなければその症状への対応に終始してしまうかもしれません。

❷ ASDの子どもが思春期に抱える困難

　思春期論については本書で何度か述べてきましたが，思春期年代の心性を理解しておくことこそ，ASDの子どもを理解し支えていくことの柱になると考えています。今回はASDの子どもが抱える混乱に着目したいと思います。

　同年代集団との凝集性が高まり，自己の同一性をめぐる葛藤とともに人間関係が活発に変化していき，自立へと向かっていくこの時期，ASDの子どもはASDの症状ゆえに混乱するかもしれません。幼少期から抱えてきたその固執性や，他者の気持ちをうまく把握できないなどのコミュニケーションの質的障害によって，他意はなくとも学校や家庭で疎遠にされ，孤立傾向を強めることがあります。特に幼少期に症状が顕在化しなかった場合や，問題を指摘されても「様子をみましょう」と言われ，ASDとしての特性を理解されずに成長してきた場合は注意が必要でしょう。

　思春期は誰でも不安な時期なのです。その不安をやわらげ，支えるために同年代の集団が必要になると同時に，その集団は親離れの重要な舞台ともなるのですが，ASDをもつ彼ら/彼女らは思春期において否応なく飛び込んでいくしかない「集団」という高い壁に困惑し，他者との情緒交流が苦手であることも加わり，周囲の大人や他の子どもたちに理解してもらえないために強い孤立感や不全感，時には他罰的な心性を抱えることがあります。その結果，不登校やゲームへの依存，昼夜逆転などのさまざまな問題が顕在化してくるかもしれません。

---

b) 反抗挑発症，素行症はいずれも主に児童期にみられる。反抗挑発症は，しばしばかんしゃくを起こすなど怒りっぽい（易怒的），口論好き・挑発的な行動，執念深いなどの特徴が半年以上にわたり持続する。素行症は，万引きや窃盗，人や動物に対する攻撃，物の破壊などの反社会的行動や，夜遊びなど年齢相応の社会的規範からの逸脱が半年以上続く。反社会的行動の多様性と反復性が特徴である。

第2章　子どもと精神疾患

どんな心構えで治療に臨んだらよいか

1 完治を治療目標にはしない

　ASDの治療はいまだ発展途上と言わざるをえません。ASDの生物学的なメカニズムが明らかになっていないからです。日本を含め世界中で日々研究が進められており，いつか解明される日が来るかもしれませんが。

　ASDは図3に示すように，生物学的基盤をもとに，「コミュニケーションおよび相互関係における持続的障害」と「限定された反復する様式の行動・興味・活動」という2つの中核症状をもち，多彩な臨床症状を示す病態です。これらの主症状に対し，オキシトシンなどの投与により治療的介入をするアプローチも近年試みられています[12),13)]。しかし，臨床現場への導入にはまだまだ時間がかかるでしょう。そのため，臨床家は主症状の完治ではなく，症状の軽症化と社会適応の向上を親子と目指す姿勢をもつことが重要です。

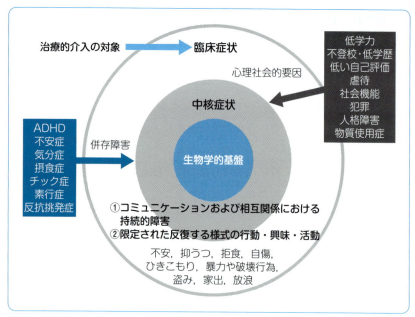

図3　自閉スペクトラム症の臨床像

❷ 本人の考えをよく聞く

　ASDとADHDは年齢とともに併存障害の内容が変化することを上で紹介しましたが，「併存障害」という言葉で一括りにせず，各々の臨床症状の特性とともに，それが成長のなかで育まれてきた気持ちとも連動していることを理解すべきです。すなわち，彼らが児童期から思春期にかけて直面した暮らしにくさやつらさに共感的な姿勢をもつべきです。何よりも，**子どもたちの考えを一通り聞くこと**を勧めます。さまざまな行動の背景には彼らなりの理解や考えがあることが多いので，そこに耳を傾けることなく彼らとの関係性を築くことはできないと考えています。

❸ 子どもの障害を受け入れる親の気持ちを理解する

　また，どの親にとっても子育ては手探りであり，ASDの子どもを育てていく苦労を推し量ることも欠かせません。わが子の発達障害を受け入れることは，親には大きな負担となるでしょう。発達障害とは何なのか，わが子の将来はどうなるのかと，いろいろな不安が心に浮かび，**受容するまでには時間がかかる（時には数年にわたる）**こともわれわれは覚悟すべきです。「親はまるでわかっていない」と説得や説教を始めないことです。

　発達障害について明らかになっていることや疾患概念などを何度も繰り返し説明しながら心理教育を行いましょう。できれば，親が困っていることを具体的に取り上げながら，それがどうしてASDと関連しているのかを伝えていくのがよいと思います。時にはASDと関連のない年代特有の行動かもしれません。

　およそ医療一般において**一方的な情報の伝達は患者側の負担になることが多い**ので，薬剤師や看護師，心理職を含む医療スタッフは母親や父親の心労をねぎらい，受容的な態度で接することを心がけます。母親を支えるために父親の子育てへの参加も促すことが望ましいでしょう。

ASDにおける薬物療法の必要性

1 ASD治療にはどんな選択肢があるのか

　ASDに薬物療法は必須でしょうか？　これは本当に難しい問題です。なぜなら，ASDの原因がはっきりとしていない一方で，ある種の薬物療法がASDの一部の症状に効果を発揮する場合があるからです。

　国際児童青年精神医学会では，エビデンスに基づいた治療の推奨レベルを提示しています[14]。そこで推奨されているASDの治療技法としては以下があります。

①ソーシャルスキルトレーニング（social skills training）
②補助・代替コミュニケーション（augmentative alternative communication）
③TEACCH（Treatment and Education of Autistic and related Communication handicapped Children。自閉症や関連するコミュニケーション障害をもつ子どものための治療と教育）
④認知行動療法
⑤強迫症が併存している成人例へのSSRI
⑥ADHD合併例への中枢神経刺激薬
⑦リスペリドン

　他にもASDに対してはさまざまな治療技法がありますが，推奨される技法はこのようにそれほど多くありません。また⑤と⑥からは，やはり併存障害の評価が重要であることがわかります。

　繰り返しますが，ASDを完治させる治療法は現時点では存在しません。そうなると，ASDの特徴をよく理解したうえで，その特徴にふさわしい環境を調整していくことが望ましいといえます。TEACCHに代表される療育的な関わりでは，子どもを個人として扱い，両親と専門家が協力して子どもの人生全体を勘案しつつ，その個性を受け入れて歩み寄ることが重要になるでしょう。

❷ いつ薬物療法を考慮するか

　しかし，時にパニックが激しい，自傷が止まらない，夜寝ないなどの問題行動が顕在化することがあります。混乱の少ない環境へと調整することで問題行動が止まることもありますが，対応を変えたり環境を調整したりしても問題行動が変化せず緊迫した状況になることもあります。医師はそうしたときに初めて薬物療法を考えるのではないでしょうか。

　ASDの子どもたちが自ら進んで薬物療法を受けることは少ないと思います。子どもたちのなかには自分では症状をうまく言葉にできない子もいますし，何が問題なのか理解できない子もいるかもしれません。しかし，保護者が問題行動への対応に苦慮していることも多く，保護者は薬物療法の開始を希望するでしょう。

　ある調査では，ASDの子どもをもつ親は，ASDの特性よりも夕方に生じるADHDの症状に困難さを感じていると指摘しています[15]。そこで，ASDの子どもをもつ保護者の苦労を考えると，**対応に苦慮することが多い時間帯やASDによる症状以外の問題行動**を評価することが，薬物療法を含めた治療全般において必要なのかもしれません（ADHD症状の時間帯の評価についてはp.134参照）。医療者はASDの子どもへの支援とともに親への支援も忘れてはいけませんし，薬物療法でもそれらを考慮することが大切です。

　ASDに対する薬物療法の必要性は，その多彩な臨床症状によっても変わってくるといえるでしょう。また，ASDをもつ子どもの年齢や親の養育負担を含む家庭環境によってもその必要性は異なります。

💬 まとめ

　ASDの診断概念は急速に広がりつつあり，それに伴い有病率の上昇も指摘されています。しかしながら，ASDという診断をつけただけでは子どもの気持ちやこころの仕組みを理解したことにはなりません。

　われわれ児童精神科医は，ASDの子どもたちの暮らしにくさに共感しながら，健康的な情緒発達を促していけるように援助していきたいと思います。

【文献はp.400】

7 自閉スペクトラム症に対する補完代替医療

第2章 子どもと精神疾患

🧠 根治療法がないゆえの悩み

　自閉スペクトラム症（ASD）の症状を寛解させる治療や支援はいまだ確立されていないのが現状です。そのため臨床医は，わらにもすがる思いの保護者から，わが子は**補完代替医療**（complementary and alternative medicine；CAM）を利用すべきなのか聞かれたり，薬剤師であればCAMと現在の内服薬との飲み合わせなどについて聞かれたことがあるかもしれません。

　海外では，ASDの子どもの約75％が何らかのCAMを利用しているとの報告があります。グルテンなど特定の成分を含まない除去食，必須脂肪酸，マルチビタミン，鍼治療，聴覚統合訓練，音楽療法，キレート療法などがその例です[1]。しかしながら，現在のところCAMがASDの中核的な症状や関連する行動に対して有効であることを示す**一貫したエビデンスはありません**[2)-8)]。ASDの発症に寄与している可能性のある環境要因，例えば水銀や有機リン酸系農薬を体内から除去したりビタミンなどの栄養素を補充したりしても，それで症状が良くなるかどうかは定かではありません。

　一方，これはCAMではありませんが，成人のうつ病への適応がある**反復経頭蓋磁気刺激療法**（repetitive transcranial magnetic stimulation；rTMS）を，保険適用外の医療行為として発達障害の子どもに行っている医療機関もあります[9),10)]。ASDに対する特異的な薬物療法や物理的な治療法がないことから，非侵襲的な神経調節法であるrTMSが期待できるとして注目されています。

7. 自閉スペクトラム症に対する補完代替医療

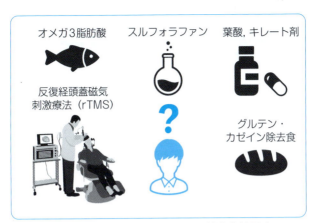

図1 自閉スペクトラム症に対する主な補完代替医療

　これらについて患者のご家族から聞かれても，正直私自身にもその有用性がよくわからないところがあります．しかし，今後の研究によりさまざまなCAMの効果が裏づけられて世の中に浸透していくのかどうか，私たちは見極める必要があります（図1）．

　今回は代表的なCAMおよびrTMSについて，現時点のエビデンスを中心に紹介します．

■ ASDに対する治療の現状

　ASD患者は社会における言語的・非言語的なコミュニケーションに障害をもち，他者との関係の構築が困難なことがあります．また，興味の対象や行動に強いこだわりがあるため，日々のスケジュールへの強い固執やステレオタイプな言動がみられることが特徴的です．

　ASDの具体的な原因はよくわかっていません[11]．これまでの研究によれば，遺伝的要因に加え，出生前，そしておそらくは出生後の環境要因がASDの発症に寄与していると考えられており，表1に示す要因があがっています[12),13)]．しかし，環境要因についてはまだまだ不明なことが多いのが実際です．

　現在のASDの治療法は，療育的な視点に立ったものから生物学的な根拠

表1　自閉スペクトラム症と環境要因の関連性

関連があると考えられる 環境要因	関連が低いと考えられる 環境要因
1. 妊娠初期の喫煙 2. 水銀 3. 有機リン酸系農薬 4. ビタミンなどの栄養素 5. 親の高齢 6. 妊娠週数 7. 出産時の状況（帝王切開など） 8. 夏の妊娠 9. 生殖補助医療による妊娠	1. 妊娠中のアルコール 2. PCB（ポリ塩化ビフェニル） 3. 鉛 4. 多環芳香族 5. 社会経済的地位 6. ワクチン 7. 低出生体重

〔藤原武男，他：保健医療科学, 59：330-337, 2010 より〕

に基づいたものまで多種多様です。発症早期の集中的な治療や支援は，症状を完全に寛解させることはできないまでも，いくらかの改善に有効と考えられており，地域の療育センターなどではさまざまな支援が行われています。また，医療機関では薬物療法が行われることもあります。しかし，ASDの易刺激性に対してはアリピプラゾールとリスペリドンが5〜6歳以上で保険適用となっているほかは，ASDの中核的な症状を対象とした治療薬はいまだ存在しません。

重金属とキレート療法

1 体内の重金属濃度とASDとの関連性

キレート療法は，鉛や水銀などの重金属と結合するキレート物質を患者に投与し，尿中に排泄させる治療です。一般には鉛や水銀などの重金属中毒の治療として行われますが，近年ではアルツハイマー病，心血管疾患，ASDの治療にも行われるようになっています[14]。

最近は以前ほど外来でキレート療法について聞かれることはなくなりましたが，海外ではASDの子どもをもつ家族の6〜11%がキレート療法を希望し，治療を受けたケースのほとんどで症状が改善したと家族が報告しているレポートもあります[15)-17)]。

実際，ネットで「自閉症」,「キレート療法」と入れて検索すると数千件もヒットし，キレート療法を宣伝しているクリニックも見つかりました。その一方，ASDに対するキレート療法の危うさに警鐘を鳴らした記事もあります[18]。

水銀や他の重金属がASDの原因であるという主張はあくまで仮説に基づくもので，**確立された理論ではありません**[14]。仮説の一つとして，重金属の子宮内曝露，予防接種（チメロサール）による摂取増加，経口摂取（魚や薬剤），吸入（空気中の汚染），代謝の変化，排泄減少などの結果として，ASDの子どもには同世代の子どもたちよりも水銀などの重金属が蓄積しているという指摘があります。しかし，水銀曝露に関するコホート研究では，ASDの子ども82名（平均年齢7.2歳）と対照群の子ども55名（平均年齢7.8歳）の毛髪中および血中の水銀濃度を比較した結果，その**平均値に違いはなかった**ことから，重金属の影響は否定的といえるでしょう[19]。

ただし，水銀は血液脳関門や胎盤関門を通過することで神経系に影響を与え，胎児の正常な発達を阻害することがわかっています。そのため，出生前の水銀中毒は神経障害，全身の発達遅延，知的発達症を，出生後の水銀中毒は記憶喪失，過敏症，疲れやすさ，知的発達症，構音障害，四肢変形，皮膚の変色，腎機能障害を含む他の臓器障害をもたらすことがあります。

❷ エビデンスを巡る混乱

コホート研究では，ASD患者の重金属濃度が有意に高いという結果は出ませんでした。しかし，他の研究を概観すると矛盾した知見も報告されており，そのことがASDと重金属の関連性について混乱を招いている可能性はあります。

- ASDの子どもはASDでない子どもと比べて鉛のレベルが高く，尿中の重金属（鉛，タリウム，タングステン）濃度の上昇も報告された[20]。
- 米国（n=452），ジャマイカ（n=130）の研究では，魚介類摂取やその他の関連要因で調整した分析の結果，ASDの子どもと水銀濃度の高さの間に関連性はないと報告された[21,22]。
- イタリア（n=37）の研究では，ASD患者とASDでない神経精神科の患者を比較した結果，水銀などの重金属の濃度に差がないと報告された[23]。

ASD患者は重金属の排泄能力が低下しており，自閉症症状の重さと排泄能力は逆相関しているという仮説もありますが，これについても現在さまざまな検討がなされています[24),25)]。

❸ キレート療法の注意点

キレート療法は医学的に管理された環境で，あくまで保険承認された疾患に対して実施されることが望ましいわけで，ASDのような保険適用外の疾患に行うことにリスクはないのでしょうか。

急性鉛中毒などの重金属中毒の患者では，緊急入院のうえ，キレート剤を投与する必要があることは容易に想像できますが，海外ではキレート療法後に低カルシウム血症により致命的な心筋壊死を経験したASDの子どもが報告されています[26)]。重金属の過剰な除去は有害な結果を招く可能性を念頭に置く必要があります[27)]。

ASD患者を対象に医薬品のキレート剤とプラセボを比較したランダム化比較試験（RCT）は一つしかありません。現時点で最もエビデンスが高いといってよいかもしれませんが，77名のASD児を対象としたこの試験では，ジメルカプトコハク酸（重金属治療に使われる）の複数回の経口投与がASD症状を改善させることを示唆する証拠はなかったとしています[14)]。

以上より，これまでのところキレート剤がASDに効果的な介入であることを示すエビデンスはなく，むしろ血中カルシウム濃度の変化や腎障害，死亡などの重篤な有害事象が報告されていることから，**ASDに医薬品のキレート剤を使用することのリスクのほうがベネフィットを上回る**と思います。

◆ ワクチン

過去，いくつかの研究により，殺菌作用のある水銀を含有する保存剤チメロサールが入ったワクチンの曝露がASD発症の確率を高めるのではないかという疑念・混乱がありました。しかし，FDA（米国食品医薬品局）の2001年のレビューでは，局所の過敏性反応以外にはチメロサール含有のワクチンにリスクの証拠は見出せなかったとしています[28)]。またPriceらは，1,008名の子どもを対象に，出産前，生後1カ月まで，生後7カ月まで，生後

20カ月までの各期間のワクチンおよび免疫グロブリン製剤に含まれるチメロサール曝露とASDとの関係について調べましたが，チメロサール曝露がASDのリスクを高めるという関係はみられなかったと述べています[29]。

英国では，MMRワクチン（麻疹・流行性耳下腺炎・風疹混合ワクチン）がASDもしくはその他の広汎性発達障害の危険性を高めるかどうかについて症例対照研究が行われており，MMRワクチンがASDや他の広汎性発達障害の危険性を高めるという関連性はなかったと結論づけています[30]。

グルテン・カゼイン除去食

ASDの行動，認知，社会的機能を改善するための介入として，グルテンやカゼインを含まない食物の効果を検討した研究が複数あります[4,31,32]。これはタンパク質のグルテン，カゼインが腸内環境の悪化を通じて脳に悪影響を与え，ASDの発症に関与しているという仮説が背景にあります。特に海外ではすでにグルテンやカゼインなどの除去食（gluten-free/casein-free；GFCF食）がASD児に多く導入されていることがわかっています。しかし，これらの食事療法に関するエビデンスは乏しく，大規模で質の高いRCTが必要です。

Kellerらが行った2021年のシステマティックレビューでは，ASDと診断された3～17歳の子どもを対象とし，併存疾患の有無にかかわらずGFCF食の有効性を通常の食事と比較した研究として6つのRCTを同定し，143名の参加者を対象としました[31]。結果として，ASDの中核症状や行動障害に対してGFCF食の効果はないことが明らかになり，むしろGFCF食が胃腸への悪影響を引き起こすかもしれないと指摘されています。ただしKellerらは，取り上げられたRCTの質はいずれも低く（low～very low），このレビューから導き出せる臨床的意義は，**ASD児にGFCF食を導入することには慎重になったほうがよいということだ**と述べています。

別の研究においても，ASDの子どもにGFCF食を推奨する科学的エビデンスは存在しないと指摘されており[33]，GFCF食などを導入する場合のリスクと安全性を評価するためのプロトコルや手順が必要であると警鐘を鳴らしています。

第2章　子どもと精神疾患

　これらを踏まえると，現時点でGFCFなどの除去食をASD治療に導入するだけの十分なエビデンスはないといえます。なお，世界的テニスプレイヤーのジョコビッチ選手[34]のようなグルテン不耐症の子どもの場合には，（ASDの治療とは異なりますが）GFCF食により体調が良くなるのであれば子どものメンタルにも良い影響を与えるかもしれません。

● スルフォラファン

　スルフォラファンはファイトケミカル（植物に含まれる天然の化学物質の総称）の一つで，ブロッコリースプラウトに多く含まれており，その研究も小規模ながら行われています。プラセボ対照ランダム二重盲検試験において，ブロッコリースプラウトから抽出したスルフォラファンをASD患者29名に18週間毎日投与したところ，プラセボ投与者15名に比べ行動が大幅に（ただし可逆的に）改善されたとする報告があります[35]。

　スルフォラファンは酸化ストレス，炎症，DNA損傷から好気性細胞を保護する作用が考えられており，その毒性は否定的とされています。しかし，ASDへの効果についてはまだまだ研究が必要な段階といえるでしょう。

● 葉　酸

　妊婦が出生前に葉酸を摂取することは子どもの神経管欠損症のリスクを低減させますが，他の神経発達症からも保護するかどうかは明らかになっていません。

　母親の出生前葉酸サプリメントの使用と，その後の子どものASD発症リスクとの関連性を調べた前向き母子コホート研究がノルウェーで行われています[36]。対象は85,176名の子どもで，年齢は3.3〜10.2歳（平均6.4歳），対象者のうち270人がASDと診断されました。研究の結果，母親が葉酸を摂取していた子どもでは自閉性障害の割合が0.10％だったのに対し，そうではない子どもでは0.21％でした。葉酸摂取者の子どもにおける自閉性障害の調整済みオッズ比は0.61でした。研究者は，出生前の葉酸サプリメントの使用は子どもにおける自閉性障害のリスクの低さと関連していたものの，因果関

係を立証するには至らなかったと注意を促しています。

💬 オメガ3脂肪酸

　オメガ3脂肪酸は体にさまざまな重要な役割を果たす多価不飽和脂肪酸に属しています。オメガ3脂肪酸のEPA（イコサペント酸エチル）やDHA（ドコサヘキサエン酸）は，脂肪が多い魚（サケ，マグロ，マスなど）や甲殻類（カニ，ムール貝，カキなど）のような魚介類に多く含まれています。

　オメガ3脂肪酸を巡っては，魚介類の摂取によるエビデンスは少ないながらも存在する一方で，オメガ3脂肪酸のサプリメントによるメリットは明確ではないとされています[37]。Mazaheryらによれば，オメガ3脂肪酸のサプリメントはASD治療に人気がありますが，ASDの症状改善に関する結論は出ていません[38]。ASDの子どもでオメガ3脂肪酸補充の有効性を調べたRCTを対象としたシステマティックレビューでは，被験者のグループ間でASD症状の統計的有意差はありませんでした[39]。レビューでは，対象となった研究の数やサンプルサイズが小さいため明確な結論とは言えないものの，現時点ではオメガ3脂肪酸はASDを改善させないことを示唆していると述べています。

　このように，ASDの子どもに対するオメガ3脂肪酸の補充は，データが少ないこともあり現在のエビデンスでは推奨できませんが，最近の系統的レビューでは他の治療の補完として使用できるとしているものもあります。なお，オメガ3脂肪酸は注意欠如多動症（ADHD）に対する効果も現在検証されている段階です。

💬 rTMS療法

❶ rTMSの基礎知識

　保護者などからよく聞かれる質問が，「rTMSの治療を受けているのだが，これは正しい治療なのか？」です。rTMSは，頭に密着させた専用の器具から磁場を発生させ，特定部位の神経細胞を繰り返し電気的に刺激することで

活性化させる治療法で，2019年6月，**うつ病に対して**保険収載されました。日本精神神経学会による「rTMS適正使用指針」のもと，各医療機関では実施基準を満たすようスタッフが講習会を受講するなどして，質の担保と安全性への取り組みを行っています。健康保険によるrTMSの診療が認められるのは，適正使用指針の実施基準を満たす施設のみです。

同学会では2020年9月に注意喚起の文書を出しており，以下の点を明記しています。

- rTMSは，既存の抗うつ薬による十分な薬物療法によっても期待される治療効果が得られない中等症以上の成人（18歳以上）のうつ病にのみ，慎重に実施されるべき。
- 18歳未満の若年者への安全性は確認されておらず，子どもの脳の発達に与える影響などは不明。
- 発達障害圏の疾患（自閉症，ADHD，アスペルガー障害など）やそれに関連する症状，あるいは不安解消や集中力や記憶力の増進などに対する効果は，海外でも確認されていない。

❷ ASDに対する現時点のエビデンス

ASDに対するrTMSの効果について調べたシステマティックレビュー／メタアナリシスでは，患者の反復行動，定型行動，社会的行動，実行機能タスクのエラー数に対して有意に中程度の効果が示されています[41]。ただし結論として，既存のエビデンスはrTMSがASDの諸症状の治療に有用であることを裏づけているが，ほとんどの研究はプラセボ効果を適切にコントロールしていないため，そのエビデンスは慎重に評価されなければならず，現時点ではASD治療へのrTMS導入を支持するには不十分であるとしています。

他の研究では，知的発達症のない16〜35歳のASD患者（男28名，女12名）を対象に，背外側前頭前野を標的とした20 Hz rTMS（90% RMT；RMTはresting motor thresholdの略で反応強度を表す）の20セッション，4週間コースを偽刺激と比較したところ，治療群間の有害事象は軽度〜中等度であり，実行機能の改善に関してrTMSと対照群の間に有意差はありませんでし

た[42]）。ただし，より重度の適応機能の問題をもつ患者では，治療群において実行機能が有意に改善したと報告しています。

一方，知的発達症のあるASD児16名（女3名，男13名，平均±SD年齢：7.8±2.1歳）が毎週2回rTMS治療を受け，その有効性を待機者群（waitlist group）と比較した研究があります[43]）。rTMSを受ける前後で治療群の自閉症行動チェックリスト（ABC）のスコアを比較したところ，治療後は行動に対してポジティブな効果が示されており，rTMSが行動および機能的アウトカムに有意な改善を示したと報告されています。

*

rTMSは確かに，ASDの中核症状や関連症状の一部を軽減する新たな治療戦略になるかもしれません[44]）。これまでのところ，ASDに対する有効性・安全性のエビデンスは限定的で，さらなる臨床試験や比較対照試験を行うまでは臨床応用は時期尚早です。しかし，rTMSは画期的な治療ツールであり，ADHDへの有効性も含めた神経発達症の治療において斬新で革新的なアプローチとなる可能性を秘めているようにも思えます。それを実証するためにも大規模な臨床研究が必要となるでしょう。

まとめ

ASDに対するCAMの多くはエビデンスの蓄積が不十分です。もしかしたら将来的には治療のファーストラインになるようなものも含まれているかもしれませんが，臨床試験を通じて安全性と有効性を確認された治療・介入方法は現時点でありません。

ただ，保護者としてはわが子の将来を案じるあまり飛びつきたくなるのかもしれません。本書でも何度か触れている全国的な児童精神科医の不足から，すぐに病院を受診することが困難な場合もあり，まずはCAMを試してみようと思う保護者も少なくないかもしれません。しかし，それらが本当に素晴らしい治療であれば，なぜわが国では保険適用になっておらず，医療機関にもほとんど普及していないのかを一度考えていただければと思います。

【文献はp.401】

8 黙する子どもたち

第2章　子どもと精神疾患

黙食

　新型コロナウイルス感染症の感染拡大に伴い，「黙食」という言葉が世間に広まりました。新しい造語ではありますが，文字に意味がある漢字だからこそ「黙食」の意味はよくわかります。

　私たち児童精神科医には，この「黙」という文字はとても馴染みのあるものです。それは，選択性緘黙症（かんもく）という疾患が児童期に特有な疾患の一つとしてあるからです。あまり聞いたことがない病名かもしれませんが，実は古くから知られている疾患です。

　選択性緘黙症は，140年前に初めて医学論文に記載されました。この診断はDSM-5によって不安症に分類されたことで，以前よりも成人の精神医学において注目されるようになったといわれています。

　選択性緘黙症は独立した不安症として規定され，幼児期に**特定の状況下で言葉が出なくなる**ことから始まります。診断が明確になる，もしくは専門医を受診するのは学校に入学してからが多いかもしれません。不安症，特に社交不安症やうつ病が併存することが非常に多く，その経過は非常に多様であり，症状が突然かつ完全になくなることもあれば大人になるまで続くこともあります。

　心理的な外傷が原因ではないかといわれた時代もありましたが，現在では遺伝的，心理的，言語関連の影響による多因子性の病因が想定されています。しかし，その病因論が不明確なだけに，親の愛情論や子育て論に問題が

すり替わりやすい点にも注意が必要です。治療は心理療法を中心に検討されていますが，有効な薬物療法などはありません。

今回は選択性緘黙症について概観していきたいと思います。

■ そもそも選択性緘黙症とは？

選択性緘黙症という言葉を聞いたことがある読者はどのくらいおられるでしょうか。選択性緘黙症は，小児期および青年期に発症する社会的機能の障害として記載されていたDSM-IVと異なり，DSM-5において不安症に分類されました。これは選択性緘黙症が**不安を中心とした病態**であることを示した大きな変化だといえます。

選択性緘黙症は1877年にA. Kussmaulによって初めて報告されました。通常，小児期および青年期に発症するまれな疾患であり，「選択性」とは，いつ，どこで，誰と話すか，あるいは沈黙するかを選択していることを意味します[a]。選択性緘黙症の人は，ある特定の状況下では永久に話すことができず，またある特定の状況下ではまったく話すことができません。他方，咳や笑いなどの音声活動がすべて停止した場合，これを**全緘黙症**といいます。

選択性緘黙症であっても，通常は身近な家族のなかで話すことができます。おしゃべりで騒がしいことすらあります。選択性緘黙症の一番の課題は，集団のなかで緘黙状態が続くことで学業や仕事のパフォーマンスが著しく低下することや，社会的なコミュニケーションや交流が損なわれることでしょう。選択性緘黙症の子どもたちは，学校などの社会的な場面で必要とされ期待される言語的な知識は十分に備わっており，機能的かつ生理的に話すことができ，言語の流暢さにも違和感がないのですが，なぜか話すことができないのです（図1）。

DSM-5による診断の時間的基準は，少なくとも1カ月症状が続くこととされています。臨床および学校のサンプルに基づき，0.03〜1％の点有病率（ある一時点で測定した有病率）が想定されています[1]。女子のほうが多く発症

---

[a] 本文で述べるように，患者は家では家族と話せるが外に出ると話さなくなるなど，特定の場面で話せなくなることから，選択性緘黙は場面緘黙ともよばれ，現在のDSM-5-TRではこちらが診断名として使われている。

第2章 子どもと精神疾患

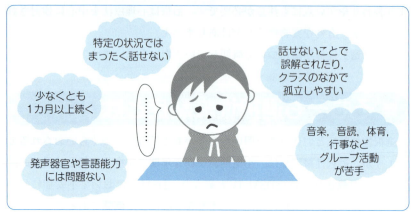

図1 選択性緘黙症の子ども

しているようですが，文献によって性別の分布は異なります[2]。

日本ではICD-10やDSM-5などの操作的診断基準を用いて診断することがありますが，「学校でのみ話せない」などその主訴は特異性が高いものの，選択性緘黙症と診断するためには**その鑑別診断および併存疾患の評価**を欠かすことができません。英語圏で最もよく知られている標準化された質問票はSelective Mutism Questionnaireで，オンラインで自由に入手することができます[3]。

💧 併存疾患と鑑別診断

選択性緘黙症は不安症の一つとされています。その不安症は，生涯有病率が約20％と，大人にも子どもにも多い精神疾患の一つです。不安症は選択性緘黙症に限らずさまざまな精神疾患に併存し，鑑別診断において，また心理的な発達という観点からも非常に重要視されています。男女比は女性が男性の2倍で，欧州の調査では，特定の恐怖症（6.4％），社交不安症（2.3％），広場恐怖症（2％），パニック症（1.8％）などを患っています[4]。**社交不安症**は選択性緘黙症で最もよくみられる併存疾患です。選択性緘黙症の子どもの67.9％に社交不安症があると報告されています[5]。

DSM-5によれば，社交不安症は，人に観察されたり，演技を期待された

り，評価されたりする社会的状況に対して，過度かつ持続的な恐怖を抱くことを特徴としています。ただ，ここで理解する必要があるのは，選択性緘黙症は社交不安症の極端な病状ではなく，それ自体が**独立した不安症**であるということです[6]。社交不安症の場合は「自分が社会に参加している」という認識が必要であり，より高度な認知的な成熟が子どもに求められます。そのため，診断を下すことができるのはおそらく小学校に通学してからになるのではないでしょうか。一方，選択性緘黙症は3歳くらいのときにはすでに症状を認め，**就学時に症状が顕在化**することも珍しくありません。

学校という集団のなかで緘黙状態を続ける子どもたちは，教室での音読や発表会への参加など自分の身を置くべき環境から次第に距離ができてしまうかもしれません。しかし選択性緘黙症は，周囲への過度な警戒心や自宅にひきこもるなどの特徴をもつ社交不安症とは異なり，しゃべらないことを除いては部活動・クラブ活動に参加することや友だちと遊ぶなどの行為に積極的なことすらあります。特定の環境への不安を伴うことが多い選択性緘黙症では，社交不安症のような社会参加に対する大きな影響を受けることはありません[7]。

その他の研究では，分離不安症との併存率が31.5%，全般性不安症との併存率が13%と報告されています[5]。

以上から，選択性緘黙症の診断では，うつ病や他の不安症などの**併存疾患の有無**を明らかにする必要があります。うつ病や他の不安症，また器質的な原因や深刻な発達障害を除外するためには，専門医を受診して神経学的検査を受けたり，耳鼻咽喉科領域の身体疾患の有無を解明したり，児童精神科医に相談したりすることが不可欠です。

子育て論や愛情論ではなく「多因子論」

冒頭で触れましたが，選択性緘黙症の原因は不明です。おそらく遺伝的，心理的，言語関連の影響を伴う多因子性であると考えることが一番しっくりきます（図2）。しかしながら，選択性緘黙症の子どもをもった親が医療機関や学校に相談すると，子育て論や愛情論になることがあります。「もっと愛情を注いでください」，「もっと話を聞いてあげてください」などと言われ

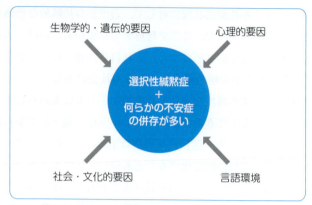

図2 選択性緘黙症の原因は多因子

てしまうので，これまで十分な愛情をもって接してきた親は途方もない無力感と罪悪感に陥ります。結論を見出せないこういったアドバイスをする専門家への相談は避けたほうがよいかもしれません。ただ一方で，それくらいしかアドバイスしようがないという，極めて頑固で変化を嫌がる選択性緘黙症の子どもたちの特徴もあります。

　現在の研究によると，選択性緘黙症の発症にはいくつかの影響因子があります。不慣れな状況への恐怖や回避に現れるシャイな気質（結果として行動抑制につながる特性）は，後に不安症になるリスクが高いことと関連しています[8]。また，引っ込み思案の人とは対照的に，選択性緘黙症の人は親しい人に頼る一方，見知らぬ人とは交流や会話をやめてしまう傾向が強いことが示されています[9]。

　遺伝的な影響を巡っては，ある遺伝子変異（CNTNAP2）は，社交不安を抱える家族において選択性緘黙症の発症リスクを高めるといわれています[10]。また，成人の選択性緘黙症患者は家族に他の選択性緘黙症患者がいることが多い（82％）とも指摘されています[11]。私はこうした症例を経験していませんが，患者の親が過去に選択性緘黙症であったというご家族とは2度ほど出会ったことがあります。

　加えて，移住や転居を背景にした子どもたちは，文化的な食い違い，新しい環境要因，慣れない言語，適応困難などの理由で発症しやすくなります[12]。新しい環境要因における子どもへの過剰負荷論では，言語的に厳し

い状況と外国の環境があいまって，沈黙の原因の一つになるとしています。子どもの経験や知識が少なすぎて，周囲の認知的，社会的，コミュニケーション的な要求に十分に対応できないのです。学校に入学しても，対話のルールを知らないとか目を合わせようとしないなどの社会的スキルの不足がある場合はそのような不安につながります。

どう治療するか？

　精神医学に限らず，医学において治療法の違いは，臨床像に対する病因論の違いでもあります。特に，その病因論がいまだ明確になっていない選択性緘黙症では良い治療法がないのが現状です。実際には，緘黙症を治すというよりは，いつか来る"しゃべる日"までの間，緘黙によって失うかもしれない**社会的経験をいかに少なくして備える**かという戦略をとることが多いです。

　緘黙症の水面下でうごめいている子どもたちの不安と秘めたる衝動性を外来で扱うには，親への適切なガイダンスを行いながら，時に遊戯療法（p.17）を導入することもあるでしょう。当院でも，かつて選択性緘黙症の子どもを対象としたグループ遊戯療法を実施していたことがありましたが，現在はマンパワーの問題などから実施していません[13),14)]。

1 治療者の姿勢

　本人が黙っていたり，ささやいたり，言葉を使わずに表現したり，あるいは普通に話していたりする状況もあるかもしれません。状況がもたらすストレスの度合いによって，子どもたちはより話さなくなり，動きが少なくなることもあります。その結果，声は聞こえなくなり，顔の表情は無表情にさえ見えます。このような流れは，子どもたちの情緒的な発達を停滞させ，それが症状のさらなる悪化につながることもあります。

　そこで，治療者は子どもたちの行動を注意深く観察し，**ストレスのレベル**を判断していかなくてはなりません。本当にかすかにうなずく場合やまばたきをする場合もありますが，それは本当に一瞬でわずかなことが多いので，こちらも気が抜けません。

　また，緘黙状態にある場所における人，状況，言語的な要求の度合い，雰

第2章　子どもと精神疾患

囲気，求められる発話の長さと内容，集団からの疎外感などの情報も集めていくとよいでしょう。このようにして得られた情報は，子どもの治療にうまく利用することができます。

治療においてもう一つの重要な要素は保護者の関わりですが，家では問題なくしゃべっている子が多いことから，例えば学校の教師からの要求にどう応えてよいのか苦慮することがあります。

❷ 薬物療法の考え方

選択性緘黙症には原則，薬物療法を検討する必要はないと考えています。精神療法の効果が不十分な場合には薬物療法を考慮すべきと書かれている教科書もありますが，現実には選択性緘黙症に対して実施されていないでしょう。不安症の治療では原則的に，選択的セロトニン再取り込み阻害薬（SSRI）かセロトニン・ノルアドレナリン再取り込み阻害薬（SNRI）が第一選択とされていることと，選択性緘黙症の子どもの薬物療法については少数の症例を用いた研究しかないことがその理由です。前者の理由については後述します。

数少ない薬物療法の研究の一つを紹介すると，Manassisら[15]は，エビデンスに乏しいながらもSSRIとモノアミン酸化酵素阻害薬（MAOI）が，心理社会的介入に反応しない小児の選択性緘黙症の症状軽減目的で使われている実態を踏まえ，10件の論文を対象にシステマティックレビューを行いました。その結果，SSRIで治療を受けた79人中66人の子どもと，MAOIのphenelzineで治療を受けた4人中4人の子どもに症状の改善が認められました。そのうえでManassisらは，薬物療法により選択性緘黙症の症状が改善することを示すいくつかの証拠があるものの，数が少ないこと，比較試験が行われていないこと，一貫した測定方法がないこと，さらに忍容性に関する一貫した報告がないことを指摘しています。

このレビューは薬物療法の有効性を認める内容ではありますが，ランダム化されたプラセボ対照試験ではまだ明確に証明されておらず，エビデンスが足りないといわざるをえません。

また現在，子どもにSSRIやSNRIなどの抗うつ薬を使用することは，アクチベーションシンドロームなどへの懸念から慎重投与となっています

(p.91参照)。まして選択性緘黙症は年少児が多いことから，投与にはいっそうの慎重さが求められるでしょう。

臨床家は，こうした薬物療法のエビデンスの少なさを踏まえたうえで，選択性緘黙症の子どもたちの不安な気持ちや，心理社会的介入による変化が非常にゆっくりであることによる健全な情緒発達への影響のバランスをみていくことが大切です。

＊

このように，有効な薬物療法がなく，心理的なアプローチが原則となる選択性緘黙症は，本人との言語的なコミュニケーションが難しいこともあり，治療が困難な疾患です。ほとんどの場合，治療は長期にわたりますが，こちらが予想もしないタイミングで子どもの最初の話し言葉を聞くこともあります。これは治療の成果というよりは，子どもたちが自分のタイミングで緘黙という殻を破って社会に飛び出してきたようにも思えます。われわれ治療者は，このタイミングが訪れるときまで子どもたちの不安を支え，親や教師の苦労をねぎらうことしかできないのかもしれません。

予後──成人期に改善するか

小児期の選択性緘黙症の長期転帰に関する対照研究[16]があります。これは，①小児期に選択性緘黙症を発症した若年成人33名と，②小児期に不安症を有していた若年成人26名，③小児期に精神疾患をもっていない若年成人30名の長期転帰を比較したものです（②③群は①群と年齢・性別をマッチさせた）。

その結果，①群では選択性緘黙症の症状は改善していましたが，①群と②群ではさまざまな精神疾患の発生率が対照群である③群よりも有意に高くなりました。また，家族内での寡黙さ，移民の経験，小児期の選択性緘黙症の重症度が，成人期の精神病理や症状の転帰に影響を与えていたことがわかりました。

選択性緘黙症で初めて報告されたこの対照長期転帰研究は，成人期になった頃には選択性緘黙症の症状が改善していることを示しています。ただし，症状が消失したとしても，コミュニケーションの問題や他の精神疾患が併存

していることが多くあります。報告によれば，選択性緘黙症の成人期までの寛解率は39〜58％で，自然寛解率は年齢とともに低下していきます[11]。

🗨 まとめ

　今回は「黙する子どもたち」と題して，選択性緘黙症について説明してきました。聞き慣れない疾患かもしれませんが，不安症の一つである選択性緘黙症の子どもたちは，しゃべらないことで強烈なメッセージを周囲の人たちに発信しています。選択性緘黙症の子どもたちと関わったことがある人ならば誰でも，投げかけても反応がなく，その会話が続かないことによる不安に襲われたことがあるでしょう。

　われわれ専門家は，黙した子どもたちのなかにうごめくそのメッセージを一度は受け取り，その不安を柔らかくして，子どもたちに返していく作業が求められます。治療者は，反応が返ってこないことへの不安を抱えることで，子どもたちの不安を扱っていけるような関係性を作っていきたいと思います。

【文献はp.403】

9 抜きたくないのにやめられない抜毛症

第2章　子どもと精神疾患

●トリコチロマニア？

　皆さんは抜毛症（trichotillomania：トリコチロマニア）についてご存知でしょうか。芥川龍之介の小説「羅生門」では，門の2階にいた老婆が生きるために仕方がないと死体から髪の毛を抜いている話がありましたが，それではありません。自分で自分の毛を抜く精神疾患です。

　前回の緘黙症のように，子どものメンタルヘルスの領域では比較的よくある疾患ではあるものの一般的には注目されにくい疾患がいくつかあります。この抜毛症もそうかもしれません。子どもの精神科をしているとある程度の頻度で出会いますが，その治療となるとこれをすべきという王道がありません。

　皆さんがはじめて抜毛症という名前を聞いたら，どのような病気だと考えるでしょうか。しつけの問題とか，注意すれば治るというイメージをもつことが多いのではないかと思います。しかし，子どもたちは抜毛によってウィッグをつけたりバンダナを巻いたりして，その容姿に対する周囲の注目を感じながらも抜くことをやめられないのです。その背景にある問題をわれわれが理解しなければ，適切な治療のタイミングを逃してしまうかもしれません。今回は抜毛症について書きたいと思います。

第2章　子どもと精神疾患

📖 抜毛症とは？

　抜毛症は，自分の髪の毛を何度も引き抜くことで脱毛やさまざまな社会的な困難を引き起こすことを特徴とします。時には地肌が見えるほどの毛量になることもあります。1987年にDSM-Ⅲ-Rにおいて，ほかに分類されない衝動制御障害として取り上げられるまで，抜毛症はDSM上の正式な精神疾患として記載されていませんでした。DSM-5では「強迫症および関連症群」の章に含まれています。

　抜毛症はしばしば**強迫症**と誤診されます。抜毛症に強迫症を合併する割合は一般サンプルよりも有意に高く，逆に強迫症の患者における抜毛症の割合も顕著に高いことがわかっています[1)-6)]。このことは，2つの疾患がとても近い関係性にあり，共通の神経生物学的経路が潜んでいる可能性を示唆しています。しかしながら，以下のような違いもあります。

- 抜毛症患者は女性に多い
- 抜毛症患者は皮膚むしりや爪噛みなど，身体に焦点をあてた反復行動障害を併発している割合が高い
- 強迫症の反復行動はしばしば侵入的な思考（自らは望まない非自発的で不快な思考）によって引き起こされるが，抜毛症が認知的な侵入によって引き起こされることはほとんどなく，強迫観念の存在は抜毛症の診断基準にも含まれていない
- 一般的に抜毛症の症状は思春期初期に始まるのに対し，強迫症は通常，思春期後期に始まる[7)]

1 患者はどれくらいいるのか

　実際のところ，抜毛症の子どもはどのくらいいるのでしょうか。
　抜毛症の発症は通常10～13歳です[8)-11)]。小児期には性差はないとされていますが，成人では女性・男性の比率が4：1となります[12),13)]。
　わが国を含めて抜毛症の大規模な疫学的研究はほとんどありませんが，どうやら抜毛症の生涯有病率は約0.6～1％，点有病率（ある一時点で測定した有病率）は0.0～23.9％と推定されています[13)-17)]。しかし，抜毛症の人は自

178

分の状態を恥じたり照れたりすることが多いため，これらのデータも本当の有病率を算出できていない可能性があります。

また，他の精神疾患との関係をみると，例えばうつ病の併存は39～65％，不安症の併存は27～32％などの指摘があります[1),2)]。別の報告によれば，抜毛症は一般的にこれらの併存障害よりも先に発症するといわれています[3)]。

❷ どこの毛を抜くのか

当然ですが，人体には至るところに毛があります。抜毛症患者はどの部位の毛を抜くのでしょうか。これについては頭皮が最も多く（72.8％），次いで眉毛（56.4％）とされています[8)]（図1）。髪を引っ張るきっかけは，感覚的なもの（髪の毛の太さや長さ，頭皮の場所や物理的な感覚など），感情的なもの（不安，退屈，緊張，怒りを感じるなど），認知的なもの（髪の毛や外見についての考え，硬直した思考，認知の誤りなど）がありますが，実際には子どもが内的なことを言語的に説明するのは難しく，理由ははっきりしないことが多いです。抜毛症の子どもたちの多くは，抜く場所や時間帯，抜くときの指の使い方などが決まっていますが，それも指摘されるまで自分自身や親は気づいていないことが多いです。

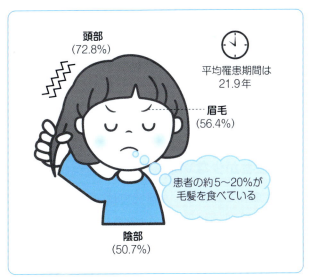

図1 抜毛症患者が毛を抜く部位

後述するように，抜毛症には子ども自身が抱えている自覚のないストレスや自尊心の低下，不安感が関連していますが，抜毛をやめられない状態が長期に，かつ同じ部位に続くと，特定の部位から毛が生えてこなくなることがあります[12),18)]。それは見た目に大きく影響するため，ウィッグを使ったり帽子をかぶったりするという対処行動につながる場合があります。また，そうした外見を恥じて人前に出ることを恐れ，知らない人と会うのを避けることがあります[8)]。あるいは，他人に髪の毛を触られるのを避ける，異性との親密な関係を避ける，頭髪が濡れるのを恐れて人前で入浴や水泳を避けるといった行動もみられます[19)]。

抜毛症の評価を巡る問題

抜毛症の行動は特異的で，多くの親にとって想定外のものであるため，臨床医による適切な評価が必要となります。もっとも，子どもたちがその症状を打ち明けてくれるのであれば，抜毛症の特定は比較的容易でしょう。

❶ 毛髪を食べる場合は要注意

抜毛症の約5〜20％が**毛髪を食べている**といわれています[2),20),21)]。実際に抜毛症の人たちのうちどの程度の人が食べるのかは明らかではありませんが，毛髪が塊や胃石となって胃にとどまることがあるため，髪の毛を食べる人に腹痛（胃上腹部痛）や胸部不快感，便の色調変化（濃い緑から黒色に），嘔吐，原因不明の体重減少，下痢・便秘などがみられる場合には，腹部CTなどの腹部検査によって特に左上腹部の腫瘤の有無を確認したり，貧血を評価するため血液検査を行ったりする必要があるかもしれません。

❷ 受診する患者が少ない理由

成人の抜毛症患者を対象とした研究では，平均罹患期間は21.9年です[21),22)]。抜毛の程度は患者の受けるストレスによって増悪を繰り返しながら持続することが多く，私たちの外来でも子どもたち自らが治したいと言って訪れるというより，親が頭髪の状態を心配して連れてくることが多いです。

抜毛症の診断基準に合致した患者1,048名を対象とした研究によれば，39.5％がセラピストやカウンセラー，ソーシャルワーカーに治療を求めており，精神科医に治療を依頼した人は27.3％しかいませんでした[8]。治療を受けようとする患者が少ない理由の一つには，治療者が抜毛症について十分な知識をもっていないことがあるかもしれません。この研究では，患者の大多数（87％）が，治療者がこの障害のことをほとんど知らないか治療した経験がないと感じたと答えています。また，抜毛症の患者が悩みつつも治療を受けようとしない他の理由として，羞恥心や恥ずかしさ，さらに抜毛症が精神疾患であることを知らないことや臨床医の反応が怖いことなどがあげられます[8]。医療者・患者双方とも，**抜毛症が精神疾患の一つである**ということがまだまだ認知されていないように思います。

❸ 抜毛の背景にあるストレス

　抜毛症が日々のストレスに影響を受けることは，臨床医なら日々経験していることでしょう。抜毛は，ストレスとなる出来事とそれによって生じる感情をコントロールするために行われると考えられています。学校のテスト前になると抜毛が増えたり，親に抜毛行為を注意されると余計に抜毛がひどくなったりするケースはよく経験されるところではないでしょうか。抜毛にはそうしたストレスから逃げたり回避したりする**手段としての役割**がありますが，これがネガティブな感情への対処行動として機能することでさらに抜毛行動が強化される可能性があります[23]。実際，抜毛症患者は健康な対照者と比較して，負の感情を扱うのが苦手であることがわかっています[24]。

　一方で，人によっては退屈が引き金となって抜毛が起こる場合もあります。このことから，髪の毛を引っ張る行為は，「リラックスしたくない」という完璧主義の感情によって引き起こされる負の感情を調整することにも役立っているのではないかという仮説もあります[25]。この理論によれば，人は完璧主義が満たされないと不満，焦り，欲求不満を感じ，特に生産性が上がらないために退屈を感じるとしています。髪の毛を抜くことは，これらの負の感情から生じる緊張をほぐす手段として機能しているというのです。

❹ 併存障害の評価

　抜毛症には他の精神疾患が併存することがあるので、治療を成功させるには抜毛症のみならず併存障害の有無を評価する必要があります。なかでも**抜毛症と強迫症の鑑別**には注意が必要です。両者を鑑別するには、抜毛だけでなく**他の反復的な習慣**についても評価すべきでしょう。特に強迫症が疑われる場合は、CY-BOCS症状チェックリストを含むChildren-Yale-Brown Obsessive Compulsive Scale（CY-BOCS）を実施するとよいでしょう。ただし、CY-BOCSの実施にはとても時間がかかるのでご注意ください。

　自分の外見上の欠陥に対する強迫観念や偏見を特徴とする身体醜形症[a]でも抜毛症が起こることがありますが、これは顔の非対称性など自身の身体的な欠陥を修正する目的で行われます。

抜毛症をどう治療するか？

❶ ハビット・リバーサル

　抜毛症患者は、社会的な恥ずかしさや、自分の症状を単なる「悪い癖だ」と捉えたり治らないと考えたりするために治療を受けたがらないと先に述べました。しかし、早期に診断され適切な治療を受ければ、少なくとも短期的には多くの人が症状の軽減を経験するとされています[26]。では、その治療はどうすればよいのでしょうか。

　抜毛症への心理社会的介入に関するエビデンスは少ないですが、行動療法が最も有望なアプローチとされており、一般的に**ハビット・リバーサル**（habit reversal）が用いられています[27]。

　ハビット・リバーサルは約40年前に神経性習癖[b]やチック症の治療のために開発されました。構造化された海外の方法ではセッションは週1回行わ

---

[a] 身体醜形症は、実際には存在しない外見上の欠点や些細な容貌の欠点にとらわれ、「醜く劣っている」と思い込むことで苦痛が生じたり日常生活に支障を来したりする疾患。
[b] 神経性習癖とは、癖のなかでも困った癖、日常生活に支障を来す癖をいう。例えば爪嚙みや指しゃぶりなど。

9. 抜きたくないのにやめられない抜毛症

れ，セルフモニタリング（患者に髪の毛を引っ張ったりつまんだりする行為を止めるよう促すこと），気づきのトレーニング，競合する行為のトレーニング，さらに髪の毛を引っ張ったり皮膚をつまんだりする手がかりを減らすために環境を変えることなどが中心になります。

私の外来では子どもたちに，いつ・どこで（大まかな場所だけでなくトイレとかソファの上とかベッドとか），誰がいるときに，どの指を使って抜いているのかを調べるようお願いしています。「自分で気づいていない抜毛を注意されると嫌な気持ちになるよね。だから探偵になって，自分が知らないうちに抜いている動作に気がつこう！　真実は1つ」と説明して治療に向き合うように促しています。

具体的に活動記録表などを使って，どの曜日やどの場所が多いのかなどを外来で話し合います（図2）。すると驚くほど，場所や時間だけでなく，誰といるのか（多くの場合は1人），抜くのにどの指を使うのかなどが決まっています。ここまで調べ上げることができれば，そのような習慣（ハビット）を反転（リバーサル）させる手順を一緒に考えていきます。

海外ではハビット・リバーサルの形として，対面で行うもの，自助努力を用いたオンラインで行うもの，グループ形式で行うものなどがあります。国

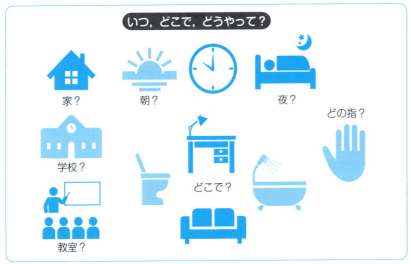

図2　診察で子どもに聞きたいこと

内では，チック症に対して実施した報告はいくつかありますが，抜毛症に特化した治療の報告は数えるほどしかありません[28)-31)]。しかし，ハビット・リバーサルは抜毛症の治療として最も取り組むべき方法でしょう。

❷ 薬物療法はエビデンスに乏しい

抜毛症に有効性と安全性が確認された薬物療法はなく，コクランレビューでは，児童思春期の抜毛症治療において，特定の薬剤（ないし薬剤群）の有効性を確認または否定するメタアナリシスによるエビデンスは不十分としたうえで，サンプルサイズは比較的小さいものの4つの研究に基づき，成人におけるN-アセチルシステイン，クロミプラミン，オランザピンに治療効果がある可能性を示唆しています[32)]。しかしながら，わが国ではまだ十分なエビデンスがなく，いずれの薬も保険適用がないことに注意が必要です。

一方で，中枢神経刺激薬の使用中に抜毛症が出現した報告があります。それによると，患者は過去にADHDと診断されたことがあり，抜毛症の症状はアンフェタミンの乱用時期と一致し，逆にアンフェタミンを使用していないときには症状が治まっていました[33)]。

さらに，メチルフェニデートでも抜毛症が出現したとの報告がありますが，メチルフェニデートとSSRIの併用で症状が改善したという報告もあります[34),35)]。衝動性のコントロールに有効である中枢神経刺激薬と抜毛症の関係性については，まだまだ研究が必要でしょう。

👉 まとめ

抜毛症は古くから知られてきた精神疾患であり，抜毛による外見的な要因から受診を避け，長期にわたって苦しむことが少なくありません。これを精神疾患ととらえずに，本人がわざとやっていると思って周囲が**叱責や指導をしても決して良い方向には向かわないでしょう**。

抜毛症に悩む子どもが身近にいる場合，一緒にハビット・リバーサルに取り組んでもらえればと思います。皆さんも探偵になって，抜毛の秘密を暴いていきましょう。

【文献はp.404】

第2章 子どもと精神疾患

手洗い，確認が止まらない強迫症

💬 Quarantine

　現代の名優の一人，レオナルド・ディカプリオ主演の映画「アビエイター」（2004年米）をご存知でしょうか。私が精神科医として衝撃を受けた映画でした。実在した米国の実業家ハワード・ヒューズ（ディカプリオ）が幼少期，母親から「Quarantine（感染予防のための隔離）」という一言を教わるシーンから映画は始まります。潔癖症の母親の影響もあって青年時代から不潔なものを激しく嫌悪していましたが，次第に彼は，石鹸を持ち歩きどこでも手を洗う，自分を拒んだ女性が触れた洋服をすべて捨てる，同じ言葉を何度も繰り返すなど，一般人には理解しがたい行動を見せるようになります。ついには洋服を着られないまま部屋に閉じこもって全裸で暮らし，排泄は牛乳瓶に，物に触れるときはティッシュペーパーを使うなど，他人との接触に強い恐怖を感じるようになっていきます。

　新型コロナウイルス感染症により，いまも十分な感染対策が必要とされていますが，それは清潔さ，潔癖さを過剰に求める風潮も生んでおり，コロナ禍では感染者が地域で名前を晒されたり子どもが学校でいじめられたりするなどの危うさも露呈しました。

　そのコロナ禍で「俺たちの時代が来た」と言っている強迫症（OCD）の子どもたちがいました。OCDを抱えた人はしばしば通常の清潔観念を超え，ヒューズのような暮らしにくさや不安・苦痛を引き起こしますが，いまだ感染対策がいわれるなかで今後OCDはより大きな問題になるかもしれません。

第2章　子どもと精神疾患

今回は，潔癖症などといわれることもあるOCDについて解説します。

強迫症の特徴

　OCDはもともと典型的な神経症の一種と考えられ，ジークムント・フロイトが「強迫神経症」として概念化して以来，多くの精神分析の研究や生物学的研究がなされてきました。OCDを理解するには2つの中核症状を理解する必要があります。一つは，反復し継続する思考・衝動・イメージで，邪魔で不適切なものとして体験され，著しい不安や苦痛の原因となる**「強迫観念」**です。患者は考えたくもないのに強迫観念を考えてしまい，馬鹿らしい，間違った考えだと自分でわかっていてもその考えを振り払うことができず苦痛を感じます。

　そしてもう一つが，苦痛を防ぐ，もしくは減らす，または何か恐ろしい出来事や状況を避けることを目的とした**「強迫行為」**です。強迫観念と強迫行為は一般的に本人にとっても無意味，過剰，あるいは不当であると認識され，その思考や行動は本人に著しい苦痛を引き起こします（図1）。

　OCDは一般的に慢性的に経過し，家庭，学校，社会などさまざまな領域で顕著な機能障害を引き起こすようになります。未治療のまま放置すると症

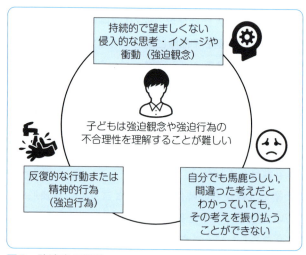

図1　強迫症の特徴

10. 手洗い，確認が止まらない強迫症

状が悪化することが多く，子どもがOCDをもったまま大人になると他のさまざまな精神疾患に罹患するリスク因子にもなります[1)-4)]。

① 発病の生物学的基盤

　強迫観念・強迫行為を巡っては，前頭葉を中心とした神経心理学的モデルがあります。これは，前頭葉皮質の過活動が脅威や害に関する持続的な思考（＝強迫観念）を引き起こし，その結果，頭の中で浮かび上がってきたその脅威を中和しようとする（＝強迫行為）というものです。特に前頭葉眼窩の機能障害は遺伝的なリスクをもつOCDの子どもにも大人にも認められていることから，前頭葉とOCDの関連性が指摘されています[5)]。

　子どものOCDの病因は今日まであまり解明されていませんが，双生児研究などを通じて遺伝的要素が指摘されています[6)-8)]。しかし，OCDの遺伝的影響は多因子性であり，セロトニン，ドパミン，グルタミン酸に関連した複数の遺伝子がOCDに影響を及ぼしているといわれています[5)]。したがって，その原因を一つの遺伝子に求めることはできません。

② 感染症を機に発症することも

　子どものOCDに特徴的なのは，溶連菌感染後にOCDやチック症を発症する場合があることです。これはかつて**PANDAS**（pediatric autoimmune neuropsychiatric disorders associated with Streptococcal infections）とよばれ，最近では**PANS**（pediatric acute-onset neuropsychiatric syndrome）とよばれています[9)]。PANSの患児は他のOCDの患児よりも尿漏れや手書き文字の劣化，衝動性の亢進などの傾向が指摘されていますが，正確なメカニズムはいまだ不明です。

💧子どもにおけるOCD診断の難しさ

　OCDの診断基準は大まかに，①強迫観念，強迫行為の存在と，②強迫観念・強迫行為により時間を浪費したり苦痛や機能障害が生じたりしていることです。この基準は成人でも子どもでもほぼ変わりませんが，OCDは成人でも正確な診断が下されるまでに何年もかかることがあります[10)]。また，

子どもにおけるOCDの早期発見の難しさとして，スティグマ（差別や偏見）の問題や，恥ずかしさゆえに症状を隠そうとすること，自己洞察力の低さ，健康的な儀式との区別の難しさなどがあげられます[11),12)]。実際，一般的な子どもでもルーチン行為を行うことは決して珍しくなく，就寝前のトイレや「おやすみなさい」などの挨拶はその一つといえるかもしれません。

　そのため，診断にあたっては強迫観念や強迫行為が**本人の苦痛や日常生活の障害を生んでいるかどうか**を評価することが重要ですが，子どもの場合，言語能力を含む精神発達の度合いにもよるものの，強迫観念や強迫行為の不合理性を理解するのが難しいことがあります[13)]。診察で強迫症状の違和感について問うても「わかんない」，「だって，そうなんだからしょーがないじゃん」と言われてしまい，内的な苦しさがよくわからないことがあります。臨床医として，強迫観念・強迫行為が子どもに何らかの苦痛や障害を引き起こしているのか推察して判断するほかないこともあります。

強迫症状かこだわりか？

　先に述べたように，強迫症状概念論は古くから精神医学の対象となってきましたが，現在は自閉症概念の広がりとともに発達障害への社会的関心が急激に高まり，「こだわり」とよばれる症状が広く理解されるようになっています。すなわち，自閉スペクトラム症（ASD）において，限局した興味と固定化された行動（こだわり）は中核症状ですが，これは手洗いが止まらない，おもちゃをいつも一列に並べないと気が済まないなどの強迫行為と区別が難しいことがあります。

　適切な治療を行うためにも両者を見極めることが大事ですが，子どものOCDではASDなど他疾患の併存を評価したり鑑別したりすることは困難になりがちです。そのうえで言えば，ASDに関連した定型行動（こだわり）とは対照的に，OCDの強迫行為は通常，①強迫観念が先行し，②不安の解消に関連し，③自我違和的（本人が望まない，本人の基本的価値と矛盾する）であり，その行動は本質的に楽しいとは感じられません。ASDのこだわりは基本的に本人が興味あることの繰り返し行動であって，自我違和的ではないという特徴があります（図2）。

10. 手洗い，確認が止まらない強迫症

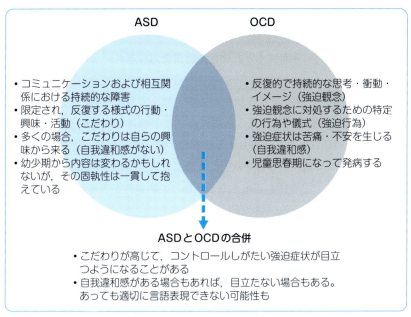

図2　自閉スペクトラム症（ASD）と強迫症（OCD）の関係

❶ OCD・ASDの合併

　しかしながら，ASDとOCDの両方をもつ若者もおり，**ASD患者ではOCDの有病率が高いこと**が報告されています[14]。子どもにおけるOCDの有病率は1〜2%とされていますが，ASDの子どもに限れば1.47〜37.2%がOCDを併存します[14)-20)]。併存率の幅が大きいのは自閉傾向の評価の曖昧さが理由の一つかもしれませんが，どうやら自閉傾向がある人はこだわりをもち，それが時に強迫症状と判断されることがあるのでしょう。

　臨床でも，強迫症状の苦しさを訴えて治療を求めてくるASD患者はいます[21)]。ASD患者の強迫症状は，症状に対する自我違和感・不合理感の点ではOCDと違いがみられないものの，強迫観念の重症度が異なるといわれています[22)]。ただし，ASDの子どもたちは言葉で強迫観念を表現することが難しいため，明確な強迫観念を認めない場合があることには注意が必要です[23)-25)]。

❷ 合併例における強迫症状の特徴

　強迫症状の内容に注目すると，知能や言語能力に遅れがない高機能のASD患者では完璧主義（perfectionism）と強迫症状が関係していることや，ASDにOCDが併存した成人患者ではため込み（物を大量に集めたり捨てられない）や順序づけ強迫がより多くみられることが報告されています[23),26),27)]。また，ASDの症状として認められる固執性，同一性の保持，強迫的な儀式，ステレオタイプで常同的な癖を検討した論文では，OCDとの間に，反復性や順番があること，完璧性を追求することなどの類似性がみられたとしています[28)]。

　一方でRutaら[29)]は，ASD患者では強迫症状による苦痛を経験しない場合や，不安を軽減するための儀式的な行為を行わない場合があると述べています。つまり，OCDの患者には強迫観念や強迫行為に対する**不全感・苦痛**が必ずといってよいほどあるのですが，ASD患者にみられる強迫症状はそうした不安や苦痛を伴わず，むしろ陶酔感を伴うこともあると指摘されています。ただし，ASD患者にみられる儀式的行為とOCD患者の強迫行為は，それが中断されると重大な苦痛を引き起こすという点では似ているとされています。

＊

　以上をまとめると，自閉傾向と強迫症状を明確に鑑別することは，その密接な関係から極めて困難であるといえるでしょう。ただ，子どもが言語的に表現することが可能かどうかを踏まえつつ，**強迫観念の有無を丹念に聴取**することや，**強迫行為が不安の軽減を目的としているのかどうか**に注目することで，いくらかの見極めは可能かもしれません。なお，自閉傾向の有無を評価する際は発達歴の聴取，特に言語発達や固執傾向の有無を確認することが必要不可欠です。

治療は認知行動療法を第一に

　OCDの治療の王道は，**曝露反応妨害法**を取り入れた認知行動療法（cognitive behavioural therapy；CBT）と，選択的セロトニン再取り込み阻害薬

(SSRI) です[30]。曝露反応妨害法は，子どもが恐怖を感じる状況（例：汚れたドアの取っ手を触る）に直面したときに，その恐怖を中和するために強迫行為（例：手洗い）を行うのではなく，不安が自然になくなるまで待つというものです。治療者は不安が完全に消えるまで，同じ曝露課題を繰り返し練習するよう促し，不安への「慣れ」を誘発していきます。曝露反応妨害法における曝露課題は不安の強さに応じて段階的に設定されます。このようなCBTは子どものOCDに対して効果的な治療法であり，症状が40〜65％軽減すると報告されています[31)-34)]。

❶ 薬物療法は第二選択

より重篤なOCD，あるいはCBTの有効性が認められない場合はCBTに加えて薬物療法も検討します。すでにさまざまなSSRI（fluoxetine，セルトラリン，パロキセチン，フルボキサミン，citalopram）が小児のOCD治療に有効であることが示されていますが，わが国で子どものOCDに対して保険適用があるのは**フルボキサミン**のみです。ですから，他のSSRIを使おうとする際は適応外処方であることを忘れてはなりません。

SSRIはOCDの症状を29〜44％軽減し，忍容性・安全性も高いとされています[34)]。小児のOCDを対象にCBTとセルトラリンを比較した試験では，両者は同程度の症状軽減効果を示しましたが，併用療法はより優れた結果をもたらしました[35)]。

❷ SSRI・SNRI投与は慎重に

ただし，児童思春期の子どもへのSSRIやSNRI投与は，**アクチベーションシンドローム**も念頭に置き慎重に考えるべきです（p.91参照）。システマティックレビュー[36)]の結果をみても，プラセボに比べて薬物療法の効果は限定的でした。アクチベーションシンドロームなどの副作用発現はうつ病患者に限ったことではなく，他の不安症やOCD，あるいは心的外傷後ストレス症の患者でも十分に注意すべきといえます。

治療抵抗性OCDへのアプローチ

　残念ながら，CBTや薬物療法を行っても反応しない子どもたちもいます。同じように感じている臨床医は多いのではないでしょうか。治療抵抗性OCDの研究で注目されているのは，**併存疾患が治療効果に及ぼす影響**です。実際，子どものOCDでは併存症がよくみられ，CBTとセルトラリンの有効性を比較した上述の試験では80％以上の患者が少なくとも1つの精神疾患を合併していました[35]。

　Ginsburgら[37]は，併存疾患のなかでもうつ病や他の不安症の合併はCBTやSSRIの効果に影響を与えない一方，チック症が併存する患者はそうでない場合と比べてSSRIへの反応が悪くなる（ただしCBTにはよく反応する）傾向があると述べています。また，反抗挑発症などの外在化障害を合併している場合もSSRIやCBTに対する反応が悪いとされており，Sukhodolskyら[38]は外在化障害をあわせもつ患者には親のマネジメント・トレーニングを組み合わせたCBTなどのアプローチが有効としています。さらに，ASDを合併する患者はOCDの症状に対するCBTの反応が悪いことから，このグループには修正されたCBTの手法が必要だと示唆されています[39]。

　CBTを行い，さらにSSRIを最大用量で12週間以上投与しても効果がないOCDの子どもたちには，少なくとも1種類のSSRIの追加投与を考えてもよいかもしれません。また，三環系抗うつ薬のクロミプラミンはSSRIより忍容性が低いものの，2種類以上のSSRIが無効であった症例で検討されるべき薬剤です。さらに，成人ではエビデンスがありませんが，子どもではSSRIに低用量のドパミン拮抗薬を併用することで反応率が向上し，以前の非反応者の最大50％が改善を示したというエビデンスもあります[40]。その一方，SSRIに反応しない成人のOCD患者を対象に，追加治療としてCBTとリスペリドンの有効性を調べたランダム化比較試験[41]では，曝露の程度が高いCBTのほうがリスペリドンより効果的だったことが示されるなど，研究結果はまちまちといったところです。

10. 手洗い，確認が止まらない強迫症

巻き込み・巻き込まれへの対応

　OCDでは本人のみならず家族にも影響が及ぶことがあります。家族に繰り返し手洗いや掃除・洗濯をさせたり，大丈夫という保証や確認を何度も家族に求めたりと，こういうケースは「巻き込み」あるいは「巻き込まれ」とよばれますが，こうなると家族も疲労困憊していきます。そのため，治療者，本人に加えて家族もOCDの特性を理解することが大切です。

❶ 巻き込みに対する心理教育

　子どもが不安を感じたときは親に助けを求めるよう，自然に仕組まれています。そして親自身もまた，子どもを助けたいと強く思っています。その結果，不安の問題を抱えた子どもの親として，自らの行動もさまざまな変化をしていきます。

　多くの巻き込みは，親自身が感じている不安から生じている行動であり，子どもの不安によって自分の行動に変化があったかを親に尋ねると，「繰り返し安心させなければならない」と考えていることがわかります。

　巻き込みによる日常生活への影響は家族全体に広く及びます。親のみならず同胞（きょうだい）も，巻き込まれにより将来の希望や計画が変化する可能性があります。しかしながら「巻き込まれ」は，**子どもの不安を軽減するどころか，むしろ維持し，時間が経つにつれて役に立たなくなります**。それを理解することが家族にとっての最初の一歩であり，そのため心理教育を欠かすことができません。

　心理教育では，巻き込みの特性とともに，巻き込みに立ち向かうことを家族に説明します。OCDに限らず，**子どもが困難に立ち向かうのを助けることは親の最も重要な仕事の一つ**です。子どもの不安のために「巻き込まれ」すぎることは，子どもに頑張る必要がないと伝えていることにつながり，その場では子どもの気分も楽になりますが，長期的には子どもの成長を先送りすることになります。

❷ 巻き込みに立ち向かうこと

　不安に弱い子どもが学ぶべき最も重要なこと，それは**不安に対処できるこ**

と，また「時には不安になることがあってもいいんだ」と知ることです。不安に耐える力こそ，子どもが身につけていくべきものです。子どもは人生において多くの不安を経験することで，「自分は不安に対処できない」という考えに陥らないよう変化していきます。そこで心理教育でも，子どもたちが，自分は不安に対処できると信じ，最も効果的な対処ができるスキルを身につけていくことを目的とします。

　不安を抱える子どもの親は，不安に対処する知識やスキルを子どもたちと一緒に考えることが重要です。まずは外来で，OCDの子どもをもつ親に，家で行われている「巻き込まれ」は子どもが不安に対処できるようになることに役立っているのかを問うのがよいでしょう。子どもがより多くの不安を回避することを「巻き込まれ」が手助けしているような場合，問題は複雑化していきます。

❸ 巻き込まれないことを子どもと一緒に学ぶ

　不安に押しつぶされそうな子どもが苦悩する姿を見て，親が心を動かされるのは自然な心の動きです。泣いたり，過呼吸になったり，助けを求めたりする子どもの姿が親の大きな心の負担になり，巻き込まれないようにすることが残酷で非情に感じられることもあるでしょう。

　しかし，強迫症の子どもたちは親に「巻き込まれ」てもらう必要があると強く感じており，その「巻き込まれ」が自然と強化される仕組みになっています。過去には「巻き込まれ」を回避していたとしても，子どもが非常に怒ったときに「巻き込まれ」を起こしたら，怒ってでも巻き込みを実現しようとする子どもの行動が強化され，事態は悪化していきます。

　心理教育を通じて，親は子どもの苦悩に「巻き込まれ」ないことを，**子どもと一緒に練習している**と考えるのがよいでしょう。OCDの子どもはときおり攻撃的であり，自分の望むことを達成するためにとことんまで頑張ることがあります。巻き込みの場面においてOCDの子どもは強制的かつ強引であり，時に身体的暴力，暴言，物を壊すなどの行為を引き起こすことが報告されています。それは，親の「巻き込まれ」がなければ不安に対処することができないと彼らが考えているからであり，過去に巻き込みがうまく機能したことが経験則になっているのかもしれません。

💬 まとめ

　OCDは子どもでも発病する精神疾患であり，独特の病理をもっていますが，発病の生物学的基盤や治療技術に関するエビデンスが多い疾患です。子どもの場合にはASDとの鑑別が困難なことがありますが，OCDであれASDであれ，子どもたちの生きにくさ，暮らしにくさを理解して支援することがわれわれには欠かせません[42]。

　また，OCDの治療はCBTが中心となり，SSRIなどの薬物療法は第二選択となることを述べました。CBTを通じて子どもと共同でOCDを乗り越えていくことが求められますが，構造化されたCBTを通常の外来で実践することは難しいのが実情です。CBTのエッセンスを理解したうえでの精神療法的なアプローチが現実的なのかもしれません。

【文献はp.406】

第2章 子どもと精神疾患

児童思春期の統合失調症

● まれな子どもの統合失調症

　統合失調症と聞いて，皆さんはどのようなイメージを抱くでしょう。幻覚や妄想といった症状が思い浮かぶのではないでしょうか。実は外科医を志望して医学部に入った私ですが，学生生活も終わりが近づくといつの間にか精神医学に興味をもち，特に急性期の統合失調症の治療を頑張ってみようかと胸に抱いていました。当時は卒後直接入局できる制度だったので，母校の精神神経科の教室に入りましたが，いまから思うと何も知らずに入局した若気の至りでした。

　卒業旅行でメキシコの遺跡に一人旅をしたのですが，クルト・シュナイダー[a]の「臨床精神病理学」と笠原嘉先生[b]の「精神科における予診・初診・初期治療」を持ってマヤ遺跡のピラミッドを登ったことは良い思い出です。いまから思うと変わった学生でした。シュナイダー，ヤスパース，クレペリン，フロイトのように100年ほど前に書かれた教科書を読むのは精神科だけかもしれませんが，どれも実に良い本です。精神医学に興味のある方は一度お読みいただければと思います。

　さて，大学の医局に勤務していた頃は統合失調症，うつ病，双極症の治療

---

a) クルト・シュナイダー：20世紀前半のドイツの精神科医。特に統合失調症の研究に力を入れ，本文で述べられている「シュナイダーの一級症状」が知られている。
b) 笠原嘉（よみし）。うつ病から統合失調症まで幅広い精神病理学の研究で知られ，臨床では薬物療法を補完する小精神療法を提唱するなど，日本を代表する精神科医。

が主でしたが、児童精神科に勤務してからは統合失調症と診断する子どもたちに出会うことは本当にまれです。もしかしたら、目の前の子どもが大人になっていくうちに児童精神科の診療対象の年代でなくなり、成人の精神科に通院するようになってから初めて統合失調症を発病するのかもしれません。p.3で述べたように、私たちは統合失調症の前駆症状をさまざまな心理的・発達的な視点で論じている可能性もあります。

*

　児童精神科医を標榜している医師のなかには小児科医としてのトレーニングしか経ていない医師もいますが、児童思春期の統合失調症はあくまで成人期の統合失調症の定型的な病態をよく理解したうえで診療すべきだと私は考えています。これは統合失調症に限った話ではなく、うつ病や双極症も同様です。われわれは統合失調症を発病した人たちのその後の人生に思いを馳せながら、幻聴や妄想などの陽性症状のみならず、感情表出の減少や意欲の欠如といった陰性症状も対象に治療戦略を立てていく必要があります。

　破瓜（はか）という言葉が数え年で16歳の女子を指すことから、それくらいの年代の統合失調症の発症が**破瓜型**（hebephrenia）とよばれていた時代がありました。現在は、（思考が解体するという意味から）解体型や児童期発症とよばれることが多いでしょう。ICD-10では破瓜型統合失調症と分類されていますが、感情の鈍麻などの陰性症状が主体で、慢性に経過するという特徴が記されています。

児童思春期の統合失調症の特徴

❶ 疫　学

　先ほど述べたように、私のような児童精神科医が統合失調症と診断される子どもたちに出会うことは、成人期を対象としている精神科医に比べて極めて少ないです。児童思春期の子どもたちは「前駆期」とよばれる、統合失調症を発病する前の時期にあることが多いからです（図1）。

　成人期の統合失調症の有病率が1％程度であることは比較的よく知られていますが、子どもの統合失調症の有病率はどれくらいなのでしょうか。これ

第2章 子どもと精神疾患

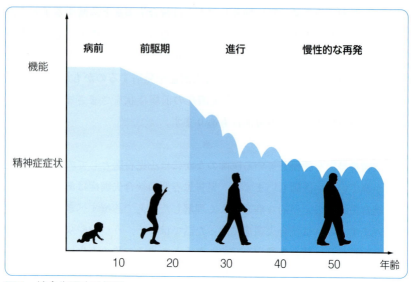

図1 統合失調症の経過

〔Lieberman JA：J Clin Psychiatry, 57（Suppl 11）：68-71, 1996 より改変〕

までの知見によると，統合失調症の診断基準を満たす13歳未満の児童は1/10,000人以下と，極めてまれとされています[1]。そして，後述するように児童期発症の統合失調症は予後が悪いといわれています[2]。

❷ DSM-5における分類

　DSM-5では「統合失調スペクトラム症」のカテゴリーに幻覚・妄想を呈する精神症がまとめられており，精神症症状が持続する期間に応じて，①短期精神症（1日以上1カ月未満），②統合失調症様症（1カ月以上6カ月未満），③統合失調症（6カ月以上）と分類されています。

　また，精神症症状がある期間中に気分症状がみられるものを統合失調感情症，精神症症状のうち妄想のみがみられるものを妄想症などとしています。

　児童思春期の場合，初診の時点では統合失調症の診断基準を満たすかどうか判断がつかないことがありますが，これは症状が出現してから診察を受けるまでの期間がどのくらい空いていたかでも変わります。**時間をかけて診断を確定すること**が大切です。

❸ 統合失調症の診断

　精神症のなかで最も代表的な統合失調症は，下の5つのうち2つ以上の症状が1カ月間（治療が成功した場合はより短い期間）ほぼ常に存在すること，かつ少なくとも1つは（1）〜（3）の症状に当てはまることがDSM-5の診断基準となっています。

(1) 妄想
(2) 幻覚
(3) まとまりのない発語
(4) ひどくまとまりのない，またはカタトニア性の行動
(5) 陰性症状

　加えて，発病前後で仕事，対人関係，自己管理などの生活上の機能低下が明らかに認められることが必要ですが，子どもの場合は発達途中なので，それらの機能が「期待される対人的，学業的，職業的水準にまで達しない」場合も診断基準に含まれます。

　また，上の症状が6カ月以上持続していることも診断に必須であるため，子どもが不調を来してすぐに来院した場合は診断が難しいことがあります。

　児童思春期との関係で興味深いのは，自閉スペクトラム症（ASD）や児童期発症のコミュニケーション症の病歴がある場合です。この場合は，上述した診断基準に該当することに加え，明確な妄想や幻聴が1カ月以上続いた場合のみ統合失調症と診断することができます。ASDと統合失調症の併存については割愛しますが，いまも議論があるところです。

＊

　臨床では，幻覚，妄想，興奮，昏迷，カタトニア状態などの著しい行動障害を初発の精神症として診断できたとしても，統合失調症の診断基準を満たさない場合があります[3]。DSMのような操作的診断基準は研究上や診断の質を担保するうえではとても重要なものですが，臨床医はあくまで統合失調症の精神病理を十分理解したうえで診断を確定しなくてはなりません。例えば，冒頭に出てきたシュナイダーの一級症状（表1）も知っておく必要があります。

表1　シュナイダーの一級症状

1. 考想化声（自分の思考が声として聞こえる）
2. 話しかけと応答のかたちの幻聴
3. 自己の行為に随伴して口出しするかたちの幻聴
4. 身体への影響体験
5. 思考奪取や思考領域での影響体験（自分の考えが他人に奪われている，操られていると感じる）
6. 考想伝播（自分の考えが他人に伝わっていると感じる）
7. 妄想知覚（知覚した現象に対する異様な意味づけ）
8. 感情や意思の領域に現れる影響体験（させられ体験）

どんな症状が多いのか？

　子どもの統合失調症にはどんな臨床的特徴があるのでしょうか。1,506名の児童（平均年齢15.6歳，平均発症年齢14.5歳，男子62.3％，統合失調スペクトラム症の割合89.0％）を対象にした報告では，幻聴81.9％，妄想77.5％（主に被害妄想48.5％，関係妄想35.1％，誇大妄想25.5％），思考障害65.5％，奇妙な行動52.8％，思考の平坦化52.3％，陰性症状50.4％となっています[4]。追跡期間中の未治療精神症の期間が長いほど改善する割合が少なく，統合失調症の診断がついているほど陰性症状の改善が少ないとされていることから，**早期発見・早期治療の重要性**がわかります。

　上の数字からもわかるように，児童思春期の統合失調症は幻聴や被害妄想が主な症状となりやすいのですが，半面，それらがあるというだけで**安易に統合失調症と診断してはいけません**。統合失調症でなくとも幻聴などの精神症体験を認める児童は存在し，一般人口の約14％が11歳までに精神症様症状を体験するとの報告があります。その体験者では統合失調症様症の発症リスクが16倍高くなることや，幻聴を認めた児童の60％が3年以内に妄想を認めることが報告されていますが，心的外傷後ストレス症の診断を受けた児童や虐待を受けた児童にも幻聴が認められることがあるため，あくまで統合失調症の診断は慎重に行うべきです[5),6)]。

　そして，子どもの統合失調症であっても，その病態は成人の病態とほぼ同様であることが多いといえます。だからこそ，**成人期の統合失調症の病態をよく理解しておく必要がある**と常々思う次第です。

◆ どう治療を進めるか?

❶ 治療の全体像

　児童思春期発症の統合失調症は症状の非定型性や予後の観点などから早期診断や早期介入が望まれます。その治療ですが，児童思春期に限らずあらゆる世代の統合失調症治療に共通するのは，**薬物療法と心理社会的治療の併用が必須**という点です。子どもの統合失調症においても薬物療法は欠かせませんが，同時に，**子どもたちの成長を見守り，統合失調症という難題を抱えつつも成人期の治療と生活スタイルに移行していくことを目指す姿勢**がとても重要です。

　児童思春期は，誰しもが学業や就労という課題を乗り越えていく「成長と自立」の過程にあるため，医療機関が家庭，学校，地域社会と連携することが大切です。家庭であれば，生活にある程度の規則性をもたせる，刺激的な環境や声かけを避けて家の中でもゆっくり休める場所を作る，兄弟に理解を得る，デジタルデバイスとの付き合い方を伝える，などの工夫が役立つことがあります。学校であれば，通常学級など集団内での不特定多数の刺激を避けて，支援学級や適応指導教室などの環境を整えられるか学校側と相談することが考えられます。さらに地域社会なら，成人期のフォローを見越したデイケア，社会技能訓練，就労支援事業の活用など，子どもの置かれた状態に応じて社会資源を利用することを視野に入れる必要があります。治療者側も，退院後の地域の教育・福祉機関との連携をどうするか考えておきましょう。

　また，幻覚・妄想状態や精神運動興奮状態の程度によっては入院治療が必要なこともあります。その場合は保護室などを備えた急性期病棟を利用して刺激を減らし，適切な薬物療法の導入に努めるべきです。児童思春期ということで院内学級の利用も考慮されると思いますが，発病前と比べて集中力の低下や授業に追い付けないことへの焦りが生じるおそれも考えると，**早期の教育的なアプローチは病状の再燃を引き起こすかもしれず注意が必要**です。

❷ 心理社会的治療は不可欠

　実は統合失調症に限らず，子どもの治療では服薬という行為に高い**プラセ**

ボ効果が認められます．これは，親が自分のために病院に付き添ってくれたという感覚や，投薬行為を含めた医療スタッフとの交流などが，子どものこころの不調を支えるうえで重要な意味をもっていることを示しています．薬物療法の効果にかかわらず，心理社会的治療は継続的に行われるべきです[7]．

児童思春期の患児は家族（特に母親）の影響を受けやすいとされます．服薬アドヒアランス一つをとっても，患児自身の障害受容（障害を自らのものとして受け入れること）だけではなく，家族による服薬管理のあり方に左右されることがたびたびあります[8]．子ども自身，あるいは家族が服薬を嫌がることもしばしばあるのではないでしょうか．主治医や薬剤師からの丁寧な説明はいうまでもありませんが，「内服したくない気持ち」があるのであれば，それを打ち明けやすい関係をつくることも大切です．

＊

統合失調症の診断が確定したら，できるだけ早い時期に疾患の知識や病因論，治療などの一般的な情報を，まずは親に説明することが望ましいでしょう．臨床医はその際，統合失調症という病態だけでなく，子どものこころの健康的な側面にも注意を向けたいところです．

また家族は，目の前でわが子の自我が崩れていく過程に直面し大きな混乱のなかにいます．継続的な服薬がなぜ必要なのかを説明するとともに，幻覚・妄想を背景とした興奮や不登校などへの対応策を親と一緒に考えていきましょう．苦しむわが子を目の当たりにした親の罪責感にも気を配り，決して育て方の問題ではないことを伝えたうえで，**家族だけで問題を抱え込まないよう福祉的援助を治療に取り入れていくことが非常に大切です**[7]．

薬物療法のポイント

繰り返しになりますが，子どもの統合失調症への薬物療法は，心理社会的な治療とともに極めて重要です．臨床医は子どもと親に，その病名と，薬物療法を含めた治療の必要性をきちんと伝えなくてはなりません．

わが国で，子どもの統合失調症に対して有効性・安全性が確認され，保険適用がある抗精神病薬は**ブロナンセリン**の1剤のみです．リスペリドンやアリピプラゾールなど成人期で通常用いられている薬剤を使う場合でも，本人

や家族には，臨床試験で有効性・安全性が確認されていないことを十分に説明する必要があります．

① 第一選択はSGA

　薬物療法を行う際は，子どもであっても成人の統合失調症の診療ガイドラインを参考にするのがよいでしょう．わが国のガイドラインでは，第一選択は**第二世代抗精神病薬（SGA）**です[9]．米国児童青年精神医学会でも，子どもの統合失調症治療の第一選択としてSGAをあげています．他方，子どもと若年成人の統合失調症において，SGAの有効性は第一世代抗精神病薬（FGA）とほぼ同様で，特に優位性は認められなかったとの報告もあります[10]．

　米国ではSGAのうちリスペリドン，アリピプラゾール，クエチアピン，パリペリドン，オランザピンの5剤が，13歳以上の統合失調症に対して承認されています．ただ，これらの薬剤間の有効性を比較できるエビデンスはまだ不十分なため，副作用，患児・家族の希望，臨床医の薬への理解，薬価などを総合して決定します．

　副作用の点でみると，SGAは錐体外路症状の頻度が低いものの，体重増加や脂質代謝異常など代謝系の副作用がみられ，さらに高プロラクチン血症も指摘されています．精神科医なら成人の統合失調症治療で使い慣れたSGAであっても，子どもは身体的な不調を訴えるのが苦手なことや，そもそもブロナンセリン以外は適応外使用であることを念頭に置き，体重増加や高プロラクチン血症に対するきめ細やかな注意が必要です[11,12]．

② 維持治療の方針

　上述したガイドラインでは，抗精神病薬の治療後に寛解・安定した精神症患者に関して，抗精神病薬の中止による再発リスクは2カ月以上2年になるまでは高いものの，治療中断率，精神症状，QOLについては抗精神病薬の中止と継続の間に違いがないとしています[9]．また，抗精神病薬の中止の是非については患者と医師の**共同意思決定（SDM）**によってなされることが望ましいとしています（SDMについてはp.362参照）．この考えはおそらく児童期発症の統合失調症でも当てはまるだろうと私は考えています．児童や親と剤形や1日の服用回数などを相談しながら，服薬アドヒアランスを長期

表2 抗精神病薬の副作用

	クロザピン	オランザピン	リスペリドン	クエチアピン	ziprasidone	アリピプラゾール
体重増加	++	++	+	+/−	+/−	+
糖代謝異常	++	++	+	+/−	+/−	+
脂質異常症	+	++	+	+/−	+/−	+/−
錐体外路症状	−	+	++	+/−	++	+
心毒性	+	+/−	+	+/−	++	+/−
高プロラクチン血症	−	+/−	+	−	+/−	−

〔Pisano S, et al：Ital J Pediatr, 42：81, 2016 より改変〕

表3 児童思春期に対して抗精神病薬を使用する際の7つのチェックポイント

1. 薬物療法が必要とされる精神医学的現象を裏づける包括的な診断ができていること
2. 使用する薬剤のリスク・ベネフィットと適応外使用を含めた情報を親と子どもに説明し，同意を得ること
3. 標的症状を明確にして，それを評価すること
4. 投与前の身体的検査（身長，体重，血圧，血液，心電図など）を施行すること
5. 可能な限り少量から投与を開始すること
6. 標的症状の変化を含めた効果と副作用をモニタリングすること
7. 薬物療法を継続するか否かを常に検討すること

〔Lorberg B, et al：Principles in Using Psychotropic Medication in Children and Adolescents. IACAPAP E-Textbook of Child and Adolescent Mental Health（ed. by Rey JM），IACAPAP, 2019 より改変〕

間維持することが重要です。

　初期治療で病状が安定した後，維持期の治療では子ども自身のアドヒアランス，親の精神状態，生活環境，また体重増加などの出現の有無といった複数の因子を勘案して治療戦略を練ります。また，定期的な診断の見直しが必要です。

　ただ，子どもは大人よりも身体的な違和感を言語化して伝えにくく，副作用を自発的に訴えてくるケースが少ないことを考えれば，結局のところどのような精神障害に対する処方であっても臨床医は多様なリスクを常に考えておく必要があります。主な抗精神病薬の副作用を表2に，使用時のチェックポイントを表3に示しました[13),14)]。

③ 維持治療のカギは服薬継続

　維持治療についてもう少し考えてみましょう。成人の維持期統合失調症の患者を対象に，抗精神病薬とプラセボ投与を比較したメタアナリシスによれば，抗精神病薬の服薬群では試験開始7～12カ月後の再発率および再入院率が低下していました。一方，副作用は抗精神病薬とプラセボで有意差が認められませんでした[15]。

　また，2年以内に統合失調症を発症し，抗精神病薬による1年以上の維持治療で病状が安定した患者において，同意に沿った治療を行い，その後服薬をやめた場合，1年で78％，2年で98％の患者が再燃・再発することがわかっています[16]。1万6,153人の初発精神症患者を対象に，抗精神病薬の減量が治療中断や精神科入院のリスクに与える影響を検討した韓国の報告でも，入院の予防には一定用量以上の抗精神病薬の投与が必要であり，抗精神病薬の大幅な減量は治療中断のリスクを高める可能性があると結論づけられています[17]。

　再発は**統合失調症の回復を阻害する最大の因子**であり，再発を繰り返すことで精神症症状のさらなる悪化を招き，社会機能が低下することを私たちは忘れてはなりません。これまでのエビデンスを踏まえれば，維持期においても**抗精神病薬の服用継続が重要**であることがわかります。

　なお，**持効性注射剤（デポ製剤）**に関しては，児童思春期の患児に対する使用結果が検証されておらず，長期曝露による安全性の潜在的な危険もあるため，その使用には慎重であるべきです[18]。慢性的な精神症症状が明らかに存在し，過去の服薬アドヒアランスが不良である場合のみ検討することになりますが，実際に使用するときには成人期に達しているかもしれません。

治療抵抗性統合失調症とクロザピン

　破瓜型とよばれていた時代から，児童思春期発症の統合失調症の予後は良くないことが知られていました。そのため，成人期に到達する頃には治療抵抗性統合失調症と診断されることがしばしばあります[2]。

治療抵抗性統合失調症とは，複数の抗精神病薬を十分な量・十分期間服用しても改善が認められない場合です．わが国では治療抵抗性統合失調症に対してのみクロザピンの使用が認められています．クロザピンは精神症症状の改善において，他のSGAに対する優位性は示されていませんが，FGAに比べると優れており，死亡のリスクは低く，特に自殺予防効果が高いことや他の薬剤より治療継続性が高いという特徴があります．ただし副作用については，錐体外路症状が少ない半面，無顆粒球症，心筋炎，便秘などに注意が必要なことから，導入時は入院治療下でのモニタリングを要します．

Trinczekらは，112名の統合失調症患者（女子35.7％，平均年齢15.2±1.6歳）にクロザピンを使用した試験で，抗精神病治療の開始からクロザピン開始まで平均2.3±1.1年かかっており，患児の40.2％が抗精神病薬の多剤併用を，33.9％が3剤以上の投与を受けていたと述べています[19]．わが国でも児童思春期発症の治療抵抗性統合失調症に対し，クロザピンを国内の適応条件のもと使用することが治療の選択肢の一つとなるでしょう．

まとめ

児童思春期では発病がまれな統合失調症も，成人期を含めた長期的な視点でみれば決してまれな疾患ではありません．私たち児童精神科医は未治療期間をより短くし，適切な治療的介入を早期から実践すべく，臨床で子どもたちの精神症症状を拾い上げなくてはなりません．

そして，発症した子どもたちの，その後の長い人生を踏まえた治療戦略を子どもや親と一緒に考えていく必要があります．若くして発病してしまった子どもたちに適切な治療と支援を届けることで，少しでも社会参加が可能になることを切に願うばかりです．

【文献はp.408】

12 子どもにみられる睡眠障害と睡眠薬

第2章 子どもと精神疾患

太陽とともに過ごそう

　睡眠は，健康や機能に決定的な影響を与える機能をもちます。では，子どもは1日いったいどれくらいの睡眠時間が必要かご存知でしょうか。一般に，生後4～12カ月は12～16時間（昼寝を含む），1～2歳は11～14時間（昼寝を含む），3～5歳は10～13時間（昼寝を含む），6～12歳は9～12時間，13～18歳は8～10時間といわれています[1]。ですが自分を振り返ると，子どもの時分にこれほど寝ていたとは思えません。無駄な夜更かしをやめて，もっと寝ておけばよかったと反省するばかりです。

　睡眠の問題を放置すると，身体的・心理的な影響を与える重大な障害が生じます。睡眠障害とは，適切な睡眠の開始・維持，またはその質に悪影響を及ぼす一連の症状を指します[2]。すべての年代において睡眠の質は問題となり，特に子どもでは学業成績，社会的スキル，そして健康全般に大きな影響をもたらす可能性があります[3]。

　疫学的な研究によれば，子どもにおける睡眠障害の有病率は25～50％とされており[4,5]，極めて重要な公衆衛生上の問題といえます。子どもにおける睡眠障害の病態は多様で，入眠困難，頻繁な夜間覚醒，早朝覚醒，または不規則な睡眠パターンなどがみられます。これらの症状は日中の過度の眠気や注意力の欠如をもたらし，学業の成績や行動に悪影響を及ぼす恐れがあります。さらに長期的な視点からみると，子ども時代の睡眠障害は成人期における精神的・身体的健康問題のリスクをも増加させる可能性が指摘されています[6]。

子どもにみられる主な睡眠障害

1 不眠症（DSM-5では不眠障害）

不眠症とは，十分な睡眠機会があるにもかかわらず睡眠開始（入眠）または睡眠維持が持続的に困難であるか，睡眠に戻ることができない目覚めが続く状態で，日中の障害をもたらします。

不眠症の推定有病率は4～10歳で25～40％，青年で11％とされています[7),8)]。子どもの不眠症は，典型的には就寝時の抵抗，自立して眠ることができない，夜間の頻繁な覚醒が特徴です。p.138で述べたように，子どもでは多動や集中力の欠如などの行動上の問題を引き起こすことがあります。

子どもの不眠症の評価には，子どもの睡眠パターンや睡眠環境に関する情報を含む詳細な**睡眠歴**が必要です。質問票や調査票を利用することもあります。睡眠日誌やアクチグラフ[a)]は子どもの睡眠パターンや睡眠時間を把握するのに有効です。睡眠ポリグラフ検査は通常行われませんが，周期性四肢運動障害（PLMD）や睡眠時無呼吸症候群など，他の睡眠障害を評価するのに有用な場合もあります。

2 閉塞性睡眠時無呼吸症候群

小児の閉塞性睡眠時無呼吸症候群（obstructive sleep apnea syndrome；OSAS）は，睡眠中の正常な換気と睡眠パターンを妨げる長時間の上気道部分閉塞および/または断続的な完全閉塞を特徴とする，よくある睡眠障害の一つです[9)]。子どもでも**いびき**は要注意なので，必ず確認するようにしましょう（p.226も参照）。小児の有病率は1.2～5.7％とされています[10)-12)]。

OSASは一般的に睡眠中のいびきと呼吸困難が特徴です。日中の後遺症として，眠気，学業不振，不注意，落ち着きのなさなどがあります。素因として頭蓋顔面異常，肥満，扁桃腺肥大，神経筋疾患などがあげられています。

OSASの評価は徹底した**病歴聴取**と**身体検査**から始まります。米国小児科学会では，小児患者が定期的にいびきをかき，OSASの他の徴候や症状があ

---

a) アクチグラフは身体の動きを記録することで睡眠・覚醒のパターンを測定する機器。通常，手首に取り付けられる。

る場合は**睡眠ポリグラフ検査**を受けるかどうか耳鼻科医・睡眠専門医に相談し，さらに詳しく評価することを推奨しています．小児OSASの診断には，一晩の終夜睡眠ポリグラフ検査が依然としてゴールドスタンダード検査です．

③ ナルコレプシー

ナルコレプシーは，日中の過度の眠気を特徴とする慢性的な睡眠障害です．欧州6カ国のナルコレプシー発症率は，5～19歳の子どもで10万人・年あたり0.93と推定されています[13]．

ナルコレプシーは，ナルコレプシー1型（NT1）とナルコレプシー2型（NT2）の2つのタイプに分けられます．NT1は日中の過度の眠気とカタプレキシー[b]を示し，これはヒポクレチン（オレキシン）欠乏症に関連します．NT2は日中の過度の眠気を呈しますが，カタプレキシーは生じません．NT2でも催眠幻覚や睡眠麻痺がみられることがあるものの，その程度はNT1よりはるかに低いとされます．

ナルコレプシーの診断には，睡眠ポリグラフ検査と睡眠潜時検査があります．ナルコレプシーは診断が遅れることが多く，平均15年の遅れがあるとの報告があるくらいです[14]．この遅れは多くの場合，症状に対する認識不足が原因であり，子どもはADHD，てんかん，うつ病，不眠症と誤診されることが多いとされています．

④ 概日リズム睡眠・覚醒障害（CRSWD）

子どもではADHDや自閉スペクトラム症（ASD）と概日リズム障害が関連しやすいといわれています．睡眠障害国際分類第3版（ICSD-3）では概日リズム睡眠・覚醒障害群（circadian rhythm sleep-wake disorder；CRSWD）として7つの障害が示されています（表1）．これらの疾患は生来の概日リズム，望ましい睡眠・覚醒スケジュールとのズレの結果生じます．そして，このズレは学業，職業，社会的パフォーマンスにも影響を与えることになります．

このうち，睡眠・覚醒相後退障害（delayed sleep-wake phase disorder；

---

b) カタプレキシーは神経学的な症状の一つで，急激な感情的な刺激に対する反応として筋肉の弱まりや一時的な麻痺が起こる状態を指す．

表1　概日リズム睡眠・覚醒障害群

1. 睡眠・覚醒相後退障害
2. 睡眠・覚醒相前進障害
3. 不規則睡眠・覚醒リズム障害
4. 非24時間睡眠・覚醒リズム障害
5. 交代勤務障害
6. 時差障害
7. 特定不能な概日睡眠・覚醒障害

DSWPD) は最も一般的に診断されるCRSWDであり，青年・若年成人における有病率は7〜16％と報告されています。DSWPDに共通する訴えは，従来の時刻に睡眠を開始することが困難で，希望する時刻または従来の時刻に目覚めることが困難で，睡眠を維持することが困難などの不眠症状です[15]。DSWPDの患者において，日中の生活に支障がなく，自分の好きな睡眠スケジュールで過ごすことができる場合，睡眠の質と睡眠時間は正常といえますが，**時間帯が遅れている**わけです。

DSWPDの評価には睡眠日誌とアクチグラフなどの詳細な睡眠歴をとることが推奨されます。これまでの研究では，DSWPDが健康に及ぼす影響として，うつ病，学業成績の低下，社会的困難のほか，不登校や就職難との関連が示唆されています[16]。ただ，DSWPDは主に青年期に発症するものの，ここで認識しておきたいのは，青年期には生物学的に正常な睡眠パターンの遅れが生じるということです。**思春期には睡眠パターンが著しく遅れ，夜型になりやすい**ことが知られています[16,17]。夜間の個人的・社会的活動などもこの遅れを助長する可能性があります。

⑤ 睡眠時随伴症

子どもでよくみられる**ノンレム関連睡眠時随伴症**には，錯乱性覚醒，睡眠時遊行症（夢遊病），睡眠時驚愕症（睡眠恐怖症）があります。ノンレム関連睡眠時随伴症は睡眠からの不完全な覚醒の結果として生じ，その間の部分的または完全な記憶喪失，関連する夢や認知の制限・欠如，各エピソード後の混乱や方向感覚の喪失がみられることがあります。

このうち，**錯乱性覚醒**はベッド上で起き上がり，混乱した様子で周囲を見渡すような動作が特徴です。ベッド上で起こるのがポイントで，ベッドの外

での歩行やその他の複雑な行動を伴うと**睡眠時遊行症（夢遊病）**に移行します。また、**睡眠時驚愕症（睡眠恐怖症）**は叫び声や悲鳴を上げ、典型的には頻脈、発汗、散瞳、頻呼吸などの交感神経系自律神経活動の亢進を伴います。

各々の有病率ですが、錯乱性覚醒は3〜13歳の子どもで17.3％との報告があります[18]。また、睡眠時遊行症は幼少期で14.5％、睡眠時驚愕症は幼少期で39.8％と報告されています[19]。ノンレム関連睡眠時随伴症は通常、思春期までに消失します。

一方、小児でみられる**レム関連睡眠時随伴症**には、レム睡眠行動障害、反復性孤発性睡眠麻痺、悪夢障害などがあります。このうち、一過性の随意運動不能として定義される**反復性孤発性睡眠麻痺**（いわゆる金縛り）は青年期にみられることがあります。胸部圧迫感や恐怖感を伴うことが多く、睡眠不足に直接関係しています。また、**悪夢**は子どもに多く、典型的には3〜6歳に始まり、6〜10歳にピークを迎えます。通常、睡眠の最後の3分の1に悪夢が起こり、完全な中途覚醒をもたらします。

なお、ICSD-3では寝言は正常なバリエーションとされています。上でも引用したPetitらの論文は、幼児期における寝言の頻度を84.4％と報告しています[19]。

6 むずむず脚症候群

むずむず脚症候群（レストレスレッグス症候群とも。restless legs syndrome；RLS）は、脚を動かしたいという衝動を特徴とする感覚運動障害で、不快な感覚を伴います。この症状は夜間に重くなり、体を動かすと改善し、体を動かさないと悪化します。RLSの有病率は8〜11歳で1.9％、12〜17歳で2.0％であり、子どもの場合、一般的に睡眠が浅く、落ち着きがないことが多いです[20]。

子どもの睡眠障害に対する治療方針

子どもの睡眠障害に対しては、一般的に**睡眠衛生指導や行動療法的治療を含む心理社会的治療から始めること**が基本です。決してこのことを忘れてはなりません。

初期管理は睡眠衛生の改善に重点を置きます。就寝前の習慣，睡眠スケジュール，夜間の目覚めへの対処法などを一貫して身につけることがそこに含まれます。就寝前の習慣とは，子どもが眠りにつくまでの1時間に行われる，予測可能な一連の活動のことで，例えば栄養（食事など），衛生（入浴など），コミュニケーション（絵本の読み聞かせなど），身体的接触（揺さぶりなど）などです。一貫した就寝習慣は，就寝時間の早さ，睡眠開始潜時の短さ，夜間覚醒の少なさ，睡眠時間の長さと関連しています。

❶ 閉塞性睡眠時無呼吸症候群（OSAS）

OSASで扁桃腺肥大症があり，外科的治療に対する禁忌がない場合，第一選択の治療は**扁桃腺切除術**となります。子どものOSAS患者において，扁桃腺切除術後に睡眠ポリグラフ検査をしたところ改善を認めたとの報告があります[9],[21]。

外科的治療が不可能な場合，または扁桃腺切除術にもかかわらずOSASが持続する場合は**持続陽圧呼吸療法（CPAP）**を検討する必要があります。CPAP療法は子どもでも有効な治療法であることが実証されています[22]。また，減量によるOSASの改善は肥満の10代でも成功することが示されているため，過体重や肥満の子どもには他の治療法と併用して選択できる方法です[23]。

❷ ナルコレプシー

ナルコレプシーの治療には行動療法と薬物療法があります。行動療法では，一定の睡眠スケジュールを保って日中の昼寝を計画的に行い，良好な睡眠衛生を守るようにします。薬物療法には覚醒促進薬，覚醒剤（メタンフェタミンなど），抗うつ薬などがありますが，そのほとんどは子どもでは適応外使用です。

わが国ではナルコレプシーの治療薬として中枢神経刺激薬のモダフィニルを服用することが多いです。モダフィニルは朝1回服用し，効果が約12時間続きます。副作用として，投与初期に頭痛が生じることが比較的多く，次いで動悸，嘔気，食欲低下などが起きることがあります。強い感情的な刺激によって起こる**情動脱力発作**がある人は，モダフィニルのほかに少量の三環系

抗うつ薬クロミプラミンを1日1回服用します。クロミプラミンの主な副作用は便秘・口の渇き・目のかすみで，子どもの場合はアクチベーションシンドロームも懸念されます。ただし残念ながら，モダフィニル，クロミプラミンいずれも子どもへの有効性と安全性は確認されていません。

③ 睡眠・覚醒相後退障害（DSWPD）

DSWPDの治療では概日リズムの改善と睡眠のタイミングに重点が置かれます。具体的な治療戦略としては光療法，外因性メラトニン（後述），認知行動療法などがあります。

光療法について最適な戦略はまだ見出されていませんが，2,500～10,000ルクスの強度の光照射を朝の1～2時間（午前6～8時の間）に行うことが最も一般的です[24]。同様に，メラトニンの投与についても最適な用量はありませんが，希望する就寝時間の2時間前に3～5mg摂取すると睡眠開始が早まり，睡眠時間が長くなることが示されています[25]。メラトニンと光療法により，主観的な日中の眠気，疲労感，認知機能の改善がみられたとする報告があります[26]。また，認知行動療法としては，睡眠時間の厳守，昼寝の回避，夕方の明るい光の照射の回避などが推奨されています。

④ 睡眠時随伴症

睡眠時随伴症の治療にはベンゾジアゼピン系薬剤や三環系抗うつ薬などが使われます。特にクロナゼパムは，頻繁に現れる，難治性で障害性のある睡眠時随伴症に使用することができます[27],[28]。ただし短期的に用い，症状が改善または解消されたらゆっくりと漸減していく必要があります。

⑤ むずむず脚症候群（RLS）

子どものRLSに対する薬物療法の選択肢は，まだ限られています。RLSは**鉄欠乏症**との関連が指摘され，鉄剤治療がRLSの症状を改善することが確認されていることから，RLSが疑われた患者では鉄の状態を評価する必要があります。子どものRLS患者では，83～89％の症例で血清フェリチン値が50mcg/L未満だったと報告されています（参照範囲15～200mcg/L）[29]。

その他に成人でRLSの治療に使用される薬としてドパミン作動薬，ガバ

ペンチン，プレガバリン，ベンゾジアゼピン系薬剤，クロニジンがあります[30]。p.121でも紹介したように，わが国でもガバペンチン エナカルビルが成人を対象に有効性・安全性が検証され適応を取得していますが，子どもを対象とした研究は十分に行われていません。

睡眠薬の利点と潜在的リスク

子どもの睡眠障害治療には，睡眠衛生指導を含めた生活習慣の見直しなどの非薬物療法が最初に試みられるわけですが，これらの方法が効果を発揮しない場合や症状が重篤である場合は睡眠薬の使用が検討されます。

適切に用いられた睡眠薬は比較的迅速に効果を発揮し，子どもの睡眠の質を改善する可能性があります。これにより日中の気分や学習能力に好影響を及ぼし，全般的な生活の質を高めることが期待できます[31]。しかしながら，その使用はやはり**慎重になされるべき**です。子どもは大人と比べて身体が未発達であるため，薬物に対する反応が異なりますし，子どもにとって未知の副作用のリスクがあるかもしれません。睡眠薬の選択，用量の調整，治療期間などは，主治医が注意深く決定すべきです。

睡眠薬は効果的な治療法である一方で，さまざまな副作用が存在します。副作用の種類は薬剤により異なりますが，後述するような持ち越し効果，筋弛緩作用，健忘以外にも，昼間の眠気，めまい，集中力の低下，行動変化，胃腸障害などがあります。特に注意が必要なのは，一部の睡眠薬には**依存性**があることです[32]。長期間にわたって同じ薬剤を使用し続けると，体がその薬剤に慣れてしまい，同じ効果を得るためにより大量の薬剤が必要になる場合があります。こうなると，薬なしでは正常な睡眠ができなくなる状態に陥る可能性もあります。

したがって，睡眠薬の使用開始後は医師の指導のもと，適切なモニタリングが行われる必要があります。これには定期的な健康チェック，症状の改善度の追跡，副作用のチェックが含まれます。そして，長期的な使用は避け，可能であれば**症状の改善とともに徐々に減量し，最終的には中止すること**が望ましいでしょう。

睡眠薬の適切な使用とモニタリングには専門的な知識・経験を必要としま

すから，子どもの睡眠障害については**専門の医療機関での診察と治療**を強く推奨します。

睡眠薬の分類とその特徴

はたして子どもに睡眠薬を処方してもよいのか，皆さんも疑問に感じるのではないでしょうか。繰り返しになりますが，薬物療法は睡眠衛生指導や行動療法的治療を十分に行ったうえでの選択肢であるべきです。その睡眠衛生指導，行動療法的治療については次項（p.219～）で詳しく取り上げます。

睡眠薬にはさまざまな種類がありますが，私は子どもの睡眠の問題に対してベンゾジアゼピン（benzodiazepine；BZ）系薬剤を使うことは基本的にありません。BZ系薬剤による**脱抑制**が特に子どもで懸念されるからです。他院で処方されたBZ系薬剤により眠れなくなり，興奮したり暴れたりした症例も経験しています。

そこで基本的には，メラトニン受容体作動薬（メラトニン，ラメルテオン），オレキシン受容体拮抗薬（スボレキサント，レンボレキサント）から選ぶことになります。

❶ ベンゾジアゼピン系/非ベンゾジアゼピン系薬剤

BZ系薬剤はGABA受容体の活性化を促進し，脳内の興奮を抑えることで睡眠を誘導します。同時に不安や筋肉の緊張を軽減し，眠りを深くします。多くのBZ系薬剤が成人の不眠症治療に使用されていますが，中枢神経系を抑制して睡眠を誘導するため，前述した依存の問題などからも計画的に短期間に限って使用し，漫然と投与すべきではありません。BZ系薬剤は作用時間に応じて分類されています（表2）。

副作用には注意が必要で，特に①**持ち越し効果**（睡眠薬の効果が翌朝以降も持続し，ふらつき，脱力感などが現れやすくなる），②**筋弛緩作用**（筋肉の緊張が緩むことで，ふらつき，転倒などが現れやすくなる），③**健忘**（一過性の物忘れ）などがみられます。さらに子どもの場合，眠いけれど起きているような状態となり，抑制が欠如し，衝動的で興奮しやすく，手がつけられなくなることがあります。

表2 主な睡眠薬の分類

分類			一般名（商品名）
BZ受容体作動薬	BZ系	超短時間型	トリアゾラム（ハルシオン）
		短時間型	ブロチゾラム（レンドルミン）
			エチゾラム（デパス）
			ロルメタゼパム（エバミール，ロラメット）
			リルマザホン（リスミー）
	非BZ系	超短時間型	ゾルピデム（マイスリー）
			ゾピクロン（アモバン）
			エスゾピクロン（ルネスタ）
	BZ系	中時間型	フルニトラゼパム（サイレース，ロヒプノール）
			エスタゾラム（ユーロジン）
			ニトラゼパム（ネルボン，ベンザリン）
		長時間型	ハロキサゾラム（ソメリン）
			フルラゼパム（ダルメート，ベノジール）
			クアゼパム（ドラール）
メラトニン受容体作動薬			メラトニン（メラトベル）
			ラメルテオン（ロゼレム）
オレキシン受容体拮抗薬			スボレキサント（ベルソムラ）
			レンボレキサント（デエビゴ）

BZ：ベンゾジアゼピン

　一方，表2にある非BZ系薬剤もやはりGABA受容体に作用しますが，薬剤成分がベンゾジアゼピン骨格という構造をもたないことから「非BZ系薬剤」とよばれ，これらの薬剤はBZ系よりも選択的に睡眠を誘導することが可能です。非BZ系薬剤にはエスゾピクロン，ゾルピデム，ゾピクロンなどがあります。例えばゾルピデムはイミダゾピリジン系に分類される睡眠薬で，脳のGABA受容体のω_1サブタイプに作用することで効果を示します。

　もちろん，これらの非BZ系薬剤にも副作用が現れることがあります。一般的な副作用は頭痛，めまい，食欲の変化，記憶障害，依存性の増加などです。また，夜間の活動（睡眠歩行，異常な行動，記憶喪失など）が起こる可能性もあります。

❷ メラトニン受容体作動薬

　メラトニンは体内で自然に産生されるホルモンで，睡眠・覚醒サイクル（サーカディアンリズム，概日リズム）を調整します。最も良いところは，自然に睡眠を誘発する役割があることです。メラトニンは睡眠障害や時差ボケなどを解消するために使われ，海外では薬局で販売している国もあります。わが国で上市されている治療薬としてのメラトニンは，小児の神経発達症に伴う不眠に対してのみ保険適用があります。また，ラメルテオンはメラトニン受容体に作用して睡眠を調節する効果をもっています。

　メラトニンの受容体にはMT_1受容体とMT_2受容体があり，MT_1受容体は入眠促進，睡眠持続，入眠潜時の短縮などと関係しているため，メラトニン受容体作動薬により総睡眠時間の増加が期待されます。また，MT_2受容体は睡眠・覚醒のリズムの調整に関与しており，就床数時間前にメラトニン受容体作動薬を投与することで睡眠リズムの位相前進が期待されます。メラトニン受容体作動薬には反跳現象や依存，翌朝への持ち越し効果，筋弛緩作用や記憶障害，脱抑制などがないため，子どもに使いやすいと考えています。

　ただし当然ながら，これらの薬剤は医師の処方に基づいて使用する必要があり，睡眠障害や時差ボケなどの問題を抱えている場合は，医師と相談して正しい薬剤と適切な用量，内服時間を決定することが重要です。

❸ オレキシン受容体拮抗薬

　もう一つ注目される睡眠薬がオレキシン受容体拮抗薬です。オレキシンは食行動や覚醒作用などさまざまな機能をもちあわせており，睡眠・覚醒リズムの調節，覚醒からノンレム睡眠への移行などの役割を担っていることがわかっています。オレキシン受容体にはオレキシン1受容体（OX1R）と2受容体（OX2R）があり，OX1RとOX2Rのどちらがより覚醒・睡眠に寄与しているかはまだ十分に解明されていませんが，睡眠に関してはOX2Rのほうがより重要な役割を担っている可能性が指摘されています。

　スボレキサント，レンボレキサントはOX1RとOX2Rの両方を阻害する不眠症治療薬，いわゆるDORA（dual orexin receptor antagonist）として開発されました。生理的には両方の受容体を阻害して睡眠作用が得られるから

です。ただし，レンボレキサントとスボレキサントではオレキシン受容体に対する選択性に違いがあり，レンボレキサントはOX1RよりOX2Rに，スボレキサントはOX2RよりOX1Rに選択性があるとされます。

❹ 非薬物療法との組み合わせは？

　睡眠衛生の維持は睡眠障害治療において重要な要素です。例えば，決まった就寝時間と起床時間の設定，適切な睡眠環境の確保（暗く，静かで，適度な温度），カフェインやスクリーンタイムの制限などがあげられます[33]。また，行動療法では特定の睡眠問題（入眠困難や夜間覚醒など）に対して具体的な介入，例えば音楽を聴くとか絵本の読み聞かせをするなどの就寝前のルーチン（入眠儀式）の確立などをします[34]。これにより子どもが良好な睡眠パターンを続けていくことを目指します（詳細は次項で解説）。

　非薬物療法は一般的には最初に試みられるべき治療であり，多くの場合，これだけで子どもの睡眠障害が改善します。非薬物療法に薬物療法を組み合わせる場合も**非薬物療法が基礎**となり，薬物療法がそれを補完する形が一般的です。非薬物療法によって生活習慣の改善や睡眠スキルの向上を図りつつ，薬物療法によって即時的な症状の軽減をもたらすことで，より効果的な治療を行えるようになります。しかし，この組み合わせ治療は，各々の治療の効果，副作用，子どもが置かれている状況などを考慮して慎重に計画することが重要です。また，計画を定期的に見直し，必要に応じて調整していくことが求められます。

◆ まとめ

　子どもの睡眠障害治療は薬物療法だけでなく非薬物療法と組み合わせることで，より効果的で安全な治療になります。睡眠薬にはさまざまな種類があり，それぞれ作用機序が異なります。その知識を処方医とともに薬剤師や心理職などが身につけることが重要であり，さらに子ども自身と保護者ももつことが望ましいでしょう。

【文献はp.409】

13 子どもへの睡眠衛生指導

第2章　子どもと精神疾患

🗨 早寝早起き

　昭和の頃はテレビ番組「8時だョ！全員集合」のエンディングで加藤茶が「早く寝ろよ」と叫んでいた記憶がありましたが，実際に調べてみたら「宿題やったか」「お風呂入れよ」「歯みがけよ」「風邪ひくなよ」でした。記憶とはいい加減なものです。

　当時は「早寝→早起き」という考えが当たり前でした。しかし現代では「早起き→早寝」の考え方が，少しずつですが浸透しつつあります。その背景には睡眠衛生指導の広がりがあるでしょう。

　1日の覚醒と睡眠を司る体内時計は，起床直後の太陽の光でリセットされるという特徴をもっています。光による朝のリセットが毎朝起床直後に行われないと，その日の夜に寝つくことのできる時刻が少しずつ遅れていきます。起床時刻が遅くなることで夜型化してしまう原因は，朝，暗いままの寝室で長い時間を過ごすことで，起床直後の太陽光による体内時計のリセットがうまく行われないことにあります。それによって夜の睡眠の準備が遅れ，さらに朝寝坊の傾向を助長してしまうのです。

　人の睡眠リズムは体内のメラトニンと体外の光によって制御されており，**メラトニン**はリズム調節に大きな役割を果たしていることがわかっています。そして，幼児期から児童期にかけてサーカディアンリズム（概日リズム）が確立し，レム睡眠とノンレム睡眠から構成される睡眠相が確立します。レム睡眠とノンレム睡眠をあわせた総睡眠時間は新生児で最も長いこと

は容易に想像がつくでしょう。そして老年期に最短となるわけです。赤ちゃんはよく寝て，お年寄りは早起きだと考えると想像しやすいですね。

■ デジタルネイティブなZ世代の睡眠問題

さて，このような生物学的な睡眠リズムにのみ注目していても，子どもたちの生活リズムの変化を理解することはできません。いわゆるZ世代（1990年後半～2000年代に生まれた世代）は，若い頃からテクノロジーに慣れ親しんでいます。大人になってからスマホに触れたわれわれとはまったく異なる感覚をもっているのです。Z世代の31％は30分足らずでもスマホから離れると落ち着かず，14％は片時もスマホなしでは過ごせず，さらにスマホを1日10時間以上使っている割合が男子で26％，女子で33％いると報告されています[1]。

Abi-Jaoudeら[2]はスマホ・SNSと若年者の睡眠時間に関して，以下のことを紹介しています。

- 米国の年次データを分析した調査では，2011～2013年以降，睡眠不足の青年の割合が急激に増加し，2015年には40％以上が大半の夜の睡眠時間が7時間未満になっていた。また，1日2時間を超える電子メディアの日常的な使用と睡眠不足の間には曝露反応関係があることが示された。
- 11～20歳の学生5,242人のうち，63.6％が推奨される睡眠時間を下回っていた。1日1時間を超えるソーシャルメディアの利用と睡眠時間不足のオッズとの間には有意な関係があることが示された。

また，スマホが手放せない若年世代は平日と比べて休日の起床時刻が遅くなりがちですが，p.137でも触れたように，これには平日の睡眠不足も関係しているでしょう。しかし，昭和の時代はリビングにしかテレビがなく，こっそりメディアを楽しむということは困難でした。それが容易になった現在，休みの日もスマホやSNSを使い続けることが休日明けの朝の覚醒・起床を困難にさせることは容易に想像できます。

子どもの睡眠障害と主要な精神・神経発達症および不安神経症のリスクと

13. 子どもへの睡眠衛生指導

の間には，共通する遺伝的背景も指摘されています。Ohiら[3]によると，注意欠如多動症（ADHD），うつ病，不安症に対する遺伝的脆弱性は小児期の睡眠障害と相関をもつことがわかっており，ADHDは不眠・過眠の両方と関連すること，うつ病は不眠，過眠，睡眠時多汗症と関連すること，さらに不安症は覚醒障害と関連することも明らかになっています。子どもの睡眠の変化を把握することは，ADHD，うつ病，不安症の早期発見と予防に有用といってよいかもしれません。

💧 日本の子どもにこそ睡眠衛生を

　日本の子どもは，世界的にみて**最も眠らない子ども**であることはご存知でしょうか。一般に望ましい睡眠時間については前回紹介しましたが，日本の子どもたちはそれを下回っており，週末の睡眠が長いなどの睡眠負債を抱えています[4]。例えば学研教育総合研究所の調査を見ると，小学校1年生でも23時以降に寝る子どもが一定割合でいることがわかります（図1）[5]。またMindellら[6]は，日本の3歳以下の子どもの睡眠時間が世界的に最も短いことを明らかにしています。さらに，われわれが行った宮城県石巻市での健康実態調査では，小学校高学年から徐々に平日と休日の睡眠時間の差が開き，その差が大きい子どもほどトラウマ関連症状が強いことがわかっています[7]。

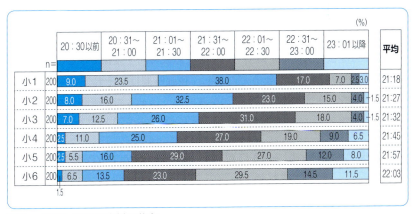

図1　小学生の就寝時刻の分布

〔学研教育総合研究所 白書シリーズWeb版；小学生白書. 2021より抜粋〕

睡眠不足は成長の遅れや食欲不振，注意や集中力の低下，眠気，易疲労感などを誘発します。とりわけ子どもの場合，眠気をうまく意識することができずイライラ・多動・衝動行為に至ることがありますが，そのような行動はADHDでみられる症状でもあるため，寝不足から誘発された集中力の低下などを誤ってADHDと診断してしまう危険性もあります（p.138参照）。

また，睡眠不足は将来の肥満の危険因子になることも指摘されています[8),9)]。

◆ 子ども版 睡眠衛生指導12箇条

睡眠衛生指導は睡眠障害を抱えた子どもだけでなく，元気な子どもとその親にとっても重要な知識です。家族全体で睡眠衛生を身につけてほしいと考えています。上で述べたように，睡眠不足がさまざまな問題の起点になるという事実を知ることも大事な睡眠衛生の一つです。

適切な睡眠習慣を身につけるための最も重要なキーワードは**「朝明るい光を浴びることが睡眠・覚醒リズムを再調整するのに役立つ」**です。子どもの睡眠の問題では即座に薬物療法を導入するのではなく，生活スタイルや睡眠習慣の改善から始めていくべきでしょう。ここでは，厚生労働省の「睡眠衛生指導12箇条」[10)]を子どもに当てはめながら睡眠衛生のポイントを紹介します。

1 良い睡眠で，からだもこころも健康に

睡眠には心身の疲労を回復する働きがあることは誰しも経験上知っています。まずは睡眠の大切さを理解し，十分な睡眠時間を確保できるような生活リズムを作っていきましょう。ただし，睡眠時間は人それぞれで，季節によっても変化します。また，大人の睡眠時間で子どもの睡眠時間を評価しないことが大事です。

2 適度な運動，しっかり朝食，眠りと目覚めのメリハリを

適度な運動を習慣づけることは入眠を促し，中途覚醒を減らします。運動して疲れたときはよく眠れますよね。また，朝食をしっかりとることは朝の目覚めを促します。一方で就寝直前の激しい運動，夜食，就寝前の飲酒・喫

煙は睡眠の質を悪化させるため，控えたほうがよいとされます。

現代の子どもたちは就寝前の**カフェイン摂取**がリスクとして考えられており，どこでも手に入るエナジードリンクが問題となっています。エナジードリンクはストレス，睡眠への不満，気分，自殺傾向などに関連した有害な影響を及ぼすことが知られています[11]。この点については第4章4で詳しく扱います。

③ 良い睡眠は生活習慣病予防につながる

睡眠時間が不足している人や不眠の人は**生活習慣病になる危険性が高い**ことがわかってきました。子どものうちは生活習慣病を考えないかもしれませんが，睡眠不足が将来的な肥満のリスクになることは上述したとおりです。

肥満と関連した睡眠障害に**睡眠時無呼吸症候群**（sleep apnea syndrome；SAS）があり，SASは高血圧，糖尿病，ひいては不整脈，脳卒中，虚血性心疾患，歯周疾患などのリスクとなります。

④ 睡眠による休養感はこころの健康に重要

大人も子どもも，十分眠れていない状態ではこころが健康にはならないものです。たとえ子どもでも，多少なりとも眠ったのに心身の回復感がなく，気持ちが重たく，物事への関心がなくなり，好きだったことが楽しめない，イライラしてしまうといった状態が続くのであればうつ病やうつ状態を考えないといけないかもしれません。なお，多動性・衝動性，不注意があったとしても，睡眠不足が背景にあるかもしれないことを認識しておきましょう。

⑤ 年齢や季節に応じて，昼間の眠気で困らない程度の睡眠を

日本の成人の睡眠時間は6時間以上8時間未満がおよそ6割を占め，これが標準的な睡眠時間と考えられます。ただし，睡眠時間は日照時間や年齢によって変化します。皆さんも暗いうちに起きるのはつらいですよね。

また年齢別には，10歳代前半までは8時間以上，25歳で約7時間，その後20年経って45歳には約6.5時間，さらに20年経って65歳になると約6時間というように，健康で病気のない人だと20年ごとに30分くらいの割合で減少していきます。これも実際には人それぞれですが，年をとると睡眠時間が

少し短くなるのは自然であること，日中の眠気で困らない程度の自然な睡眠が一番であるということを知っておくとよいでしょう。

⑥ 良い睡眠のためには環境づくりも重要

夜，ある程度決まった時間になると眠くなりませんか？ 普段の就寝時刻が近くなったら自分にあったリラックスの方法を工夫することが大切です。軽い読書，音楽，ぬるめの入浴，アロマテラピー，筋弛緩トレーニングなどを行うのがよいかもしれません。

良い睡眠のためには環境づくりも重要です。特に子どもたちは明るい光に対して目を覚ます傾向があるため，就寝前の携帯ゲーム機，スマホ，PCのモニターやテレビは睡眠の質を低下させます。寝るとき，必ずしも部屋を真っ暗にする必要はありませんが，不安を感じない程度に暗くすることが大切です。

⑦ 若年世代は夜更かしを避け，体内時計のリズムを保つ

皆さんの若い頃を思い出してください。小学校の高学年か中学生くらいになると夜更かしになっていったのではないでしょうか。昔は深夜ラジオが夜のお供でしたが，いまはYouTubeなどの動画やオンラインゲームでしょう。寝床に入ってからもスマホやゲーム，メールに熱中していると目が覚めてしまい，長時間光の刺激が入ることで覚醒を助長するのでやはり夜更かしの原因になります。

私たちが行った石巻市での調査によれば，子どもの起床時刻は平日と比べて休日で2～3時間程度遅くなります。前述のとおり，これには平日の睡眠不足を解消する意図があるのですが，一方で体内時計の乱れを招き，休み明けの登校日の朝の目覚めを悪くさせます。起床時刻を普段より3時間遅らせた生活を2日続けると，高校生では体内時計が45分程度遅れるとされています。こうした覚醒・睡眠リズムの遅れは特に夏休みなどの長期休暇後に大きくなります。さらに，頻繁に夜更かしをしているうちに体内時計が大きくずれ，睡眠時間帯の不規則化や夜型化を招く可能性もあります。

⑧ 勤労世代の疲労回復・能率アップに，毎日十分な睡眠を

自分にとって必要な睡眠時間は一人ひとり違います。そのため，自分に必

要な睡眠時間を知ることが大切です。睡眠時間が足りているかどうかを知るには**日中の眠気の程度**に注意するとよいでしょう。特に小学生くらいの子どもたちが学校で起きていられないほどの眠気を訴えたら要注意です。

　睡眠不足は大人でも注意力や作業能率を低下させます。子どもたちも土日になるとダラダラと寝ていることがあります。これは「寝だめ」とよばれることもありますが，**睡眠を「ためる」ことはできません**。むしろ，睡眠不足は「負債」となって蓄積されていきます。先に述べたように休日に遅い時刻まで眠っていると，光による体内時計の調整がされないために生活リズムがずれ，日曜夜の入眠困難や月曜朝の目覚めの悪さにつながるのです。

⑨ 熟年世代は朝晩メリハリ，昼間に適度な運動で良い睡眠

　健康に資する睡眠時間や睡眠パターンは年齢によって大きく異なること，高齢になるにつれて必要な睡眠時間は短くなることはすでに紹介しましたが，学校に行くことができず，自宅にひきこもっている子どもの場合，睡眠・覚醒リズムの悪さを懸念してすぐ薬物療法に飛びつくのではなく，まずは運動から取り組むのが望ましい方法の一つです。それは結果として中途覚醒の減少をもたらし，睡眠を安定させ，熟睡感の向上につながります。

⑩ 眠くなってから寝床に入り，起きる時刻は遅らせない

　1年通じて毎日同じ時刻に寝つくことが決して自然というわけではありません。普段就寝する2～3時間前の時間帯は1日のなかで最も寝つきにくいため，無理に早く寝ようとするとかえって寝つきが悪くなることがあります。その日の眠気に応じて，眠くなってから寝床に就くことがポイントです。

　よくあるのが，「眠れない……」と不眠のことを心配するあまり，より眠れなくなることです。必要以上に長く寝床で過ごしていると徐々に眠りが浅くなり，夜中に目覚めるようにもなります。

　繰り返しになりますが，良い睡眠に向けて大事なのは，**朝の決まった時刻に起床して太陽光を取り入れること**です。積極的に遅寝・早起きにして，寝床で過ごす時間を適正化することが大事なのです。

⑪ いつもと違う睡眠には要注意

　いつもと違う睡眠といわれても，何が正常で何が異常かよくわからないものですが，例えば5歳以下の乳幼児における夜泣き，寝渋りのような問題はわが国では20～40％の児にみられます[12]。乳幼児の夜泣きや寝渋りは決して珍しいことではないといえます。その一方で，専門的な治療を要する病気が隠れていることもあるため注意は必要です。前回の解説と多少重なりますが，いくつか代表的な睡眠障害をみていきます。

(1) 激しいいびき

　子どもの睡眠中の激しいいびきは，喉のところで呼吸中の空気の流れが悪くなっていることを示すサインです。いびきは中年のおじさんたちの病気というイメージがありますが，SASなどの可能性もあるため，子どもでも扁桃腺肥大や肥満といった身体的な理由を精査すべきでしょう。正確に診断するには睡眠ポリグラフによる検査が必要となります。SASは適切な治療を受けることで症状が改善し，高血圧や脳卒中の危険性が減ることが示されています。

(2) 概日リズム障害・ナルコレプシー

　睡眠中のいびきなどはないものの，覚醒・睡眠リズムの異常として概日リズム障害があります。これは子どもの睡眠障害として比較的多く認められる疾患です[13],[14]。代表的な概日リズム障害である**睡眠相後退型**の一般人口における有病率は約0.17％ですが，青年期では7％以上とされます。青年期に有病率が増加するのは生理学的および行動的要素の結果かもしれません。睡眠相の後退が思春期の始まりと関連しているように（p.210），特にホルモンの変化が概日リズム障害と関係している可能性が考えられています。したがって，青年期の睡眠相後退型は一般的な概日リズムの後退としっかり鑑別されるべきです。また，家族性睡眠相後退型の有病率のデータは確立されていませんが，睡眠相後退型の人はその家族歴を有することがあります。

　また，きちんと睡眠時間が確保されているのに日中の眠気や居眠りで困っている場合は，子どもでも中学生から高校生の年代になればナルコレプシー

など過眠症の可能性もあるため、医師による適切な検査を受け対策をとることが大切です。

(3) むずむず脚症候群

就寝時の足のむずむず感はむずむず脚症候群（レストレスレッグス症候群とも。restless legs syndrome；RLS）の可能性があります。RLSの患者は一定時間眠っても休息感を得られず、日中に異常な眠気をもたらすことがあります。通常、発症は10代または20代で、成人期にRLSと診断された人の約4割が20歳より前に症状を経験したことがあると報告されています。

むずむず感は自己報告になるため、子どものRLSの診断は困難なことがありますが、RLSは行動面や教育に悪影響を与えることが懸念されています。RLSと診断された子どもたちは足の不快感のため学校で落ち着いて座ることができず、多動に見えるとCorteseら[15]は報告しています。RLSによる睡眠障害はADHDと一致する症状を引き起こす可能性があることから、ADHDとRLSにはドパミンや鉄欠乏との関連が指摘されています[16]。

⑫ 眠れない、その苦しみを抱えずに専門家に相談を

子どもであっても、寝つけない、熟睡感がない、十分に眠っても日中の強い眠気が続くなど、睡眠に問題があって日中の生活に悪影響が生じている場合はかかりつけの小児科医や児童精神科医に相談することが重要です。背景にさまざまな精神疾患が隠れていることがありますし、時には家庭環境が大

表1　子どもの睡眠に対する行動療法的治療

消去法	「寝なければ親がずっとそばにいてくれる」という不眠の強化因子となる養育行動を消去することで不眠症状を減らす
入眠儀式	「寝る前の決まりごと」であり、就寝前にすること（入浴、歯磨き、着替えなど）をいつも同じ時刻、同じ順番で行う
時間制限法	入眠儀式と組み合わせて用いる。入眠儀式の導入後に行われることが多く、子どもが普段寝る時刻をあらかじめ調べたうえで、普段の入眠時刻より30分遅い時刻に寝させる
計画的覚醒	夜間覚醒に対応した方法。あらかじめ子どもが目覚める時間と回数を調べておき、子どもが目を覚ます可能性が高い時刻の15〜20分前に子どもを起こし、なだめたりあやしたりする

きく影響しているかもしれません。しかし，専門的に治療を行う場合もすぐに薬物療法を始めるのではなく，まずは消去法，入眠儀式，時間制限法などの**行動療法的治療**を検討するのもよいでしょう[17]（表1）。

まとめ

今回は子どもの睡眠衛生指導について解説しました。睡眠不足からくる多動性・衝動性をADHDと診断したり，安易に薬物療法を行ったりしないようにしましょう。そして，子どもに睡眠の問題を認めたらまずは睡眠日誌の記録をとり，子どもだけでなく家族で睡眠衛生をしっかりと理解し実践していきましょう。

【文献はp.411】

第3章　薬物療法

第3章 薬物療法

子どものメンタルヘルスにおける薬物療法

🧠 はじめに

　わが国では，2007年のメチルフェニデート徐放製剤の登場を皮切りに，アトモキセチン，グアンファシン，リスペリドン，アリピプラゾール，フルボキサミン，そして近年ではリスデキサンフェタミンが，児童精神科領域に適応のある薬剤として発売されてきました。

　しかし，日常臨床では子どものメンタルヘルスに対して薬物療法が早期から実施されることは皆無といってよいでしょう。もちろん，子どもだけでなく大人でも向精神薬は安易に導入すべきではなく，薬物療法を試みる前に心理社会的介入を検討することが望ましいと考えています。

　また，上記以外の向精神薬の多くは子どもに対する適応がないため，薬物療法は十分なインフォームドコンセントのもとで施行されるべきです。導入前には十分な身体的検査を行うとともに，精神医学的な評価も，精神医学的面接と質問紙などを用いながら定期的に行いましょう。

　今回は薬物療法全体を広く概観したいと思います。第1～2章で述べたことと重なる点もありますが，薬物療法の見取り図として皆さんの理解につながればと思います。

🚩 向精神薬のおさらい

　ご存知のように，向精神薬の作用機序は**モノアミン仮説**が背景にあります。

1. 子どものメンタルヘルスにおける薬物療法

表1 向精神薬の主な分類（より詳しい分類は下記ページ参照）

抗精神病薬	第一世代	ハロペリドール，レボメプロマジン，クロルプロマジン，スルピリドなど
	第二世代	リスペリドン，オランザピン，クエチアピン，ペロスピロン，アリピプラゾール，ブロナンセリン，クロザピン，パリペリドン，アセナピンなど
抗うつ薬 (p.255)	三環系/四環系抗うつ薬	イミプラミン，クロミプラミン，アモキサピン，ノルトリプチリン，アミトリプチリン，セチプチリン，ミアンセリンなど
	新規抗うつ薬	SSRI：フルボキサミン，パロキセチン，セルトラリン，エスシタロプラムなど SNRI：ミルナシプラン，デュロキセチン，ベンラファキシン NaSSA：ミルタザピン
抗ADHD薬 (p.123)		メチルフェニデート，アトモキセチン，グアンファシン，リスデキサンフェタミン
気分安定薬		バルプロ酸ナトリウム，カルバマゼピン，炭酸リチウムなど
抗不安薬		ジアゼパム，クロナゼパムなど多数
睡眠薬 (p.216)		フルニトラゼパム，ラメルテオンなど多数

SSRI：選択的セロトニン再取り込み阻害薬，SNRI：セロトニン・ノルアドレナリン再取り込み阻害薬，NaSSA：ノルアドレナリン作動性・特異的セロトニン作動性抗うつ薬

モノアミン仮説とは，前シナプスから放出されたモノアミンが，後シナプスの受容体に結合して伝達され，モノアミントランスポーターに再取り込みされる仕組みにより，モノアミンの代表的物質であるセロトニン，ノルアドレナリン，ドパミンが増加・減少することで意欲低下，不眠，幻覚・妄想，興奮を誘発しているという考えです。

向精神薬は抗精神病薬，抗うつ薬，抗ADHD薬，気分安定薬，抗不安薬，睡眠薬におおむね分けられます（表1）。特に子どもに用いることが多い薬剤は抗精神病薬と抗ADHD薬になるのではないでしょうか。

❶ 抗精神病薬

抗精神病薬は**第一世代抗精神病薬**と**第二世代抗精神病薬**に分けられます。第一世代抗精神病薬（first generation antipsychotics；FGA）の代表はハロ

ペリドールであり，第二世代抗精神病薬（second generation antipsychotics；SGA）はリスペリドン以降に登場した抗精神病薬です。SGAは，その薬理学的メカニズムにより錐体外路症状や高プロラクチン血症などの副作用がFGAに比べて少ないとされています。

抗精神病薬は統合失調症による幻覚・妄想などの陽性症状および意欲の平坦化などの陰性症状の改善を目指した薬剤であり，成人期に関しては多くのエビデンスがありますが，子どもの統合失調症には有効性・安全性が確認されていないのが現状です。リスペリドンの添付文書を見ても，「統合失調症：13歳未満の小児等を対象とした臨床試験は実施していない」と記載されています。

ただし，子どもの統合失調症を対象とした症状，再発，社会的機能，うつ，体重変化に関するシステマティックレビューでは，精神症状の改善について抗精神病薬がプラセボに比べて有効性を認めたと結論づけられています[1,2]。

また，抗精神病薬は統合失調症に対して使われるだけではありません。例えば，子どもの自閉スペクトラム症（ASD）に伴う易刺激性（些細なことで不機嫌になったり怒りやすくなる）に対しては，リスペリドンとアリピプラゾールが適応を取得しています。この点を含め，抗精神病薬については本章の4と5で詳しく解説します。

❷ 抗うつ薬

（1）三環系/四環系抗うつ薬

抗うつ薬は，**三環系/四環系抗うつ薬**と**新規抗うつ薬**に分けられます。

三環系/四環系抗うつ薬は，新規抗うつ薬が登場するまで長く臨床の場面で使われてきた薬剤ばかりで，私が精神科医になった頃はとてもよく使っていました。しかし，どちらも子どものうつ病患者においてはプラセボ対照比較試験で有効性が示されておらず，新規抗うつ薬の登場とともに使用機会は激減しています。

主な副作用として抗コリン作用，QT延長があり，大量服薬時の心毒性が強いため，その使用は控えるべきであると指摘されています[3]。また，どちらの薬剤でも眠気やだるさなどの過鎮静が現れることもあり，後述するアクチベーションシンドロームがわかりにくいことも臨床的には注意が必要です。

(2) 新規抗うつ薬

　新規抗うつ薬は，その薬理作用から，選択的セロトニン再取り込み阻害薬（**SSRI**），セロトニン・ノルアドレナリン再取り込み阻害薬（**SNRI**），ノルアドレナリン作動性・特異的セロトニン作動性抗うつ薬（**NaSSA**）に分類され，現在は成人のうつ病治療の主流となっています。

　この新規抗うつ薬にも注意が必要です。p.91でも述べたように，特に24歳以下の患者に投与する際は，自殺念慮の高まりなどを起こす**アクチベーションシンドローム（賦活症候群）**の発現に注意が必要であり，その評価が十分にできない環境や医師のもとでは処方を行うべきではありません。安易に処方する医師はそのリスクを低く考えているのではないでしょうか。

　また新規抗うつ薬は，うつ病・うつ状態だけでなく，強迫症，パニック症，社交不安症，心的外傷後ストレス症などさまざまな疾患の適応を取得していますが，子どものうつ病に対する適応はないことに注意する必要があります。ただしフルボキサミンだけは，国内の臨床試験を通じて子どもの強迫症に対する適応を取得していることから，強迫症と診断したときには適応内投与となります。抗うつ薬については本章の3でさらに詳しく扱います。

❸ 抗ADHD薬

　第2章の注意欠如多動症（ADHD）の項（p.123, 134）でも解説しましたが，わが国で使用できる抗ADHD薬には，中枢神経刺激薬のメチルフェニデート（MPH）とリスデキサンフェタミン（LDX），非中枢神経刺激薬のアトモキセチン（ATX）とグアンファシン（GXR）の4つがあります。MPHは，かつて短期作用型の錠剤としてわが国に広く流通していましたが，その依存性が社会的な問題となり，徐放製剤であるMPH-OROSの登場に至ったという歴史があります。

　子どもの抗ADHD薬として初めて適応を取得したのはMPH-OROSです（2007年）。その後，2009年にATX，2017年にGXR，さらに2019年にはアンフェタミンのプロドラッグであるLDXが登場したことによって，ADHDの薬物療法は大きな変革を迎えています。ただし，MPH-OROSとLDXはその**依存と乱用のリスク**から，厳しい規制が敷かれています（p.128）。具体的には患者のイニシャルと生年月日などの登録が必要で，処方時には登録

カードの提示が求められます。抗ADHD薬については第2章で解説しましたが、本章の2で改めて取り上げます。

❹ その他の薬剤

　気分安定薬、抗不安薬、睡眠薬があります。いずれも成人期では使用しやすい薬剤かもしれませんが、児童思春期の統合失調症、うつ病、不安症などに対し、国内では有効性・安全性の確認が十分になされていません。特に抗不安薬や睡眠薬として用いることが多い**ベンゾジアゼピン系薬剤**は、脱抑制や依存の問題からも使用は極力控えるべきと考えます（p.215参照）。

子どもに対する薬物療法の現状

　そもそも、子どものメンタルヘルスに対して、向精神薬はどのように処方されているのでしょうか？　厚生労働省のレセプト情報・特定健診等情報データベース（NDB）オープンデータから使用の実際を調べてみました[4]。2017年度のレセプト情報のうち1,000件以上の処方件数のある薬剤を、患者の年齢別に分けたのが表2です（各年代とも処方数の多い順に示した）。実地臨床では、想定されていたよりも**低い年齢から処方がなされており、その多くが適応外使用**であることもよくわかります。

　他の研究をみてみると、わが国において6〜12歳で抗ADHD薬と抗精神病薬の処方が増加していること、13〜18歳では抗うつ薬の処方が増加していることもわかっています[5]。しかも、ASDに対し抗うつ薬が、ADHDに対し抗精神病薬が適応外使用されている現状も明らかになっています[5)-8)]。

　はたしてこれらの薬を処方された子どもたちは、標的症状（後述）の変化や副作用の出現などについて本当に適切にモニタリングされているのでしょうか？　特に年少児に対する処方の多くは抗ADHD薬であり、さらに24歳以下には慎重な投与が求められる新規抗うつ薬が5歳以上の患者にも投与されていました。これらの処方をした医師が、安全性が確認されていない6歳未満に向精神薬を処方するリスクをどのように認識しているのか、大きく不安を感じるところです。

　わが国の向精神薬の処方については、主治医の裁量が大きく、年少児から

1. 子どものメンタルヘルスにおける薬物療法

表2 年代別にみた向精神薬（商品名）の処方動向（頻度順）（2017年度NDBを用いた解析）

0〜4歳	5〜9歳	10〜14歳
ストラテラ内用液0.4%	ストラテラ内用液0.4%	ストラテラカプセル25mg
エビリファイ内用液0.1%	ストラテラカプセル10mg	ストラテラカプセル10mg
リスパダール内用液1mg/mL	コンサータ錠18mg	コンサータ錠27mg
ストラテラカプセル10mg	コンサータ錠27mg	コンサータ錠18mg
アタラックスPカプセル25mg	ストラテラカプセル25mg	ストラテラ内用液0.4%
アタラックス錠10mg	エビリファイ内用液0.1%	ストラテラカプセル40mg
トフラニール錠10mg	トフラニール錠10mg	エビリファイ内用液0.1%
	リスパダール内用液1mg/mL	リスパダール錠1mg
	トフラニール錠25mg	リスパダールOD錠1mg
	リスパダール錠1mg	エビリファイ錠6mg

0〜4歳に処方されていたのは上の7剤のみ。

処方がなされているという問題があります。また，年齢的にもそのモニタリングは不十分である可能性が考えられます。

薬物療法の心構え

1 臨床医としての姿勢

　保護者や教師など周囲の大人は，治療者に対して，一刻も早く子どもの問題行動が改善するような治療を行ってくれると過剰に期待していることがあります。もちろん，保護者も教師も，子どもに薬物療法を導入することまで過度に期待しているわけではないでしょう。しかしながら，何とか役に立とうと思う臨床医は，その期待に早期に応えようとするあまり，安易に診断を確定し早急な薬物療法を導入する危険に陥りやすいかもしれません。

　そんな臨床医の態度に，子どもは「この大人もわかってくれない。この人も子どもの話なんて聞いてくれないし，一方的に決めるだけだ」と感じることでしょう。このような治療関係は子どもの治療に対する不信感を高め，薬物療法

だけでなく，**健全な精神療法的な治療関係の構築を阻害**します。

では，子どもに対する薬物療法をどのような形で導入すべきでしょうか。まずは，治療を始める際に保護者の不安を受け止め，その苦労をねぎらいながら，時間をかけて子どもとの適切な患者・医師関係の構築を心がけましょう。そして，反抗的な態度を示す子どもであっても，時には一緒に遊び，漫画やゲームの雑談をしながら，子どもたちと**今後の治療について話し合っていく土台となる良好な関係性を作り上げていくこと**を目指します。

子どもを診る臨床医には，反抗や拒否などの子どもの言動を受容して，その裏側にある，自立を巡る葛藤とともに生じる強烈な甘えや不安を取り扱っていこうという気概が必要です。こうした気概をもった臨床姿勢を身につけることによって，薬物療法という選択肢を慎重かつ適切に考慮することができるでしょう。表3に，実際に薬物療法を始める前に確認しておくべき項目をあげておきます。

❷ 的確な診断，見立てを行う

薬物療法を含め，どのような治療技法を選択するとしても，的確な診断または精神医学的な見立てを欠かすことはできません。子どもの背景にあるさまざまな力動的な要因も含めた精神医学的評価と診断（疑いも含めて）という**見立て**があって初めて，治療的戦略の一つとして薬物療法を考えるに至ります。この見立てについては第1章5で詳しく解説しています。

臨床医は，薬物療法が必要とされる精神医学的現症を評価したうえで包括的な診断をしなくてはなりませんが，DSM-5における広汎性発達障害からASDへの診断基準の変更（p.148参照）や重篤気分調節症（p.85参照）の登場など，児童思春期はいまだ診断学的に未成熟な領域が多くあります[9)-11)]。そのため，疾患概念の多くは**「子ども特有の障害」**という過渡的な表現系の一つであり，この不安定さを織り込んだものとして病態を理解するために，児童期および青年期の心理的発達特性と，それが環境との相互作用によってどのような変化を強いられることになるかを深く知らなくてはなりません[12)]。

子どもの包括的な評価をする際は，上述したように子どもだけでなく親の話をよく聞き，その苦労をねぎらい，現在の問題点を整理するという流れになりますが，このような評価に基づいてさまざまな心理社会的な介入を行うべ

表3 薬物療法の開始前に評価すべき項目

説明すべきこと	具体的内容
症状・診断	どのような症状があるのか，その診断と告知の必要性は？
薬物療法の必要性	どうして薬物療法をしなくてはならないのか
服薬負担感	1日何回内服するのか
薬物療法の目的	主に症状改善，病因や病態に関する説明
効果と副作用	効果の発現時期，どのような症状に有効か 増量や変更の計画，副作用の内容・発現時期・持続期間，副作用への対処方法
内服予定期間	いつまで内服する必要があるのか
既往歴・症状	糖尿病，肥満，循環器系疾患，てんかん，脂質異常症，高コレステロール血症など
家族歴	糖尿病，肥満，循環器系疾患，てんかん，脂質異常症，高コレステロール血症，突然死，心血管異常，同胞の健康状態
身体評価	体重，BMI，胴囲，空腹時血糖，プロラクチン，空腹時脂質（総コレステロール，トリグリセライド，LDL，HDL）
不随意運動の評価	手のふるえ，字の書きにくさなど
心電図 血圧	突然死の家族歴，心血管異常の家族歴，本人に失神や動悸，心血管異常のあるとき QT延長や低血圧を起こす可能性のある薬剤を使用するとき
既往歴・ 症状の確認	糖尿病，肥満，循環器系疾患，てんかん，脂質異常症，高コレステロール血症など

〔諸川由実代，他：臨床精神薬理，8：635-640, 2005より改変〕

きであり，薬物療法の選択肢はそれらの介入を十分に行った後に初めて検討されます。

　診断，見立ては臨床医にとって治療戦略を決める大事な思考ですが，その見立ては治療が進むにつれて変化していきます。その柔軟さをもつことが臨床医としての柔軟さであり，成長過程にある子どもを診る大事な視点ともなるのです。

3 治療の標的症状を明確にする

薬物療法を行う際は，その**標的症状**を明確にすることをお勧めします。

標的症状を決めておくことで，その症状の変化，すなわち有効性を確認することができます。漫然とした投与をしないためにも，子どもや保護者と**定期的にその効果を確認すること（モニタリング）**を勧めます。その際は客観的な指標を使ってモニタリングすることが大切です。精神症状の代表的な評価スケールを表4に載せておきます。

標的症状は，抗ADHD薬では多動・衝動・不注意となるでしょうし，リスペリドンとアリピプラゾールではASDに伴う易刺激性，フルボキサミンでは強迫症による強迫行為と強迫観念になるでしょう。適応外使用になりますが，抗うつ薬なら抑うつ気分が主となります。

どの薬剤を，どのような症状を標的として使用しているのか，**保護者や子ども自身にもわかりやすく説明しておきましょう**。その際は，薬物療法では知的発達症や，ADHD，ASDなどの神経発達症の中核症状を治癒することができないことも伝えておきます。神経発達症に対する薬物療法は，それらの症状を軽減させるか，または神経発達症を背景として発症した精神疾患（うつ病や不安症などの二次障害）に効果が期待される程度でしかありません。患者や保護者に過度な期待を抱かせるような説明は，心理社会的治療への意欲を低下させ，安易に薬物療法に頼るような心性へと誘導してしまうかもしれません。

実臨床では，たとえ適応内処方であっても可能な限り**少量**から投与を開始すべきです。もちろん，日常臨床ではオンラベル（適応内）の薬剤だけでは十分な効果を得られないことも多いでしょう。そのときには十分な説明をしたうえで他の薬剤をオフラベル（適応外）使用することもあります。この場合は投与した理由についてカルテに記載しておくべきでしょう。

特に，24歳以下のうつ病患者への抗うつ薬投与に関しては，重大な副作用であるアクチベーションシンドロームのリスクを含め，主治医たちがその適応を患者・家族とも慎重に検討したうえで使用した記録をカルテに明記することも忘れないでもらいたいと思います。

1. 子どものメンタルヘルスにおける薬物療法

表4 子どもの精神症状を評価する代表的なスケール

名称	略語	標的症状	記入者
ADHD-Rating Scale-IV	ADHD-RS-IV	多動・衝動,不注意	保護者,教師
Depression Self Rating Scale	DSRS	うつ症状	本人
Spence Children's Anxiety Scale	SCAS	不安	本人
The Japanese version of Children's Sleep Habits Questionnaire	CSHQ-J	睡眠の質,睡眠障害	保護者
Child Behavior Check List	CBCL	子どもの日常生活全般	保護者,教師
Youth Self Report	YSR	子どもの日常生活全般	本人
Autism Diagnostic Interview-Revised	ADI-R	自閉症関連症状	医師(対象は保護者)
Autism Diagnostic Observation Schedule	ADOS	自閉症関連症状	医師(対象は子ども)
Pervasive Developmental Disorders Autism Society Japan Rating Scale	PARS	自閉症関連症状	保護者
Oppositional Defiant Behavior Inventory	ODBI	反抗行動	保護者

副作用発見のために必要なモニタリング

❶ 不十分な投与後の検査

　薬剤投与前は**身体的検査**（身長，体重，血圧，血液，心電図など）を行うことが大切です（表3）。多くの副作用モニタリングでは身体的検査が必要になるため，検査は定期的に行うべきです。

　副作用に関して，臨床現場で最も問題となるのは抗精神病薬による**体重増加**ではないでしょうか。急激な体重増加は，たとえ薬が有効であっても服薬アドヒアランスに大きく影響します。この点については本章の5で扱っています。

では，臨床現場では実際どれくらいの割合で副作用がモニタリングされているのでしょうか？　上述したNDBオープンデータの研究では，新規に抗精神病薬の処方を受けた18歳以下の43,608名のうち，モニタリングされていた検査は**血糖**で13.5%，**プロラクチン**で0.6%でした。また，450日間にわたり抗精神病薬の処方を継続的に受けていた10,378名のうち，4回検査を受けた患者は血糖で0.9%，プロラクチンで0.1%以下でした[13]。極めて低い割合です。

　確かに，子どもは採血となるだけで恐れおののき，外来から一目散に逃げてしまったり，パニックになり大騒ぎになったりすることさえあります。精神科なら採血しないという思い込みがある場合もあります。保護者や主治医にとっても，専門医にやっとの思いでつながったところで子どもが受診拒否を起こしかねない採血は避けたいかもしれません。しかし，このような低い採血・検査率の影に隠れて，さまざまな身体的副作用が進行しているかもしれません。普段から通い慣れている近医の小児科などでもよいので，体調にあわせて必要最低限の採血をし，その情報を共有できるとよいと思います。

❷ とりわけ注意が必要な副作用

　ここまで述べてきたように，どのような薬にも効果だけでなく副作用がありますが，子どもに向精神薬を用いるときに最も注意が必要な副作用は，抗うつ薬を使用した際に出現する可能性がある，**自殺関連事象を含むアクチベーションシンドローム**であると私は感じています。この問題については本章の3で改めて取り上げます。

　ただし，うつ病の子どもすべてに抗うつ薬の使用をすべきでないと言っているわけではなく，そのリスクとベネフィットを勘案したうえで，特に重症例などでは十分な管理のもとで使用していくべきでしょう。

　その他の小児特有の副作用として，抗不安薬や睡眠薬を使用した際に，興奮や逸脱行動などの**脱抑制症状**が出現しうることも強調して伝えたい点です。加えて，抗精神病薬を使用した際の**急性ジストニア**や**錐体外路症状**にも留意すべきでしょう。

　子どもは自己の内面や身体的不調を適切な言葉で他人に伝えるということが，成人に比べてはるかに苦手です。例えば抗精神病薬の副作用にアカシジアがあります。足がムズムズするなどの症状ですが，子どもがこれを言葉で

1. 子どものメンタルヘルスにおける薬物療法

説明することはなかなか難しいものです。この点を考慮に入れながら，効果と副作用の評価および薬剤調整を試みていかなくてはならないと思います。

まとめ

　子どもを診るということは，その成長過程に並走することでもあります。その際に，どうしても必要になったときだけ薬物療法が選択されることになりますが，成長とともにその病態や生活環境が変化することを忘れることなく，**薬物療法を漫然と継続しないことが大切**です。

【文献はp.412】

2 ADHD治療薬の特徴とリスデキサンフェタミン

第3章 薬物療法

💭 坊っちゃん

　夏目漱石は知らない人がいないといってよい作家でしょう。1867年（慶応3年）生まれで1916年（大正5年）没，明治時代を生きた文豪です。作家としては38歳に『吾輩は猫である』でデビューしましたが，意外にもその後11年しか活動していません。漱石の作品は没後50年以上が経ち著作権の保護が終わっているので，電子書籍のAmazon Kindleだと無料でダウンロードすることができます。

　漱石という名前は中国の故事「漱石枕流」から取られていますが，この言葉は負け惜しみを言ったり自説を無理に通そうとする態度を表しています。私が勝手に抱いていた夏目漱石のイメージ（聖人君子な人柄）とは何だか違っているように思いました。小学校の頃など，きれいな日本語を書く代表的な作家として夏目漱石を勧められ，しっかり読むように教え込まれた記憶がありますが，大人になって「漱石」の意味を知ると，これはこれで人間味があって親しみやすい印象を受けます。彼の作品には人生に対して余裕をもち，世俗的な気持ちを離れてゆったり自然や芸術を眺める要素が含まれていることから，余裕派とよばれるそうです。

　皆さんは『坊っちゃん』（1906年/明治39年）を読まれたでしょうか[1]。私は，松山での漱石自身の教師時代が土台になった小説という漠然とした記憶だけでしたが，児童精神科医としてその書き出しを読むととても印象的でした。

2. ADHD治療薬の特徴とリスデキサンフェタミン

> 親譲の無鉄砲で小供の時から損ばかりしている。小学校に居る時分学校の二階から飛び降りて一週間ほど腰を抜かした事がある。なぜそんな無闇をしたと聞く人があるかも知れぬ。別段深い理由でもない。新築の二階から首を出していたら，同級生の一人が冗談に，いくら威張っても，そこから飛び降りる事は出来まい。弱虫やーい。と囃したからである。小使に負ぶさって帰って来た時，おやじが大きな眼をして二階ぐらいから飛び降りて腰を抜かす奴があるかと云ったから，この次は抜かさずに飛んで見せますと答えた。
>
> 親類のものから西洋製のナイフを貰って奇麗な刃を日に翳して，友達に見せていたら，一人が光る事は光るが切れそうもないと云った。切れぬ事があるか，何でも切ってみせると受け合った。そんなら君の指を切ってみろと注文したから，何だ指ぐらいこの通りだと右の手の親指の甲をはすに切り込こんだ。幸ナイフが小さいのと，親指の骨が堅かったので，今だに親指は手に付いている。しかし創痕は死ぬまで消えぬ。
>
> (新潮文庫版, pp5-6)

この坊ちゃん，何という衝動性と計画性のなさでしょうか。今回読み返すまで，坊ちゃんがこんなにも激しい性格の持ち主だという印象はありませんでした。江戸っ子であることに誇りを感じ，地方を下に見るような発言を繰り返すなど，現代の小説では書きづらい問題のある言動です。いま有名な作家が同じ内容をツイートしたらすぐに炎上しますね。いまの自分よりはるかに年下となった坊ちゃんの猛々しい衝動性をとても強く感じる一冊です（道後温泉にも行きたくなります）。ちなみに，『坊っちゃん』では一度も本人の名前が出てきません。

注意欠如多動症（ADHD）の概念につながる最初の症例報告は，p.132でも触れたように明治維新後の1902年に英国のStillによってなされました[2]。わが国でADHDへの社会的注目が高まったのは平成以降ですから，明治時代にADHDの概念はありません。坊ちゃんが2階から飛び降りようがナイフを使って衝動的に手を切ろうが，大きな問題にはならなかった時代かもしれ

第3章　薬物療法

ません。少なくとも病院に行くという話にはならなかったのでしょう。

　ADHDについては第2章で取り上げましたが，今回は『坊っちゃん』にインスピレーションを受けつつ，特にADHDの薬物療法と治療戦略上の新たな幕開けの旗印リスデキサンフェタミンについて解説したいと思います。

ADHDは薬物療法ありきではない

　わが国のガイドラインでは，「ADHDの治療・支援は環境調整に始まる多様な心理社会的治療から開始すべきであり，本ガイドラインは『まず薬物療法ありき』の治療姿勢を推奨しない」と述べています[3]。これは極めて重要な治療姿勢です。現代の忙しい精神科診療のなかでどこまでこの姿勢を追求できるかという葛藤はあるかもしれませんが，ガイドラインは「あくまで薬物療法は心理社会的治療の効果不十分であることを確認したうえで，あわせて実施すべき選択肢である」とも述べています。

　心理社会的治療とは，学校や職場などの環境調整，患者および保護者への心理教育，保護者へのペアレント・トレーニング，患者本人へのソーシャル・スキル・トレーニングなどを指します。ADHDの治療ではまずこれらを試みるべきです（図1）。ガイドラインでは臨床的な重症度により治療戦略を書き分けており，薬物療法の位置づけは重症度ごとに違いがみられますが，たとえ重症例であっても，心理社会的治療にまず挑戦するという姿勢を失わないこと，薬物療法の開始後も親ガイダンスやペアレント・トレーニングなどの心理社会的治療をあわせて実施すべきことを強調しています。

　海外のガイドラインでも同様に心理社会的治療から開始し，その治療への反応に乏しい場合に薬物療法を考慮すべきとしたものが多くあります。一方，英国NICE（National Institute for Health and Clinical Excellence）のガイドラインでは，ADHDの重症度を評価することの難しさを述べたうえで，環境を整える努力をし，親に適切なアドバイスとサポートを提供する限り，ADHDの第一選択治療として薬物療法を考慮することができるとしています[4]。

　ともあれ，臨床医は薬物療法だけでADHD治療の目標が達成されることを計画すべきではありません。薬物療法よりも先に開始した心理社会的治療

2. ADHD治療薬の特徴とリスデキサンフェタミン

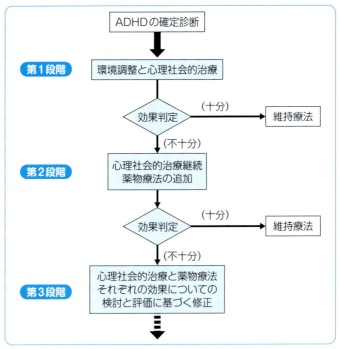

図1　ADHD治療・支援の基本的な流れ
〔ADHDの診断・治療指針に関する研究会・編：注意欠如・多動症─ADHD─の診断・治療ガイドライン 第5版．じほう，p（24），2022より〕

との相互作用あるいは相乗効果によって，治療目標に到達することを目指しましょう。心理社会的治療を一定期間行っても効果不十分な場合は，薬物療法を開始する前にそれまでの心理社会的治療の適切性を評価し，技法的な工夫や修正，組み立ての再構築を行うことが大切です。

💧 子どものポジティブさを引き出そう

　ここで『坊っちゃん』に話を戻したいと思います。小説の冒頭から清（きよ）という坊ちゃんの実家の女中が出てきます。清は，2階から飛び降りたりナイフで指を切ったり父や兄などといさかいを起こす坊ちゃんをかばい，とても可愛がっていました。坊ちゃんの破天荒な行動を受け止め，「あなたは真っ直ぐでよいご気性だ」とほめるのです。

第3章　薬物療法

　坊ちゃんはいまのご時世で考えるとなかなかの問題児であり，現代ならわれわれ児童精神科のお世話になっていたかもしれません。ところが，彼が家族に疎まれながらも自尊心を保ち，気持ちよいほどに真っ直ぐに生き抜いている姿の根底には，清が学童期から青年期まで一貫して鏡のように本人の行動をポジティブに返し続けてきた支えがあるのではないでしょうか。

　どんな子どもにもポジティブな面とネガティブな面がありますが，われわれ児童精神科医の一つの仕事は，清と同じように**子どもたちのポジティブさを返し続けていくこと**なのかもしれません。子どもが元来もっているポジティブさをどう引き出すのか，子どもの健全な情緒発達をどう活性化していくのか，周囲の大人も巻き込みながら日々格闘しているのだと思います。

治療薬4剤の使い分け

1 薬剤選択時のポイント

　リスデキサンフェタミン（LDX）の効能・効果は「小児期におけるADHD」ですが，**他の抗ADHD薬が不十分であった場合にのみ使用**するよう添付文書に記載されており，まずは他の3剤を中心に薬物療法を検討する必要があります。ちなみに，英国での適応も「メチルフェニデートによる効果が臨床的に不十分な6歳以上の小児（思春期を含む）のADHD）」となっています。

　LDX以外の薬物療法を導入する際，最初にどの薬剤を使うべきかについては，年齢，身長・体重，心拍数，血圧，チックや抑うつなど併存障害の有無，親が薬の効果を期待する時間帯（ADHD症状が現れやすい時間帯），さらに服薬アドヒアランス（子ども自身の問題だけでなく家庭的な状況も含めて）を十分に考慮したうえで選択することが望ましいと本書で語ってきました。例えば，中枢神経刺激薬のメチルフェニデート徐放製剤（MPH-osmotic controlled-release oral system；MPH-OROS）とLDXは朝内服すると夕方まで効果を認めるのに対し，非中枢神経刺激薬のアトモキセチン（ATX）は1日1～2回，グアンファシン（GXR）は1日1回の服用でどちらも24時間効果を認めるという作用時間の違いがあり（p.123の表参照），それが薬剤選択の大きなポイントになります。すなわち，**子どもや保護者が特に苦労する**

2. ADHD治療薬の特徴とリスデキサンフェタミン

時間帯を聴取したうえで薬剤を選択することが重要です。

4剤の有効性についていえば，中枢神経刺激薬のLDX，MPH-OROSはADHD症状に対する効果量（effect size）がATXやGXRよりも大きかったことがわかっています[5]。中枢神経刺激薬には多動性の減少または注意力の増加について約70%という高い有効性が認められており[6),7]，1種類の中枢神経刺激薬に反応しなかった子どもでも，少なくとも半数は別の中枢神経刺激薬に反応したという報告もあります[8]。

また，国内のレセプト情報・特定健診等情報データベース（NDB）を使って処方実態を調べた後ろ向きのコホート研究では，ADHD治療薬の使用者のうちMPH-OROSの処方割合は64%でした[9]。海外では英国94%[10]，ノルウェー94%[11]，ドイツ75～100%[12]とさらに高い割合となっており，MPH-OROSはADHDの子どもに最も頻繁に使われる薬となっています。

中枢神経刺激薬についてはこのようなエビデンスがあるわけですが，一方で副作用である食欲減退による成長障害や薬物依存・乱用などの問題に十分注意する必要があることは言うまでもありません[13]。

❷ 単剤か併用か？

4剤のADHD治療薬は基本的に単剤投与となっています。しかし，それだけではうまくいかない症例に出会うこともたくさんあるでしょう。例えばGXRは，カナダと米国において，児童・青年のADHDに対して中枢神経刺激薬の補助療法として承認されており，中枢神経刺激薬に併用したGXRがプラセボに比べてADHD症状スコアを有意に改善したとの報告があります[14]。GXRが承認される前に発刊されたわが国のガイドライン第4版では，単剤で効果不十分な場合の併用療法としてMPH-OROS/ATXが推奨されていましたが，現在の第5版ではMPH-OROSとGXRの併用療法も推奨されていることから[3]，今後はMPH-OROS/GXR併用のエビデンスの蓄積が待たれます。

❸ メチルフェニデート（MPH）のおさらい

MPHは，短時間作用型であるリタリン®が適応外使用としてADHDに使われていた時代を含め，現在に至るまで代表的なADHD治療薬です。短時

間作用型MPHは摂取後1〜2時間で最高血中濃度に到達し，その効果持続時間は約4時間です。すなわち，こまめに飲まなくてはならないという問題があったことから，1日1回の内服でも効果が持続するように開発されたのが放出制御システム（OROS）をもつコンサータ®です。カプセル自体に工夫がなされ，累積放出率は最初の1時間で12〜32％，4時間後までで40〜60％，10時間後までで85％と，約12時間かけて薬剤を出し切る設計になっており，5〜8時間で最大血中濃度に達します。

MPHの依存につながる**多幸感**については，血中濃度上昇の推移やドパミントランスポーターの高い占拠率との関連性が指摘されていますが，短時間作用型MPHからMPH-OROSに切り替わったことで血中濃度の推移は緩やかになり，依存リスクの低減につながっていると考えられています。

LDXの特徴

1 作用機序

読者のなかにはすでにLDXを処方された経験をもつ方もおられるかもしれませんが，やはり処方することにはかなりの慎重さを求められる薬剤です。LDXは経口摂取後，消化管から速やかに吸収され，血中で徐々に活性体であるd-アンフェタミンに変換されるプロドラッグです。つまり，体内で代謝を受けてからしか薬効が発揮されないため，d-アンフェタミンの急激な血中濃度の上昇を抑えることができます。これはd-アンフェタミンの依存性に対処するものといえます。

d-アンフェタミンはMPHと同様にドパミン（DA）トランスポーターやノルアドレナリン（NA）トランスポーターによるDA・NAの再取り込みを阻害するほか，シナプス小胞からのDA・NA遊離促進作用などがあり，これにより脳内のDA・NA濃度を高め，ADHD症状を改善すると考えられています（図2）。

2 薬物動態

d-アンフェタミンは内服後3〜5時間で最大血中濃度に達し，95％が尿中

2. ADHD治療薬の特徴とリスデキサンフェタミン

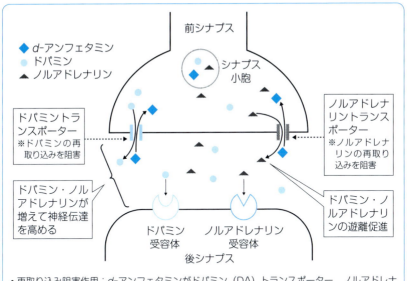

- 再取り込み阻害作用：d-アンフェタミンがドパミン（DA）トランスポーター，ノルアドレナリン（NA）トランスポーターを介して細胞内に取り込まれることで，細胞内へのDA，NAの再取り込みが阻害される。
- 遊離促進作用：細胞内に取り込まれたd-アンフェタミンがシナプス小胞に作用することで小胞外のDA，NA濃度が高まり，さらにシナプス間隙へのDA，NAの遊離が促進される。

図2　リスデキサンフェタミンの作用機序

排泄されます。**腎機能障害患者**では血中からの消失が遅延するため注意が必要で，糸球体濾過率（GFR）30 mL/分/1.73 m^{2}未満では1日50 mgを超えないこと，透析患者またはGFR 15 mL/分/1.73 m^{2}未満の患者ではさらに低用量の投与を考慮するよう添付文書に記載されています。腎機能正常者においてd-アンフェタミンの血中半減期は12.1±2.5時間であり，用法はMPH-OROSと同じく1日1回です。

❸ 有効性・安全性

　これまで行われた海外の第4相試験（承認後の試験）では，LDXがATX，MPH-OROSより高い有効性を示したとの報告があります[15),16)]。また，ADHD症状の改善に伴い健康関連のQOLや機能の改善がみられ，長期投与試験ではLDXによる治療を継続する限り効果が維持されました。さらに，ADHDの小児に対する7週間のオープンラベル（非盲検）試験では，LDX

の投与によって行動障害の割合が減少し，ADHD症状も改善することがわかっています[17]）。

LDXの忍容性はおおむね良好であり，副作用は他の中枢神経刺激薬で報告されている有害事象（食欲減退，頭痛，体重減少，不眠，過敏性など）と同様でした。

このような結果から，LDXはこれまでの薬物療法で十分な効果が得られなかったADHD患者の治療に新たな選択肢を提供すると考えています。

❹ 海外では「むちゃ食い症」にも使われる

蛇足のような話ですが，LDXは米国などにおいて**むちゃ食い症**（binge-eating disorder；BED）への適応ももっています。BEDは米国で最も一般的な摂食症とされていますが，LDXは2015年に米国食品医薬品局（FDA）からBEDの治療薬として承認を受け，執筆時点ではBED治療で承認された唯一の薬剤です。

BEDは少なくとも週に1回，3カ月間にわたって起こる強迫的な食事のエピソード（普通よりもずっと早く食べる，気持ち悪くなるまで食べる，空腹でないのに大量に食べる，など）を特徴とする精神神経疾患であり，コントロールできないという感覚を伴い，規則的な代償行動（下剤の使用，過度の運動，嘔吐など）がないことが特徴です。

BED患者へのLDX投与に関するシステマティックレビューとメタアナリシスの結果が報告されており，それによればLDXはBEDの有効な治療薬であり，BED症状と体重を減少させると結論づけられています[18]）。作用機序に関するエビデンスはまだ少ないのですが，LDXによる食欲の低下，あるいは脳内の報酬系・実行系など認知回路への作用を通じてむちゃ食いを抑制する可能性が示唆されています。

また，LDXが投与された2つのランダム化比較試験では，成人のBED患者において1週間あたりのむちゃ食い日数の減少という有効性が示されました。ただし，LDXを投与された患者は，非薬物療法群と比べてQOLは増加しましたが，治療に関連する平均総費用は175ドル高かったという結果になっています[19]）。

ADHDに対する今後の薬物治療戦略

さて，ここではわれわれの研究を通じて，ADHDの薬物療法を巡る戦略を述べたいと思います。

上述したように，LDXは他のADHD治療薬で有効性が不十分だった場合にのみ使用することになっています。すなわち，MPH-OROS，ATX，GXRのいずれかが無効であった場合ということになりますが，臨床的には3剤いずれも無効であることもあります。

私たちはこの3種類の治療薬を投与されたADHD患者の臨床的特徴について調査しました（調査期間2015年4月～2020年3月）[20]。特に3種類すべての薬剤を経験した患者（症例群）の特徴を，性・年齢をマッチさせた他のADHD患者（対照群）と比較して後ろ向きに評価しました。その結果，ADHD治療薬を処方された878名の患者のうち43名（4.9％）が3種類の治療薬を経験しており，①**重度のADHD症状**，②**自閉症の特徴がある**，③**子どもから親への暴力がある場合**には，3種類すべての薬を経験する可能性が高いことが明らかになりました。

この結果は，重度のADHD症状やそれとも関連する自閉症的特徴を踏まえてADHD治療薬を選ぶことがまだまだ難しいことを示しているように思われます。臨床では自閉スペクトラム症（ASD）とADHDの併存がよくみられるとp.149で述べましたが，実際のところADHD症状と自閉症的特性を区別することは難しいため，ADHD症状ではなくADHDに併存する自閉症的特性を標的にADHD治療薬が処方され，その結果十分な効果がみられず多くの薬を使うことになっているのかもしれません[21]。ADHD治療薬が（ASDの特徴である）社会的相互作用の障害や反復的なステレオタイプの行動，あるいは全体的な自閉症的特性を改善するという十分なエビデンスはありませんから[22]，ADHD治療薬が効かず，追加の治療的アプローチが必要となる場合には，他の薬を試そうとする前に**自閉症的特性の有無を評価する**ことが大切です。

❶ 親への暴力の背景にあるもの

③の子どもから親への暴力ですが，反応性・衝動性の暴力がADHDの精

神病理と関連していることに基づいて，そうした衝動性をできるだけ抑える目的でADHD治療薬が処方されているのかもしれません[23]。

他方で，コホート研究では若者のうつ病がその後の暴力的なアウトカムと関連していることや[24]，子どもに対するマルトリートメント（虐待的な扱い）や家庭内暴力への曝露が対人暴力のリスク増加と関連していることが指摘されています[25]。こうしたことを考えると，親への暴力傾向がある子どものADHD症状に対しては，うつ病や虐待への対応など，**ADHD治療薬以外のアプローチ**を検討することも必要かもしれません。

❷ MPH-OROSの処方実態も一因か

また，MPH-OROSの処方のあり方も，特定の症例において3種類すべての薬剤を必要とした理由の一つと推察されます。われわれの研究では，ADHD治療薬が180日以上単剤で処方された患者の割合は，MPH-OROSで75.6％，ATXで68.3％でした。国内の別の研究でも，ADHD患者またはADHD症状を伴う広汎性発達障害の患者に対して，MPH-OROSはATXより高い使用継続率を示していました[26]。

それでもなお，先に紹介したように海外と比べると日本でのMPH-OROSの処方率は低い水準にとどまっています。ADHD症状に対するMPH-OROSの効果量（effect size）がATXやGXRよりも大きかったことも前述しましたが[5]，要は，日本ではeffect sizeの小さいADHD治療薬が最初に使用されるケースが比較的多かったことで，結果として複数のADHD治療薬が使われたのではないかと考えられました。

なお，こうした国内の処方の背景には，わが国のガイドラインも関係しているかもしれません。ガイドラインの第4版が発行された2016年時点ではMPH-OROSとATXの2剤しか使用できなかったこともあり，どちらかの薬剤を第一選択とすることが示されていました。この指針が，必ずしもMPH-OROSからスタートしないという処方実態に影響を及ぼしたともいえるでしょう。現在の第5版では，第一選択薬としてMPH-OROS，ATX，GXRいずれかの単剤治療を示しています[3]。今後，国内の処方実態がどのように変わっていくのか注目されます。

2. ADHD治療薬の特徴とリスデキサンフェタミン

まとめ

　LDXが登場した現在，ADHDの薬物療法では初診時に，重度のADHD症状があるか，自閉症的特性がみられるか，子どもから親への暴力があるかといった評価をすることが，ADHD治療薬をむやみやたらと使わないようにするためにも重要です。

　また，これまでの国内の処方実態をみると，ATXやGXRといったeffect sizeの小さい治療薬を最初に選んだ結果として多種類の薬剤の使用につながっている可能性がありますが，その一方で中枢神経刺激薬については食欲減退・成長障害や薬物依存・乱用への懸念があることも十分に理解しておく必要があります。

　LDXは現在のところ第一選択薬ではないことも念頭に置き，使用にあたってはいっそう注意するようにしましょう。例えばLDX以外の3種類の治療薬を使用せざるをえなかった症例では，次にすぐLDXを投与するのではなく，**診断を再考してみる柔軟性**が臨床医に求められていると思います。

　そして，ADHDの子どもに関わる大人たちは薬物療法に過度に期待することなく，『坊っちゃん』の清のように彼らのポジティブな一面に注目し，支え続けていくことが何よりも大切です。

[文献はp.413]

第3章 薬物療法

3 児童思春期に効果を認めない抗うつ薬たち

さまざまな種類の抗うつ薬

　抗うつ薬という名前はいまでこそ広く世間に知られていますが，私が小さい頃（昭和）はこれほど知られてはいなかったと思います。そもそも精神科や発達障害も大した話題になっていなかったのではないでしょうか。令和の現代では，街にメンタルクリニックがあふれ，精神科への敷居は以前より低くなっているかもしれません。実際，わが国の抗うつ薬の処方数は増加の一途をたどっています[1]。

　抗うつ薬にはいくつか種類があります。

- モノアミン酸化酵素阻害薬
- 三環系抗うつ薬，四環系抗うつ薬
- 選択的セロトニン再取り込み阻害薬（SSRI）
- セロトニン・ノルアドレナリン再取り込み阻害薬（SNRI）
- ノルアドレナリン作動性・特異的セロトニン作動性抗うつ薬（NaSSA）

　SSRI，SNRI，NaSSAは，古くからある三環系抗うつ薬，四環系抗うつ薬と区別して**「新規抗うつ薬」**とよばれます（表1）。忍容性の面から新規抗うつ薬を使うことが望ましいのですが，p.91やp.240で述べたように，24歳以下の患者では自殺を誘発する**アクチベーションシンドローム**や中止時の離脱症候群が大きな課題になっています。

　そもそも抗うつ薬の有効性についてはいまだ議論も多く，臨床試験ではプ

3. 児童思春期に効果を認めない抗うつ薬たち

表1 国内で承認されている主な抗うつ薬の種類

分 類	一般名(主な商品名)	発売年
三環系	イミプラミン(イミドール,トフラニール)	1959
	アミトリプチリン(トリプタノール)	1961
	トリミプラミン(スルモンチール)	1965
	ノルトリプチリン(ノリトレン)	1971
	クロミプラミン(アナフラニール)	1973
	アモキサピン(アモキサン)	1981
	ロフェプラミン(アンプリット)	1981
	ドスレピン(プロチアデン)	1991
四環系	マプロチリン(ルジオミール)	1981
	ミアンセリン(テトラミド)	1983
	セチプチリン(テシプール)	1989
その他	トラゾドン(デジレル,レスリン)	1991
SSRI	フルボキサミン(デプロメール,ルボックス)	1999
	パロキセチン(パキシル)	2000
	セルトラリン(ジェイゾロフト)	2006
	エスシタロプラム(レクサプロ)	2011
SNRI	ミルナシプラン(トレドミン)	2000
	デュロキセチン(サインバルタ)	2010
	ベンラファキシン(イフェクサーSR)	2015
NaSSA	ミルタザピン(リフレックス,レメロン)	2009
S-RIM	ボルチオキセチン(トリンテリックス)	2019

S-RIM:セロトニン再取り込み阻害・受容体調節薬(serotonin reuptake inhibitor and modulator)

ラセボとの差がみられるものの効果が小さいことから,臨床的な意義は確立されていないとする研究もあります[2]。

　わが国の「うつ病治療ガイドライン」では,抗うつ薬の効果が発現するのに2～6週間かかり,成人のうつ病であっても軽症と判断された場合には薬物療法以外の治療を行うことが推奨されています[3]。児童思春期でも,臨床

試験でうつ病に対する抗うつ薬の有効性・安全性は確認されていません。抗うつ薬は極めて慎重に考慮すべき薬剤なのです。児童思春期で効果のある抗うつ薬が乏しいのには，過去の研究で有効性が認められなかった薬剤が多数存在するという背景があります。

■ 子どもに対する抗うつ薬の有効性

1 うつ病

　そのうえで，若年者に対する抗うつ薬の効果や安全性を網羅的に検証した近年の知見を紹介しましょう。Zhouらが行ったシステマティックレビュー／ネットワークメタアナリシスでは，多種多様な薬物療法・非薬物療法による介入の結果を調べました[4]。18歳以下の男女に対して行われた71件（9,510名）の試験が解析の対象で，患者の大半は中等度から重度のうつ病でした。

　解析の結果，さまざまな治療介入のなかで最も有効性が見出されたのはSSRIのfluoxetineと認知行動療法（CBT）の併用またはfluoxetine単独療法であり，この2つが急性期治療において最良の選択であると結論づけられています。具体的には以下のとおりです。

- fluoxetineとCBTの併用は，CBT単独および力動的精神療法より有効だった。
- しかし，fluoxetineとCBTの併用はfluoxetine単独に比べて有効とはいえなかった。
- 単独の薬物療法において心理療法単独より有効だった薬剤はなかった。
- fluoxetineとCBTの併用およびfluoxetine単独療法のみが，プラセボまたは心理療法よりも有意に有効だった。
- 忍容性については，nefazodoneとfluoxetineではセルトラリン，イミプラミン，desipramineより脱落者が少なかった。
- イミプラミンはプラセボ，desvenlafaxine，fluoxetine＋CBT，vilazodoneより脱落者が多かった。

　ただし，解析対象とした試験のエビデンスの質が低いこともあり，これらの効果は個人によって異なる可能性があること，若年うつ病患者の治療では

3. 児童思春期に効果を認めない抗うつ薬たち

有効性・忍容性，さらに自殺リスクなどのリスク・ベネフィットをケースバイケースで慎重に考える必要があることをZhouらは述べています。

❷ 実際，何を選ぶか

困ったことに，fluoxetineはわが国では未承認のため，保険診療のなかでは使えません。では，わが国の児童思春期臨床において，もし抗うつ薬の投与が必要になったらどのように考えるべきでしょうか？

「うつ病治療ガイドライン」[3]では，児童思春期のうつ病治療のファーストラインは心理社会的治療であるとしています。そのうえで，p.92でも述べたように，必要に応じて選択される薬剤として，6歳以上ではセルトラリン，12歳以上ではエスシタロプラムをあげています。いずれもSSRIです。

エスシタロプラムは12～17歳のうつ病に対する有効性が示されており，米国食品医薬品局（FDA）で12歳以上のうつ病に承認されています[5),6)]。エスシタロプラムはセロトニン選択性が強く，アロステリック作用とよばれる効果があるため1日1回の服用で済むうえ，離脱症状も出にくいとされます。

セルトラリンは，海外で2つの二重盲検試験をあわせて解析した結果，プラセボと比較して6歳以上のうつ病で有効性が示されました[7]。セルトラリンもセロトニン選択性が強く，血中半減期が長いのが特徴です。また，口渇や排尿困難などの抗コリン作用が少ないことも知られています。

❸ 強迫症（OCD）

抗うつ薬が使われるのはうつ病だけではありません。OCDの治療の王道は曝露反応妨害法を取り入れたCBTとSSRIであることはp.190でも述べましたので，ここでは簡単な解説にとどめます。

うつ病と同様，子どものOCD治療も多くは心理社会的治療から始められると思います。重篤なOCDやCBTだけでは有効性が認められないOCDに対して，CBTに加え薬物療法を検討していきます。小児OCDに有効な薬剤としてfluoxetine，セルトラリン，パロキセチン，フルボキサミン，citalopramがありますが，国内で保険適応があるのは**フルボキサミン**のみです。

SSRIはOCDの症状を29～44％軽減し，忍容性・安全性も高いと報告されています[8]。また，小児のOCDに対してCBTとセルトラリンの効果を比較

した試験によれば，両者は同程度の症状軽減効果でしたが，併用療法はより優れた結果をもたらしました[9]。

❹ 不安症

　実は児童思春期では，うつ病より不安症のほうがポピュラーです[10]。成人期ではいくつかの抗うつ薬が不安症に適応をもっていますが，児童思春期の不安症ではどうでしょうか。

　Strawnらのメタアナリシスは，不安症に対しSSRIおよびSNRIを投与した9つのランダム化比較試験（RCT）（1,673名の児童思春期の患者）を対象に行われたものです[11]。この研究によれば，統計的には有意であるものの臨床的に有意でない治療効果が薬物療法の開始後2週間以内に出現し，6週目には臨床的に有意な差が現れたとしています。特に，SNRIと比較してSSRIは治療2週目までに有意に大きな改善を認め，この優位性は12週目まで統計的には有意なままでした。SSRIの高用量投与は低用量に比べて早期の改善を示しましたが（高用量2週目，低用量10週目），用量の違いは全体的な治療効果の経過（1～12週目）には影響しませんでした。

　不安症のサブカテゴリーはどうでしょうか。Strawnらは同じ研究で，全般性不安症，分離不安症，社交不安症をもつ小児は，抗うつ薬による改善が早期に起こり，やはりSSRIはSNRIよりも迅速で大きな改善を認めたとしています[11]。また他の研究では，fluoxetine，セルトラリン，フルボキサミン，パロキセチン，加えてSNRIのベンラファキシンは子どもの不安をプラセボより改善することや，デュロキセチンが全般性不安症の子どもに有効であることが報告されていますが，体重減少，高コレステロール血症などの変化のリスクがあることが指摘されています[12)-14)]。

　また，社交不安症，全般性不安症，分離不安症をもつ488名（7～17歳）を対象に，①CBT単独，②セルトラリン単独，③CBT＋セルトラリン併用，④プラセボの効果を比較したRCTでは，①CBT単独または②セルトラリン単独の患者において，④プラセボより症状の軽減を認めました（臨床全般改善度はそれぞれ59.7％，54.9％対プラセボ23.7％）[15]。また，③併用群は他のすべての治療群と比較して有意に高い改善を示しました。

　この他のエビデンスを以下に示します。

3. 児童思春期に効果を認めない抗うつ薬たち

- 全般性不安症：6〜17歳を対象にした8週間のRCTでベンラファキシンが，5〜17歳を対象にした9週間のRCTでセルトラリンが，7〜17歳を対象にした10週間のRCTでデュロキセチンが，それぞれプラセボと比較して改善を認めた[12),13),16)]。
- 社交不安症：322名（8〜17歳）を対象にした16週間のRCTでパロキセチンが，293名（8〜17歳）を対象にした16週間のRCTでベンラファキシンが，それぞれプラセボより高い反応率を認めた[17),18)]。
- 社交不安症：122名（7〜17歳）を対象にした12週間のRCTで，fluoxetineは社交不安症の基準を満たさなくなった患者の割合がプラセボより高かった[19)]。

注意したい抗うつ薬のリスク

❶ 副作用

ここからは抗うつ薬の有害事象について解説します。

SSRIにより出現する有害事象は子どもと成人で同様ですが，成人に比べると小児・青年では，落ち着きのなさ，躁転，焦燥感，多動，自殺念慮の高まりなどのアクチベーションシンドロームのリスクが高いことがわかっています[20),21)]。また，小児OCDに適応をもつフルボキサミンは，ラメルテオン，セレギリン，チザニジンなど併用禁忌が多いため注意が必要です。

パロキセチンは，児童思春期のうつ病に抗うつ薬を用いることの危険性に関して最初に注目された薬剤であり，一時的にではありますが，2003年に18歳未満のうつ病への投与が禁忌となりました。現在は慎重投与になっていますが，やはりアクチベーションシンドロームを含め注意すべき薬剤の一つといえます[21),22)]。

SNRIのミルナシプランはノルアドレナリン再取り込み阻害によるα_1受容体刺激を通じて前立腺を収縮させ，尿道を圧迫することから，小児ではまれですが尿閉患者には禁忌です。

NaSSAのミルタザピンは四環系抗うつ薬のミアンセリンに似た特徴があり，α_2遮断作用があります。前シナプスのノルアドレナリン，セロトニン

の放出が増え，5-HT₁も遮断することで抗うつ・抗不安作用をもちます。ミルタザピンは睡眠障害のある患者に有益ですが，体重増加を引き起こす場合があります[23]。

❷ 薬物相互作用

抗うつ薬の副作用を考えるときは薬物代謝酵素にも注目しましょう。チトクローム P450（CYP）1A2（フルボキサミン），2D6（fluoxetine，パロキセチン，デュロキセチン，bupropion），および 3A4（フルボキサミン）と，代謝酵素によって薬物相互作用を引き起こすおそれのある薬があります。これらの薬剤は慎重に処方すること，また代謝酵素を念頭に併用薬剤をチェックし，相互作用のリスクがあるときはゆっくり投与量を変更することが重要です。子どものこころの問題に関わる小児科医もこの点を押さえておくことが大切です[24],[25]。

❸ 自殺関連事象

抗うつ薬のなかでも，三環系抗うつ薬とモノアミン酸化酵素阻害薬は，限られた有効性，頻度の高い有害事象，過剰投与による死亡の可能性という点から，基本的に投与は勧められません[26]。

他方で，繰り返しになりますがSSRIやSNRIによるアクチベーションシンドロームにはやはり注意が必要であり，うつ病やアクチベーションシンドロームによって起きうる自殺関連事象についてはその臨床的な重大性から触れておかなくてはなりません。細かいですが，自殺ないし自殺関連事象に関するさまざまなエビデンスを以下に示します。

- 不安症，うつ病，ADHDの子どもたちに関する24のRCTを対象としたメタアナリシスでは，9種類の抗うつ薬による自殺傾向のリスク比はプラセボと比較して1.95（95％信頼区間：1.28-2.98）と増加していた[27]。
- 12～17歳のうつ病患者を対象としたTADS試験では，対象患者の29％にベースライン時に自殺関連事象が認められたが，①fluoxetine単独，②CBT単独，③fluoxetine＋CBT併用，④プラセボという4つの治療グループすべてで，急性期の自殺念慮または自殺未遂を含む自殺関連事象は減少していた[28]。

3. 児童思春期に効果を認めない抗うつ薬たち

> その後36週間の追跡調査期間中の自殺関連事象は，fluoxetine単独群で14.7％，CBT単独群で6.3％，併用群で8.4％，プラセボ群で10％だった。追跡調査期間中より急性期のほうが自殺関連事象の割合は高かった。
> - SSRI投与後もうつ病が続く12〜18歳のうつ病患者に対して，他のSSRI（およびCBT併用）への切り替え，またはベンラファキシン（およびCBT併用）への切り替えを行ったTORDIA試験では，自殺率に関して，薬物療法単独と比較して併用療法は優れていなかった[5]。また，対象患者の14％は12週間の追跡調査期間中に自殺関連事象を経験し，9％は自傷行為を経験していた。自殺念慮を認めるまでの期間（中央値）は3週間で，自殺念慮がベースライン時に認められた子どもは，ベンラファキシンを投与されるとより高い割合で自傷行為と関連していた。
> - 12〜18歳のうつ病の自殺未遂者において自殺関連事象・自殺未遂の予測因子を特定することを目的としたTASA試験では，自殺関連事象までの期間（中央値）は44日で，治療開始後4週間以内に40％の自殺関連事象が発生した[20]。うつ病の重症度，過去の自殺企図の回数，致死率の低い以前の自殺企図歴，性的虐待歴，および家族の対立が自殺の予測因子とされている。

◆まとめ

臨床医は，アクチベーションシンドロームが出現したり抗うつ薬の有効性が認められなかったりした場合は**速やかに投与を中止**すべきでしょう。同時に，診断や環境要因などは常に再考されるべきで，有害事象が顕著な場合には他の心理社会的治療がないか模索する姿勢が欠かせません。

また，児童思春期のうつ病に対する増強療法は限られたエビデンスしかないため，抗うつ薬に部分的な反応を認めた場合でも，増強療法を考える前に他の心理社会的要因の影響や診断の再考をする必要があります。

【文献はp.414】

4 適応が限られている抗精神病薬の使われ方

💭 適応外使用のリスク

わが国では子どもに対してどの程度，抗精神病薬が使われているのでしょうか？　少し古いデータですが，2002〜2004年，2005〜2007年，2008〜2010年の3つの期間にわたるレセプト調査によれば，2002〜2004年と2008〜2010年を比較すると，6〜12歳および13〜18歳では抗精神病薬の処方件数が増加していたことが指摘されています[1]。

また，厚生労働省の2020年度のオープンデーターベースから，19歳未満に対する外来での抗精神病薬の処方実態をみると，リスペリドンとアリピプラゾールが最も多く処方されていました[2]。この背景として，日本では子どもの精神疾患に保険適用がある抗精神病薬は3種類しかないことがあげられます。すなわち，自閉スペクトラム症（ASD）の易刺激性に対する**リスペリドンとアリピプラゾール**，統合失調症に対する**ブロナンセリン**です。

これらは治験を通じて有効性と安全性が検証された薬剤として，わが国の児童精神科診療に大きな変化をもたらしています。過去，この3剤以外に小児期で保険適用のある抗精神病薬はピモジドだけだったことを考えれば，この変化はとりわけ大きいものだといえます。ちなみに，1960年代に製剤化されたピモジドは，小児の自閉性障害，精神遅滞に伴う動き，情動，意欲，対人関係などにみられる異常行動，さらに睡眠，食事，排泄，言語などにみられる病的症状などを標的症状として使われていましたが，すでに販売中止となっています。

小児期における抗精神病薬の使用は，上の3剤を除いてすべて**オフラベル（適応外使用）**となります。ということは，わが国の児童精神科診療では，安全性・有効性が確認されていない抗精神病薬を処方することがありうるわけで，大きなリスクを負っているのです。適応外使用は医師の個人的な経験や海外の適応症，海外の研究結果などに基づいてなされますが，日常臨床でそれなりに行われていることが示唆されているにもかかわらず，現状では十分なインフォームドコンセントが実施されていないとの指摘もあります[3]。

ただ，この問題は日本に限ったことではありません。デンマークでは，子どもに対する抗精神病薬の処方の96％が適応外使用であり，その割合は抗うつ薬，抗ADHD薬，ベンゾジアゼピン系薬剤の適応外使用より高いという結果が出ています[4]。ドイツの調査では，2004～2011年の抗精神病薬の適応外使用として多動症に対する処方が最も多かったことが明らかになっています[5]。

現在では医療者だけでなく患者もインターネットから最新の医療情報を入手できるようになりました。そのため，臨床医は医療訴訟に関するリスクにも注意を払わなければなりません。われわれはオンラベル（適応内使用）と適応外使用とを問わず，小児期の抗精神病薬の使用に際してはリスク・ベネフィットを明確にしたうえで処方することが極めて重要です。

■ 抗精神病薬の種類と効果

抗精神病薬は統合失調症や双極症などの精神疾患に用いられる薬剤です。これまでも述べてきたように，抗精神病薬は第一世代と第二世代（あるいは定型と非定型）に分かれ，各々の薬剤に異なる作用や効果があります。

第一世代の抗精神病薬（first generation antipsychotics；FGA）にはクロルプロマジン，ハロペリドール，フルフェナジンなどがあります。これらの薬剤は主にドパミン受容体に作用し，陽性症状を改善する効果があります。しかし，**錐体外路症状**（手足のふるえ，筋肉のこわばり，唾液の分泌亢進など）などの副作用が生じることがあります。これはFGAがドパミン受容体以外の神経伝達物質受容体にも作用するためだと考えられています。

一方，**第二世代の抗精神病薬**（second generation antipsychotics；SGA）

にはリスペリドン，オランザピン，クエチアピン，アリピプラゾールなどがあります。これらの薬剤はセロトニン受容体やドパミン受容体に作用し，陽性症状だけでなく陰性症状も改善する効果があります。また，FGAと比べて錐体外路症状の発現率が低いことが知られていますが，一方で**代謝異常**を生じる割合が高いとされています。特にオランザピンには，体重増加，糖尿病，高コレステロール血症の副作用が生じやすいといわれています[6]。

抗精神病薬に限らず，どの薬剤も治療に必要とされるから使われるわけですが，あくまで適正使用が大切です。子どもだけでなく保護者が抗精神病薬の効果や副作用を理解したうえで，継続的に治療を受けることが重要です。抗精神病薬の選択は患者の症状，年齢，健康状態などによって違ってくるので，子どもの症状や体調などを詳しく聞き取り，必要な検査を行ったうえで適切な薬剤を選ぶことが肝要です。

疾患別にみた抗精神病薬の有効性

子どもへの抗精神病薬の使用について，疾患ごとにまとめたいと思います。

1 自閉スペクトラム症（ASD）

上述したように，国内でASDに対して適応をもつ薬剤はリスペリドンとアリピプラゾールの2種類のみです。この2剤は国内で臨床試験を通じて有効性が確認されていますが，言うまでもなく副作用が生じるおそれもあります。

まず，リスペリドンの有効性については，5～12歳の広汎性発達障害の子どもを対象とした8週間のプラセボ対照，ランダム化二重盲検群間比較試験（平均投与量1.37±0.7mg）があります。8週間後の時点で常同行動，多動，適切な言語に関してリスペリドンとプラセボの間に有意差はみられなかったものの，**易刺激性**はプラセボより有意に改善しました[7]。

わが国でも，ASDに伴う易刺激性を有する小児・青年を対象にした臨床試験において，体重別のリスペリドン投与量（体重15kg～20kg未満：0.25～1.0mg/日，20kg～45kg未満：0.5～2.5mg/日，45kg以上：0.5～3.0mg/日）で，投与2週間後からABC-J（異常行動チェックリスト日本語版）の興奮性

下位尺度スコアの改善がみられました[8]。

このように，リスペリドンはASD患者の易刺激性への有効性を検証されていますが，あくまで添付文書上の投与量を守るべきでしょう。

次にアリピプラゾールですが，6～17歳のASD患者を対象とした8週間のプラセボ対照，ランダム化二重盲検群間比較試験（アリピプラゾール投与量：5, 10, 15mg/日）では，リスペリドンと同様に易刺激性がプラセボに比べて有意に改善されました[9]。また，わが国でも易刺激性に対するアリピプラゾールの有効性が確認されています[10]。アリピプラゾールもリスペリドンと同様，投与量に注意する必要があります。

❷ 統合失調症

統合失調症の発病は10代後半～20代前半に最も多く，男性のほうが女性よりも発症しやすいとされています。もっとも，p.197で述べたように，成人の精神科とは異なり，**児童思春期年代では統合失調症はまれな疾患**です。

統合失調症に対する抗精神病薬の使用に際しては，症状の重症度，継続期間，患者の希望や意見を踏まえることや，薬剤の種類，投与量，投与期間を患者の症状や体調にあわせて選択・調整することが必要です。副作用などのリスクについても患者と十分に話し合う必要があり，児童思春期であってもそうした治療理念に変わりはありません。

成人期では，統合失調症の薬物療法に関して多くのエビデンスや治療ガイドラインがあり，臨床医は薬の有効性を実感していることでしょう。しかしながら子どもの場合，大半の抗精神病薬は適応外使用になります。日本では子どもの統合失調症に対して有効性や安全性が確認されておらず，リスペリドンやアリピプラゾールの添付文書にも「統合失調症：小児等を対象とした臨床試験は実施していない」などと記載されています。

他方で，海外では小児の統合失調症に対して抗精神病薬の有効性を認める報告[11]があり，薬物療法のガイドラインも存在します[12]。Staffordらのシステマティックレビュー[11]は19論文の3,067名（11.0～24.5歳）を対象に，症状，再発，社会的機能，うつ，体重変化といった項目を評価したものですが，精神症状の改善について，薬物療法はプラセボに比べて有効性があったと結論づけられています。

上述したブロナンセリンは現在のところわが国で唯一，子どもの統合失調症に適応がある薬で，2021年3月に適応を取得しました。12歳以上18歳未満の統合失調症患者を対象とした臨床試験において，ブロナンセリン8mgまたは16mgを6週間投与したところ，PANSS（陽性・陰性症状評価尺度）の合計スコアの有意な減少がみられています。4〜24mgを用いた52週間の長期試験でも，PANSSの合計スコアの改善が継続することが報告されています[13]。子どもの統合失調症の薬物療法については，これが国内で唯一有効性が確認された臨床データです。

❸ 双極症とうつ病

（1）双極症

　気分が極端に高ぶったり落ち込んだりする双極症は，統合失調症と同様に思春期以降に発症することが多いのが特徴です。

　成人期の双極症では，薬物療法としてFGAや炭酸リチウム，抗てんかん薬などが用いられます。しかし，これらの薬剤にはさまざまな副作用やリスクがあります。双極症に対する抗精神病薬の使用でも，患者の症状や状態，年齢，健康状態などに応じて個別の判断が必要です。

　小児期の双極症について，10〜18歳のうつ病エピソードに対するSGAの相対的有効性と安全性を評価したシステマティックレビューとネットワークメタアナリシスがあります[14]。ルラシドン，クエチアピン（即時型，徐放型），オランザピン/fluoxetine併用療法（OFC）をプラセボと比較した4つのランダム化比較試験で，ルラシドンとOFCはうつ症状を有意に改善しましたが，クエチアピンでは改善がみられませんでした。

　ルラシドンはクエチアピンおよびOFCと比較して，体重増加の副作用が少なく，コレステロールおよびトリグリセライドへの影響が少ないことが指摘されています。ただし，わが国では子どもに対するエビデンスがないため，使用には慎重さが必要です。

（2）うつ病

　成人ではうつ病の増強療法としてアリピプラゾールが使われることがありますが，小児ではいまだ十分なエビデンスがないことや体重増加などの副作

4. 適応が限られている抗精神病薬の使われ方

用が起きうることから，患者の状態に応じて，有効性と副作用のバランスを考慮して適切な処方に努める必要があります。

そのうえで，アリピプラゾールは抑うつ症状の改善に加え，不安症や強迫症の治療にも有効であると報告されています[15),16)]。これらの症状は患者の日常生活に深刻な影響を与えることがありますから，アリピプラゾールは症状改善に有効な治療法の一つと考えられています。

❹ トゥレット症候群

チック（思わず起こってしまう素早い身体の動きや発声）が1年以上も続き，日常生活に支障を来すほどになるのがトゥレット症候群です。その薬物療法に関するシステマティックレビューとネットワークメタアナリシスが報告されています[17)]。このレビューには4,578名の参加者，39件のランダム化比較試験が含まれ，抗精神病薬（アリピプラゾール，ハロペリドール，オランザピン，ピモジド，リスペリドン）がトゥレット症候群に対する最も有効な介入であることが示されましたが，同時に$α_2$作動薬（クロニジン）もプラセボより有効であることがわかりました。

具体的に，FGA（ハロペリドール，ピモジド，クロルプロマジンなど）とSGA（アリピプラゾール，オランザピン，リスペリドンなど）の両者ともに$α_2$作動薬（クロニジン）の有効性を上回り，さらにFGAとSGAの間に差がないこともわかりました。この結果はトゥレット症候群に対する薬剤選択に役立つものといえます。

◆まとめ

以上ご紹介した疾患に対しては，薬物療法により症状が改善されることがある一方，副作用やリスクも存在します。抗精神病薬の処方にあたっては，p.204で示した7つのチェック項目に留意することをお勧めします[18)]。

また，薬物療法のみならず心理療法や社会的支援など，多角的な治療が必要であることも忘れないようにしましょう。これらの疾患は子どもの発達に大きな影響を与えることがあるため，適切な治療が必要です。

【文献はp.416】

5 抗精神病薬の副作用と注意点

● オンラベル使用による副作用

　前回は抗精神病薬の特徴や種類を紹介し，疾患別にみた抗精神病薬の有効性について解説しました。今回は抗精神病薬の副作用や使用時の注意点に焦点を当てたいと思います。

　薬物療法の副作用に関して，オンラベル（適応内使用）であれば治験によるデータがありますが，オフラベル（適応外使用）に関しては確たるデータがありません。そのため，オンラベル使用のデータを理解し，さらに小児期だけでなく成人期の抗精神病薬による副作用も把握したうえで処方することが望ましいといえます。

1 リスペリドン，アリピプラゾール

　リスペリドンとアリピプラゾールが児童思春期に最も多く使用される抗精神病薬であることは前回触れました。小児期の自閉スペクトラム症（ASD）に伴う**易刺激性**に適応をもつこの2剤の副作用からみていきましょう。

　まずリスペリドンですが，臨床試験では，小児期の自閉性障害に伴う易刺激性を有する患者において，38例中32例（84.2%）に副作用がみられています[1]。主な副作用は，傾眠，体重増加，食欲亢進，高プロラクチン血症，不安，よだれ，浮動性めまい，便秘，倦怠感でした。

　アリピプラゾールも，小児期のASDに伴う易刺激性を有する患者において，88例中64例（72.7%）に副作用が報告されています[2]。主なものは，傾

眠，体重増加，よだれ，食欲亢進，悪心，食欲減退，倦怠感でした。

　これらの副作用のなかでも特に大きな問題は**体重増加**です。急激な体重増加は子どもだけでなく親にとっても薬物療法への抵抗感を高めることがあります。そのため，たとえ症状の有効な改善があったとしても副作用を軽視することはできません。

　海外の報告では，5～17歳の小児ASDを対象とした8週間のプラセボ対照二重盲検比較試験において，プラセボ群で0.8kg，平均投与量1.8mgのリスペリドン群で2.7kgの体重増加がみられています[3]。5～12歳の小児ASDを対象とした8週間のプラセボ対照二重盲検比較試験でも，リスペリドンによる体重増加が報告されているほか[4]，アリピプラゾールを投与されたASD児でも体重増加が報告されています[5]。

❷ ブロナンセリン

　ブロナンセリンは小児期の統合失調症に適応をもっています。国内の小児統合失調症患者（12～18歳）を対象にしたプラセボ対照二重盲検比較試験で，ブロナンセリン8mg，16mg，プラセボのいずれかを1日2回に分けて6週間投与した結果では，8mg群で54.9%，16mg群で75.5%に副作用がみられました。具体的には，傾眠が8mg群，16mg群でそれぞれ13.7と17.0%，高プロラクチン血症が9.8%と17.0%，振戦が9.8%と9.4%，さらにジストニアが2.0%と11.3%でした[6]。

　また，非盲検の長期投与試験では，ブロナンセリン4～24mgを1日2回に分けて52週間投与した結果，副作用発現率は65.1%でした。具体的には，アカシジア17.9%，振戦16.0%，ジストニア11.3%，高プロラクチン血症9.4%，体重増加9.4%，血中プロラクチン増加9.4%，傾眠9.4%，便秘5.4%でした[6]。

　このように，リスペリドン，アリピプラゾール，ブロナンセリンといった有効性・安全性が確認されたオンラベル使用可能な薬剤でも，副作用，特に体重増加は決して軽視できない問題です。

■ オフラベル使用時の副作用

❶ ASDに対する抗精神病薬

　ASDに伴う易刺激性に対してはリスペリドンとアリピプラゾールが小児への適応をもっているわけですが，実臨床では主治医の判断でオランザピン，パリペリドンなど他の抗精神病薬が使われることもあります。Hesapcioglu らは，ASDに対するオランザピン，リスペリドン，アリピプラゾールの効果や副作用について，後ろ向きの調査を行っています[7]。3種類の抗精神病薬のうち1種類で治療を開始し，最低8週間継続したASD患者が対象で，内訳はオランザピン20名，リスペリドン42名，アリピプラゾール40名でした。

　結果として，3種類の抗精神病薬いずれも8週間でABCサブスケール（異常行動評価尺度）の全スコアを有意に低下させましたが，眠気・鎮静，睡眠時間の増加，体重増加が3剤でみられ，これらの副作用の頻度は**オランザピン**が他の2剤よりも高かったことが明らかになっています。Hesapcioglu らは，リスペリドン，アリピプラゾール，オランザピンはASDの過敏性，多動性，社会的ひきこもり，常同行動，不適切な発話に対して有効であることが示された一方で，薬剤選択のときは副作用の頻度を考慮する必要があると述べています。

　このオランザピンの例でも示されたように，ASD患者に抗精神病薬を投与する際は適応の有無に関係なく**体重増加や血液検査異常（血糖値，肝機能，脂質など）**に留意するようにしましょう[8),9)]。オランザピンについては，ASD児を対象に2.5mgから開始して最大20mgまで投与した8週間のプラセボ対照二重盲検比較試験の結果もあり，プラセボ群で0.68kg，オランザピン群で3.4kgの体重増加が認められています[10)]。

　またパリペリドンでも，自閉性障害の思春期を対象とした8週間のオープンラベル試験において，QT延長とBMIの増加がみられています[11)]。

❷ 統合失調症に対する抗精神病薬

　これは前回も紹介した文献ですが，Stafford らは小児，青年，若年成人の

5. 抗精神病薬の副作用と注意点

統合失調症に対してさまざまな介入を検証したシステマティックレビューを行っています[12]。その結果，成人に比べて小児期では，抗精神病薬がもたらすベネフィット（陽性症状，陰性症状，うつ，心理社会的機能の改善）とリスク（体重増加など）の比が小さいこと，言い換えると**抗精神病薬によるベネフィット・リスクのバランスが小児期ではあまり好ましくない**ことを指摘しています。

　また，早期発症の統合失調スペクトラム症に対し，3種類の抗精神病薬を投与した場合の長期の有効性・安全性を検討した研究があります[13]。この8週間のランダム化二重盲検比較試験では，オランザピン，リスペリドン，molindoneのいずれかで改善した患者（8～19歳）を対象に，二重盲検下でさらに最大44週間，同じ薬剤を継続投与しました。その結果，症状の減少や投与中止までの期間について3つの薬剤間で有意な差はみられませんでしたが，副作用のアカシジアはmolindoneでより多く，プロラクチン濃度上昇はリスペリドンでより多かったと報告されています。また，体重増加や代謝性有害事象は，8週間の急性期試験の段階ではオランザピンやリスペリドンで多くみられたものの，その後の維持期治療では3剤の間に有意差がみられませんでした。研究を行ったFindlingらは，当初ランダム化された薬剤による治療を継続したのは52週時点でわずか12％であり，どの薬剤も優れた有効性を示さず，**体重増加を含む副作用を伴っていた**と述べています。

　この2つの研究を総合すると，統合失調症患者に抗精神病薬をオフラベル使用する場合はそのリスクを常に考慮する必要があり，薬物療法一辺倒に陥ることなく，心理社会的治療も適切に導入していくべきといえるでしょう。

💧まとめ

　ASDの易刺激性に対するリスペリドン，アリピプラゾール，統合失調症に対するブロナンセリンと，少ないながらも国内で小児に対してオンラベル使用できる薬が出てきました。しかし，やはりいまでも国内で有効性・安全性が確認されていない薬剤をオフラベル使用する可能性はあります。

　そのため，子どもに抗精神病薬を投与する際は，対象疾患が何であれ，また適応の有無にかかわらずリスクが伴うことを改めて認識しましょう。特に

表1 抗精神病薬の副作用

	クロザピン	オランザピン	リスペリドン	クエチアピン	ziprasidone	アリピプラゾール
体重増加	++	++	+	+/-	+/-	+
糖代謝異常	++	++	+	+/-	+/-	+
脂質異常症	+	++	+	+/-	+/-	+/-
錐体外路症状	-	+	++	+/-	++	+
心毒性	+	+/-	+	+/-	++	+/-
高プロラクチン血症	-	+/-	+	-	+/-	-

〔Pisano S, et al：Ital J Pediatr, 42：81, 2016 より改変〕

表2 抗精神病薬開始時のモニタリング

既往歴・症状の確認	糖尿病，肥満，循環器系疾患，てんかん，脂質異常症，高コレステロール血症，その他
家族歴	糖尿病，肥満，循環器系疾患，てんかん，脂質異常症，高コレステロール血症，突然死，心血管異常，同胞の健康状態
身体評価	体重，BMI，胴囲，血糖，脂質（総コレステロール，トリグリセライド，LDL，HDL），プロラクチン（乳汁分泌・性機能障害など）
不随意運動の評価	手のふるえ，学校のノートの文字など
心電図	特に突然死の家族歴や心血管異常の家族歴があるとき，本人に失神や動悸，心血管異常のあるとき
その他	クロザピン：心電図，クエチアピン：眼科的検査

〔辻井農亜：児童青年精神医学とその近接領域, 58：141-146, 2017 より改変〕

体重増加のリスクを超える効果があるのかどうか，親と一緒に十分に考慮することが重要です。抗精神病薬の副作用を表1に，小児に抗精神病薬を投与する場合に押さえておきたいモニタリング項目を表2に示します[14), 15)]。

さらにオフラベル処方では，さまざまな副作用のほか，そもそも国内で安全性と有効性が確認されていないという点を意識しなければなりません。治療に際しては，**投与によるベネフィットとリスク，オフラベル使用に関する情報を親と子どもに十分に説明し，同意を得ること**が重要です。

【文献はp.417】

第4章　子どもを巡るさまざまな問題

第4章　子どもを巡るさまざまな問題

不登校・ひきこもりと青年期のこころ

金八先生

　武田鉄矢さん主演のテレビ「3年B組金八先生」シリーズはある程度の年代の人たちにはとても馴染みのあるドラマです。校内暴力など少年の非行が社会的問題となった1970年代後半から1980年代前半，ドラマは「非行」，「校内暴力」に真正面からぶつかり，特に「腐ったミカンの方程式」は社会に大きな衝撃を与えました。3年B組に転校してきた手のつけられない不良少年・加藤優の登場から新たな展開を見せ，警察に連行された彼を救うため，教師や保護者の前で金八が涙ながらに訴える「われわれはミカンや機械を作っているんじゃないんです！　人間を作っているんです！」という名台詞や，金八に助けられた加藤が卒業式で感動の卒業生代表の挨拶をするシーンなど，涙なくしては見られない感動シーンが満載です。

　加藤優が登場するのはいわゆる第2シリーズ（1980年10月〜1981年3月）です。その後，1985年9月のプラザ合意を経て，わが国はバブル全盛期の時代に突入し，次の第3シリーズ（1988年10月〜12月）ではいじめや不登校がテーマとなっています。かつてヤンキーとよばれた不良少年たちはいまでは姿を消しましたが，令和になっても大きな問題となっているいじめと不登校に社会が大きく注目し始めた時期ともいえるでしょう。

　思春期は児童期までの親を中心とした家族システムから飛び出して，社会のなかで仲間とともにさまざまな刺激を浴び，自分自身の新たな価値観（自分の世界）を作り上げていく時期です。しかしながら，自分のなかで胎動す

る新たな自己と，学校という同年代の競争集団内での統制された生活との狭間で違和感を抱き，明確な理由もないまま不登校となる子どもたちがいます。もちろん，いじめや挫折などの理由がある場合もあるでしょう。いずれにしても，社会のなかで良くも悪くも競争し，自己を見つめ直し，自分自身の長所も短所も受け入れていく——ということを避け，自宅に閉居することを選ぶ場合があります。

閉居した生活のなかで子どもたちは社会に出て傷つくことを恐れ，自室でゲームや動画など自分の世界に没頭することがあります。このままでは良くないと感じながらも，再び社会に参加していく一歩が踏み出せないことに罪悪感を抱く子どももいます。そんな子どもを見ている親もつい子どもを叱咤激励したくなることがあるでしょうし，自身の子育てを悔いることもあるのではないかと思います。

わが子の突然のひきこもり・不登校

不登校となった子どもたちは自宅にひきこもる生活を送りながら，何を感じて，どのように暮らしているのでしょうか。不登校・ひきこもりに関する問題は常に子どものこころの問題として注目を浴び続けており，その対応に多くの親や専門家は苦慮しています。

他方で，昨今では不登校であることを積極的にアピールしているYouTuberの小学生がマスコミに取り上げられているように，不登校であることに社会が寛容になりつつあると思われます。多くの学校にはスクールカウンセラーが配置されていますし，いわゆるサポート校[a]とよばれる，通信制高校とうまく連携した新しい形の高校も登場してきています。また，新型コロナウイルス感染症の問題も重なり，自宅でのオンライン学習の仕組みも広がりつつあります。

しかしながら，どれだけ社会が寛容になろうとも，わが子が不登校となっ

---

[a] 通信制高校は法律により「高等学校」と定められており，レポート提出やスクーリング，試験により単位を取得すれば高校卒業資格が得られる。一方，通信制サポート校は通信制高校で学ぶ生徒の単位取得や勉強の支援を目的としており，位置づけは塾や予備校に近い（高卒資格は得られない）。通信制高校は独学が基本で，3年間で卒業できない生徒や中退する生徒も少なくないことから，サポート校に対するニーズがある。

第4章　子どもを巡るさまざまな問題

たことは親にとって晴天の霹靂であることが多く，受け入れがたく苦しい体験であることに変わりはありません。子どもを追い詰めてはダメだと思いながらも，子どもの将来を案じ「これからどうするんだ」と詰め寄ってしまうこともあるでしょう。誰もが初めての子育てで，不登校のわが子に直面することも初めてです。その問題をどう乗り切るのか，また子どもと一緒に周りの大人たちも成長していくために子どものこころをどのように理解していくべきなのか，今回は考えてみたいと思います。

小・中学校の不登校の現状

❶ 不登校の定義・とらえ方

　文部科学省は不登校を，「何らかの心理的，情緒的，身体的あるいは社会的要因・背景により，登校しないあるいはしたくともできない状況にあるために年間30日以上欠席した者のうち，病気や経済的な理由による者を除いたもの」と定義しています。この定義の是非についてはここで議論しませんが，どこからが不登校なのか実際には判断が難しいものです。

　「不登校」は，学校に行かない，もしくは行けないという状態を指しているだけであり，それ自体は子どものこころの状態や精神医学的な病態を表しているわけではありません。学校に行かないことを共通事項とした子どもの集団を指しているわけです。

　一方，厚生労働省の研究班による「ひきこもりの評価・支援に関するガイドライン」では，不登校について，**社会的活動（学校生活や仲間との交友）とそれに関連した場（学校）からの回避行動＝社会活動からのひきこもり**であるとの視点を強調しています[1]。ガイドラインでは不登校の問題を「顕在性か潜在性かを問わず，学校に参加することへの恐れ，拒否感，あるいは怒りと，欠席することへの罪悪感をもち，登校せずに家庭にとどまる生活は総じて葛藤的であるといった状態像を伴う長期欠席」ととらえています。

❷ 不登校児童数のデータ

　さて，文科省の定義に沿って2022年度の調査結果[2]を見てみます。小・

1. 不登校・ひきこもりと青年期のこころ

中学校において，病気や不登校など理由を問わない長期欠席者は460,648人おり，そのうち不登校の児童生徒は299,048人でした。不登校の児童生徒は前年度から54,108人（22.1%）増加し過去最多になるとともに，10年連続の増加になりました。在籍児童生徒全体に占める不登校児童生徒の割合は3.2%（前年度2.6%）でした。

また，不登校の内訳ですが，小学校は105,112人（長期欠席者196,676人のうち），中学校は193,936人（長期欠席者263,972人のうち）でした。

不登校の要因をみると，多い順に以下のようになっています。

- 小学校：無気力・不安（50.9%），生活リズムの乱れ・あそび・非行（12.6%），親子の関わり方（12.1%），いじめを除く友人関係をめぐる問題（6.6%）
- 中学校：無気力・不安（52.2%），生活リズムの乱れ・あそび・非行（10.7%），いじめを除く友人関係をめぐる問題（10.6%），学業の不振（5.8%）

これは文科省が学校を通じて行った調査であり，子どもや保護者の立場からみると不登校の理由が異なる可能性もありますが，子どもたちが友人関係，家庭，そして学業に大きな悩みを抱えていることがわかるでしょう。

なぜ思春期にひきこもりやすいのか？

上の調査では，中学生の不登校数が小学生に比べて2倍近く多いことがわかりますが，この年代は身体的な変化が始まる思春期と言ってよいでしょう。前青年期となる10歳から18歳くらいまでは，人生のなかで最もひきこもりへの親和性が強いと言ってよいかもしれませんが，どうして思春期にひきこもり心性が強くなるのでしょうか。その理由は，この年代特有の発達課題を考えることで見えてくるかもしれません。

青年期の主たる発達課題は**「両親からの分離」**と**「自分探し」**です。そのため，小学校高学年から中学生の頃は親から心理的に距離を置こうと同性の仲間へと接近し，その活動に没頭します（図1）。そして，高校生年代になると本当の自分を確立し社会と渡り合う能力を身につけるために，信頼できる友人を求めるようになります。ここでの大きな課題は親からの心理的自立

277

第4章　子どもを巡るさまざまな問題

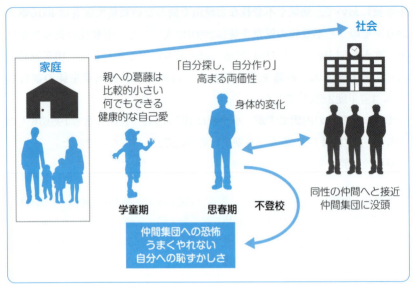

図1　発達の課題と不登校

であり，その課題が達成されるまで，親への依存欲求と独立欲求という葛藤から不安定な対人関係が目立ちます。

この年代特有の不安定さは，青年が家族以外の同性・同年代集団を新たな対象として取り込み，仲間と親密な関係を築くことを経て，弱められ解消されていきます。青年は社会のなかに自己を見出し，社会の一員となることができるわけです。

第1章でも解説した，このような**「思春期心性」**とよばれるこころの特徴は，Young adultとなる19歳以降の年代に至ってもその年代特有の課題をうまく乗り越えられていないときには，危機に陥ると容易に顕在化する場合があります。したがって，大学生や成人のひきこもりに対応するときも，青年期年代が抱える心理的な課題を理解しておくことが必要です。

❶ 思春期・青年期から大人になる難しさ

どうして青年期になると自宅にとどまろうとする子どもたちが出てくるのか。大人になると忘れてしまいますが，成人になるというのはそう簡単にはいかないものです。この年代は肉体的な成長（思春期）だけでなく，大人に

なることをこころが受け入れるという課題（青年期）があります。

　肉体的な成長について言えば，10歳以降は身体的な変化に苦悩することになり，その戸惑いは初潮を迎えるなど女子のほうが大きいかもしれません。一方の男子は，前思春期から始まる肉体的な変化への戸惑いよりも，思春期から始まる男性としての生き様へと苦悩の中身が変わっていくかもしれません。男女平等の理念が広まりつつある現代ですが，男子が社会のなかで自立した男性像を求められていることにはあまり変わりがないと思います。

　また思春期は，p.88やp.97でも述べたように，児童期まで抱えてきた健全な万能感を，同性・同年代集団とともにさまざまな体験を経て捨て去り，等身大の自分（性別，容姿，学力，自らの強みや弱みなど）を受け入れていく時期です。良くも悪くも学童期までの万能的な自分に見切りをつけ，第二次性徴とともに現実的な「自己像」を獲得していく過程で時には**無力感**を抱くかもしれません。このとき，親から心理的に距離を置くため前述したように同性の仲間に接近し，その活動に没頭するようになります。仲間集団のなかで自己を見つめながら再構成していくこの時期に，その無力感ゆえ少女が成人の女性への変身を拒んだり，男子が成人の男性たりえないことをひたすら恥じたりすることがあるとされています[3]。

❷ 不登校・ひきこもりへの契機

　青年期になった子どもたちは幼児の頃のように自分が世界の中心ではないことを直感的に理解するとともに，新しい同性の友人と価値観を共有するでしょう。新たな世界の中心が発生するわけですが，思春期を通じて高まる同性仲間集団からの脱落の恐れは，子どもを集団への過剰適応に向かわせることがあります。そこでの適応上の危機や現実に生じた失敗は，たとえそれが些細なものであったとしても，子どもに強い**挫折感と恥の感覚**を経験させ，仲間関係や学校生活を回避させるとともに，子どもを家にとどめる強力な原動力としてこころのなかが蠢き続けます。

　また，離婚やドメスティックバイオレンス（DV）など家族を揺さぶる問題が家庭に生じているような事態も，思春期の子どもを家族にとどまらせ，学校などの社会的活動を回避させることがあります。子どもは，自分が家庭にいないと家族が崩壊するのではないかと**不安**を感じているかもしれません。

思春期年代の子どもがいったんひきこもると，そこから抜け出しにくいという特徴があります。思春期のひきこもりでは，子どもは学校へ行っていないことに対する罪悪感から，大人たちの中立的な姿勢や質問をしばしば非難と受け止めやすく，高まった両価性によって大人との関係性は不安定かつ了解しにくいものになります。狩野はこの年代のひきこもりについて，「人との深い関わりを避ける，ひきこもる，自分を失う不安，全能感，自己愛的，一時的・その場限りの人間関係」と指摘し，"大人の言うなりになってたまるか"という**「飲み込まれる不安」**とともに**「保護を失う不安」**があると指摘しています[4]。

さらに，青年期は自己や同一性の中心を破壊されないように孤立という独特の交流様式を保持しており，それは大人の目から見ると，見つけようとしたり知ろうとしてはいけない青年の私的な内的空間と映ります。われわれ大人は，この内的空間に踏み込むことには慎重であるべきでしょう。

不登校の子どもは何を考え，何をしているか

このような不安を抱えた子どもたちを理解するためには，まず彼らのカルチャーを知らなくてはなりません。大人になると，子どもたちが生み出す新しいカルチャーを理解できないことが多いかもしれません。大人の価値観で子どものカルチャーを評価するために，その理解が進まないこともあります。あるいは，私たち大人は自分たちの思春期を美化しがちかもしれず[3]，当時は苦しかったはずなのに後から何かしら理由を見つけては意味があったかのように理解したりもします。

いまの時代の子どもたちにとって，スマホ，インターネット，GAFAは当たり前の文化です。インターネットとスマホによって，彼らは検索などを通じて自分の好きなものだけ選べるようになっています。かつては雑誌などを通じていろんなページをめくりながら，自分の関心のある分野を探していたのではないでしょうか。テレビを見ていれば興味のないコマーシャルも目にしたでしょうし，家族で見るときは兄弟が見たい番組のほうが優先されたかもしれません。それがいまやスマホを使って指先一つで自分の好きな場を

得られるようになったのです。

　これまでは，家を買う，家電を買うなど所有することに価値が置かれた社会であったと思いますが，いまはサブスクリプションサービス（商品ごとにお金を払うのではなく定額の課金方式）が流行り，シェアすることがその中心となっています。「それな」,「草」, FPS, VCやボイチャ，歌い手さん，VTuber, e-sport, あつ森などの用語も，大人からは理解できないことが多いです。こうやって書いている私自身も，子どもたちから見れば知ったかぶりの痛いおじさんかもしれません（笑）。

　子どもたちは自宅にいてスマホやゲーム機（Nintendo SwitchやPlayStation）などを通じて，友だちとリアルタイムに話しながらゲームをしたりします。かつてのように友達の家に集まって遊ぶ必要も減ってきているのです。いわば，先に書いたような不安や恥の気持ちを過度に刺激されることなく友達と触れ合うことができる時代に突入しているといえるでしょう。われわれ大人からみれば，学校にも行かず家でゲームをしながら会ったこともない友達と話して笑っている姿は異様に映るかもしれません。しかし子どもも，学校に行ったほうがいい，行くべきだ，行かないと将来が大変なことになる，ゲームをしていたって変わらないなどと不安を感じたり，あるいは，もうみんなについていけないかもしれない，誰かに何か言われたらどうしよう，自分はもうダメだなどと考えたりしているかもしれません。一歩を踏み出すことができず，悶々とした日々を過ごしているのではないかと思います。

不登校・ひきこもりへの支援のポイント

1 「見立て」をもとう

　近年，DSM-5やICD-10といった操作的診断基準が医療の現場以外でも広く知られるようになりました。その結果，子どもに特定の診断名が当てはまることもあるでしょう。児童期ならば不安症，強迫症，自閉スペクトラム症，ADHDなどが多く認められるかもしれませんし，青年期から成人期では統合失調症やうつ病，躁うつ病も含まれるかもしれません。これらの疾患を認め

る場合には，その治療を不登校支援のなかにしっかり組み込んでいく必要があるでしょう。

　しかしながら，不登校やひきこもり状態にある子どもたちをこれらの操作的診断基準に当てはめるだけでは十分な理解に到達しないことは，これまでの説明でおわかりだと思います。子どもを援助する大人は，その子はひきこもる前にどのように暮らしてきたのか，どうしてこの時期からひきこもり始めたのか，本人はどのように感じているのだろうかなど，目の前，もしくはまだ見ぬ子どもたちの**こころの内**を想像しなくてはなりません。そこでは，p.40で解説したように個々の「見立て」を作り上げていく作業が必要となるでしょう。その「見立て」は，支援が進むにつれて得られた情報や，当事者との面談に現れた出来事などによって適宜修正されていく柔軟性を持ち合わせるべきです。

　また，**家族関係**にも注目です。ひきこもり中の子どもと親，特に母親との間で，過保護や過干渉を伴う共生的な関係性が形成されやすいことを押さえておきましょう。青年期年代は社会参加が大きなテーマですが，社会への橋渡しの機能を家族が発揮できなくなることがあり，子の将来を案じる親も気づかないうちに，家族の機能不全がさらなるひきこもりや不登校の長期化を招くという悪循環を形成してしまうことがあります。このような家族システムの機能の評価も「見立て」を作るうえでとても重要なものであり，その機能回復は重要な支援の一つです。

❷ 再チャレンジを支える

　支援を必要とする不登校の中心にあるのは，学校生活からの回避が長期化し，その再開が著しく困難になってしまった状況でしょう。このような状況に陥ると，本人だけでなく家族も先の見通しの立たない事態に対して大きな不安を抱えるようになります。不登校の子どもはしかるべき学習や社会的体験の機会を逃すだけでなく，友達に誘われることが減っていくなど，登校にチャレンジする機会が徐々に失われていくことがあります。不登校から始まり，義務教育年代を過ぎてもひきこもり続けることで年齢相応の社会経験を積む機会を失うことになるでしょう。

　そのなかで，かつての旧友たちが大学進学や就労などという年齢相応の社

1. 不登校・ひきこもりと青年期のこころ

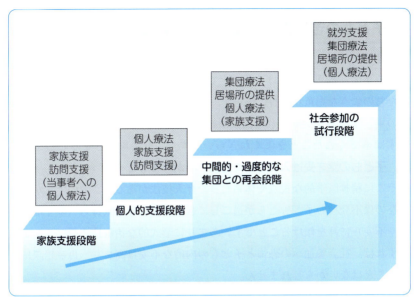

図2 ひきこもり支援の諸段階
〔厚生労働科学研究費補助金こころの健康科学研究事業（研究代表者：齊藤万比古）：「思春期のひきこもりをもたらす精神科疾患の実態把握と精神医学的治療・援助システムの構築に関する研究」．ひきこもりの評価・支援に関するガイドライン，p42，2010より引用〕

会経験を積み，成人期としての課題に向き合っている状況を直視することは難しいと思います。確実な手法が確立されているわけではありませんが，それでも子どもの再チャレンジを支える仕組みが必要です（図2）。

　不登校の状態にある子どもたちにも，現在では昼夜2部制の定時制だけでなくさまざまな形態の高校があります。例えば3部制の定時制[b]や，都立の高校であればチャレンジスクール[c]があり，私立では通信制高校の制度に付随した新タイプの学校として前述したサポート校があります。いずれにしても，不登校の子どもたちに再チャレンジの場を提供しようという姿勢に変わりはなく，不登校であった自分から一歩踏み出す場所として子どもたちにうまく利用してもらえればと考えています。

---

b) 3部制は新しいタイプの定時制高校。1日の授業を午前・午後・夜間の3部に分け，生徒はいずれかの部に属して1日4時間授業を受ける。一般に定時制高校は卒業に4年かかるが，3部制では自ら所属する部以外の授業も適宜受けることで3年で卒業することもできる。
c) チャレンジスクールは東京の都立高校の新しい取り組みで，3部制の定時制。小・中学校で不登校になったり長期欠席などで高校を中退したりした生徒を主に受け入れる。

第4章　子どもを巡るさまざまな問題

❸ 子どもの苦しみ・不安に耳を傾ける

　不登校やひきこもり状態にあるため，子どもと直接会うことが難しい場合もあります。当面は親だけの相談となることもよくあるでしょう。しかし，私たちのような児童精神科に限らず，小児科やスクールカウンセラーとの面談の場に子どもが突如現れて面談が始まることもあります。そんなときは，まずは来てくれたことをよくねぎらい，すぐに社会参加させることを考えず，**子どもの話を受け入れていく面談**を心がけましょう。

　そこに精神医学的な視点や体系だった介入技法があるとよいのですが，大切なのは不登校の子どもたちが過ごしてきた時間とその気持ち（多くは苦しみや不安）に耳を傾けることです。あまりに形式的な治療技法やプランを提案すれば，社会参加への恐怖と子どもの内的な不安は高まり，再び相談に現れることはないかもしれません。

　いつまでも続くかのような丁寧なやり取りを私たちは大切にすべきであると同時に，その価値を親に適切に伝えていく必要があるでしょう。子どもたちが抱えた本当の悩みや不安に，段階的にゆっくりと直面させていくことが必要であり，そのときになって初めて定型的な精神療法的なスキルを導入することになるかもしれません。p.48で紹介しましたが，**精神療法**とは，治療者にとってはその人を理解することであり，当事者にとっては自分を知ること，そして他者に理解してもらえたと感じることです。具体的な手法として支持的精神療法，認知行動療法，集団療法などのさまざまな理論がありますが，これらの系統だった技法に限らず，さまざまな職種が子どもやその家族と触れ合っている日常的な関わりのなかで精神療法を行う機会は多くあるはずです。

　自宅に閉居し長期間のひきこもり状態にある子どもたちの苦しみや不安を支援者が理解することは容易ではありません。しかし，思春期の子どもの課題は，大人の課題でもあります。大人は子どもたちの独立・不安・孤独を受け入れ，彼ら・彼女らの挑戦に胸を貸していく度量が求められるでしょう。自室でひとり孤独に自分自身の課題を乗り越えようとしている子どもたちへの寛容さと支援は，大人の責務であると考えています。

1. 不登校・ひきこもりと青年期のこころ

● まとめ

　昭和，平成，令和と時代が移り変わっても，子どものこころの本質は変わりません。しかし，子どもを取り巻く環境は大きく変わり，その変化に大人もついていけていないかもしれません。

　それでも大人には，子どもたちが親しんでいるカルチャーに興味を示すとともに，社会の変化を受け入れていく柔軟性が求められます。そして，不登校やひきこもりの状態から抜け出す道が見えず，もがき苦しむ子どもたちに向き合うとき，あるいは思春期という内的にも外的にも変化していく道を前にたたずむ子どもたちを目の前にしたとき，大人は人生の先達として正しい道を教えるよりも，**険しい道の歩き方を一緒に考えていける存在**でありたいものです。同時に，困難な状況にある子どもたちが社会や大人に向ける年代特有の衝動性の高まりにも対峙できる大人であるべきでしょう。

【文献はp.418】

2 児童虐待とメンタルヘルス

第4章　子どもを巡るさまざまな問題

💬 後を絶たない児童虐待

　すべての子どもには，「児童の権利に関する条約」[a]の精神に則り，適切な養育を受け，健やかな成長・発達や自立が図られることなどを保障される権利があります。しかしながら日々の報道でもご存知のように，児童虐待は増加の一途をたどっています。

　図1は児童虐待の問題について深く考えさせられるもので，最初に出しておきたいと思います。厚生労働省は児童虐待への対応について，制度の改正や関係機関の体制強化などにより充実を図ってきましたが，それでも深刻な事件は後を絶ちません。全国の児童相談所での児童虐待に関する相談・対応件数は増加を続けており，依然として社会全体で取り組むべき重要な課題です。少子化が著しいわが国で，児童虐待によって命を落とす子どもたちがいるのです。

　子どもが虐待を受けた場合，その後の長い人生に大きな影響を受けることがわかってきています。私たちのような児童精神科医は児童虐待問題を扱うことを避けることができず，虐待を受けた子どもたちの踏みにじられてきた心の叫びに，ひどい無力感に襲われることもあります。本書の執筆を始めて，どこかで必ず触れなくてはならないと思ってきた虐待問題ですが，なか

---

a) 児童の権利に関する条約は1989年に国連で採択され，日本は1994年に批准。「子どもの権利条約」ともいわれる。18歳未満のすべての児童の権利を定めており，児童の人権の尊重，保護の促進を掲げる。

2. 児童虐待とメンタルヘルス

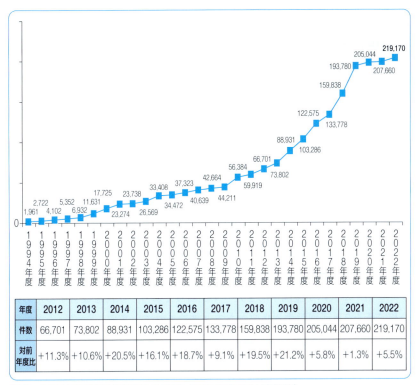

図1 児童虐待相談対応件数の推移（2022年度は速報値）
〔子ども家庭庁：令和4年度 児童相談所における児童虐待相談対応件数より〕

なか向き合うことができないことが続いていました。しかし，現実に目を背けずに思うところを書いてみようと思います。

児童虐待とは

厚労省や2023年4月に発足したこども家庭庁では，「児童虐待の防止等に関する法律」に則して児童虐待を表1の4つに分類していますが，どれもニュースなどで見聞きする内容ではないでしょうか。

これらの児童虐待を受けた子どもたちに対して厚労省は，①虐待の発生予防，②虐待発生時の迅速・的確な対応，③子どもの自立支援の取り組みを進めてきました。一口に言えば，予防・対応，そして自立に向けた支援という

第4章　子どもを巡るさまざまな問題

表1　児童虐待の4つの分類

身体的虐待	殴る，蹴る，叩く，投げ落とす，激しく揺さぶる，やけどを負わせる，溺れさせるなど
性的虐待	子どもへの性的行為，性的行為を見せる，ポルノグラフィの被写体にするなど
ネグレクト	家に閉じ込める，食事を与えない，ひどく不潔にする，車の中に放置する，重い病気になっても病院に連れて行かないなど
心理的虐待	言葉による脅し，無視，きょうだい間での差別的扱い，子どもの目の前で家族に対して暴力をふるう（DV）など

ことでしょう。

しかし，都市ごとに人口比率が異なり人口の集中・偏在化があるなか，現在の児童相談所の体制では①発生予防と②迅速・的確な対応が難しいと言わざるをえません[b]。私たちの病院がある千葉県でも，児童相談所1カ所あたりで管轄する人口が全国平均を大きく上回っており，状況を改善するため県の相談所を2カ所増設する必要があると議論されています。

児童虐待が引き起こすトラウマ関連障害

1　PTSDの誤解

児童虐待が引き起こすメンタルヘルスの問題と聞いて最初に思い浮かぶ病名は，**心的外傷後ストレス症**（PTSD）ではないでしょうか。このPTSDやトラウマという言葉，世の中で一人歩きしており，日常の会話で使われたり外来を訪れた子どもや保護者から聞いたりすることもあります。

しかし，**心が傷ついたことと，PTSDと診断されることは別である**ということを理解してもらいたいと思います。PTSDと診断されなかったからと

---

[b] 児童相談所は都道府県などが設置する機関で，子どもの虐待や福祉に関する相談を受け，助言や援助，さらに一時保護などを行う。2024年時点で全国に234カ所設置されているが，都市部では管轄区域の人口が100万人を超える相談所もあり，十分な対応ができず深刻な虐待を防げなかった事例も報告されている。

いって，その子どもが過去に心を傷つけられた，もしくはとてもつらい体験をしたことが否定されるわけではありません。あくまでDSM-5やICD-10といった操作的診断基準に当てはまったかどうかということであり，子どものこころの状態をすべて否定するものではないのです。

❷ ACE研究

虐待を含めた逆境体験による長期的な影響については，adverse childhood experience（ACE）の研究が最も有名といえるでしょう[1]。ACEとは「子ども時代の有害な経験」を指し，0～17歳に起きた潜在的なトラウマとなるような出来事のことです。例えば以下のようなものです。

- 暴力，虐待，ネグレクトなどの経験
- 家庭や地域での暴力の目撃
- 家族の自殺未遂または自殺

ここには物質使用の問題（p.125参照）や精神衛生上の問題，親子の別居，家族が刑務所に入っていることによる不安定さなどの問題を含んだ家庭で育った場合や，子どもの安全感，安定感，絆を損なう可能性のある環境もACEに含まれます。

このようなACEは，大人になってからの慢性的な健康問題，精神疾患，物質使用問題と関連しています。また，ACEが教育，仕事の機会，収入にも悪影響を与えることがわかってきました（図2）。

ここで興味深い研究を紹介します。出生コホートによる前向き縦断研究において，ストレス体験がうつ病につながる人とそうでない人がいる理由を検証したものです[2]。うつ病の発症と関わりがあるとされるセロトニントランスポーター（5-HTT）遺伝子のプロモーター領域には，短いタイプ（s型）と長いタイプ（l型）の多型があります。人はこの遺伝子を通常2つもちますが，短いタイプを1つまたは2つもつ人（s/s型またはs/l型）は，長いタイプの遺伝子を2つもつ人（l/l型）よりも，ストレスの多いライフイベントに関連して，より多くの抑うつ症状とうつ病の診断，そして自殺傾向を示しました（図3）。

またs/s型の人は，子ども時代に虐待的な扱い，すなわちACEがあると

第4章 子どもを巡るさまざまな問題

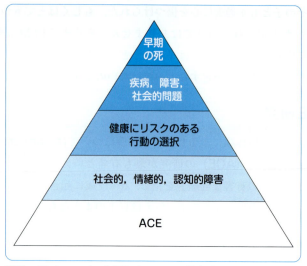

図2 ライフスパンを通じたACEの潜在的な影響
〔Felitti VJ, et al：Am J Prev Med, 14：245-258, 1998 より〕

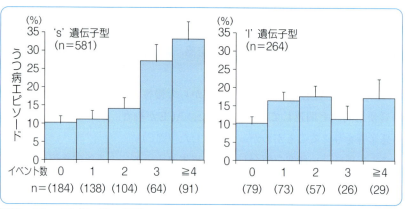

図3 21～26歳の間に経験したストレスフルなライフイベントの数と，26歳時でうつ病と診断された人の割合
〔Caspi A, et al：Science, 301：386-389, 2003 より〕

成人でのうつ病発症の確率が顕著に上がりましたが，l/l型の人ではACEの有無とうつ病発症は相関しませんでした（図4）．この疫学研究は，遺伝子と環境の相互作用を示しているともいえるでしょう．

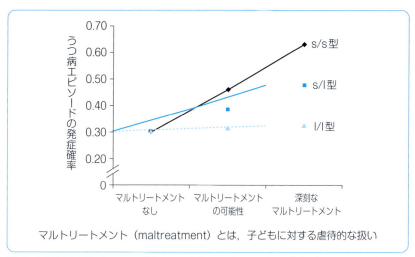

図4 子ども時代（3〜11歳）のマルトリートメントと成人（18〜26歳）でのうつ病発症の関連性
〔Caspi A, et al：Science, 301：386-389, 2003 より〕

PTSDの診断基準と複雑性PTSD

❶ DSMの診断基準

　PTSDはどういった精神疾患で，どのように診断されるのでしょうか？ PTSDの診断は1980年にDSM-Ⅲで初めて導入されました。PTSDは，外傷性イベント（戦闘，レイプ，自動車事故など）の結果として生じる症状が存在し，その診断を確定するためには外傷性ストレス因子の存在を必要とするという点で，その疾患になった理由を問うていない他の多くの精神疾患とは異なっています。DSM-ⅢでのPTSDの診断基準は大きく3つの症状群から構成されていました。

①トラウマの再体験（悪夢，フラッシュバックなど）
②トラウマに関連した刺激の想起の回避（出来事を思い出す場所，体験談の回避など）
③過敏な警戒心（易刺激性，潜在的脅威への過剰な注意など）

　この3つは現在でもPTSDの中核的な症状ですが，DSM-5の診断基準で

は，20の症状，4つの症状クラスター，解離体験のサブタイプを含むようになりました。こうした変更は，さまざまなトラウマをもつ人々にみられる症状の多様性を含めていこうとする診断概念の方向性を示したものです。具体的には「認知と気分の陰性の変化」という症状が追加され，過敏症には「怒り」や「無謀な行動の問題」が加わり，さらに解離体験（脱現実化，脱人格化）がサブタイプとして設けられました。

計算の早い人はすぐにわかると思いますが，対象とする症状が拡大した結果，DSM-5による診断では症状の組み合わせが多岐にわたることとなり，その評価や治療計画が複雑になる可能性が出てきたといえます。

❷ ICD-11の診断基準：CPTSDの登場

一方，2018年に発表され2022年に発効したICD-11では，診断構造の単純化や治療計画へのスムーズな適応など，臨床上の有用性を重視する観点が採用されており，PTSDについてはトラウマ体験者の間で観察される症状の不均一性から，**PTSD**と**複雑性PTSD**（complex posttraumatic stress disorder；CPTSD）という2つの疾患に整理されました[3),4)]。この2つは「ストレスに特異的に関連する障害（disorders specifically associated with stress）」というカテゴリーの下位項目であり，PTSDとCPTSDの両方が同時に診断されることはありません。

2つの疾患の違いですが，幼少期の性的虐待や家庭内暴力などのトラウマを慢性的で反復的かつ長期的に経験した人は，PTSDで典型的に観察される反応を超えて，**より複雑な反応**を経験する傾向があります。それは3つの重要な要素，すなわち**感情の調節，自己同一性，および人間関係能力に関する問題**です。ICD-11ではCPTSDを，PTSDの症状に加えて3要素の問題を含んだ障害としているのです。

ICD-11の診断基準を見てみましょう（表2）。まず，PTSDと診断されるためには「非常に脅威的で恐ろしい出来事，または一連の出来事」と定義されるトラウマに曝されることが必要です。さらに，DSM-5の診断基準と同様の中核的要素，すなわち①トラウマの再体験，②トラウマを想起させる出来事の回避，③現在の脅威感という3つに当てはまることで診断されます。PTSDはトラウマという条件付きの恐怖反応として概念化されており，再体

表2 ICD-11におけるPTSDとCPTSDの診断基準

心的外傷後ストレス症（PTSD）	複雑性心的外傷後ストレス症（CPTSD）
非常に脅威的で恐ろしい出来事，または一連の出来事への曝露 ＋以下の3つの症状すべてに当てはまる	逃れることが困難または不可能で，長期間あるいは繰り返し起こる，非常に脅威的で恐ろしい出来事，または一連の出来事＊への曝露 ＋PTSDの3つの症状すべてに当てはまる ＋以下の3つの症状に当てはまる
① トラウマの再体験	① 感情調節の困難さ ⎫
② トラウマを想起させる出来事の回避	② 否定的な自己概念 ⎬ 自己組織化の障害
③ 現在の脅威感	③ 関係性の困難さ ⎭

＊ 例：拷問，奴隷，集団虐殺，長期間の家庭内暴力，**小児期の繰り返される性的・身体的虐待**

験と回避の症状は特に外傷性イベントに関連しているといえるでしょう。

一方，CPTSDの診断基準には，①〜③というPTSDの3つの中核的要素（症状）に加え，**自己組織化の障害**（disturbances in self-organization）とよばれる3つの要素（症状）が追加されています。

> ①感情調節の困難さ（例：気持ちを落ち着かせることができない）
> ②否定的な自己概念（例：自分は価値のない人間だとか，失敗した人間だという思い込み）
> ③関係性の困難さ（例：人間関係を避けてしまう）

この「自己組織化の障害」という概念は，CPTSDの名前とともに専門家の間でも少しずつ広がっています。

❸ PTSDとCPTSDは区別できるか

これまでの研究の大半は，CPTSDが典型的には持続的な心的外傷体験から生じることを示していますが，一方で幼少期の虐待などの慢性的なトラウマをもつ人がCPTSDではなくPTSDを発症することもあり，逆に単発のトラウマ体験をもつ人がCPTSDを発症するという研究結果もあります[5]。このような観察から，障害の発症には気質的な要因（例えば遺伝的体質）や環境的な要因（社会的支援の有無）が影響すると考えられるようになっています。すなわち，単発のトラウマ経験にとどまる人もCPTSDを発症するかも

しれませんし，持続的なトラウマの経験があっても回復力のある人や十分なサポートを受けている人はCPTSDではなくPTSDの発症にとどまるかもしれません。もしくは，どちらの障害も起こらないかもしれません。

現時点では，PTSDとCPTSDの2つが独立した診断概念であることを裏づける証拠が多数存在しています。2017年のレビュー[5]では，疫学研究，コミュニティ研究，臨床サンプル研究においてICD-11の診断基準を用いることでPTSDとCPTSDが区別されました。さらに，児童・青年のサンプル，難民のサンプル，イスラエルの戦争捕虜のサンプルを用いて機能障害を評価した研究によれば，CPTSDはPTSDよりも重度の機能障害と関連していることが報告されており，CPTSDにみられる症状の負荷の大きさが日常生活の困難さにつながっていることが示唆されています[6]。

いずれにせよ，CPTSDという診断概念の登場は，社会的にも臨床的にも大きな影響力があり，われわれは注目する必要があると思います。

PTSDの治療について

数十年にわたってPTSDの治療法を開発・検証する研究が行われてきました。現在では，最も効果的な治療法は，トラウマに焦点を当てた認知行動療法，眼球運動による脱感作・再処理法[c]，そして程度の差はありますが薬物療法となっています。虐待経験をもつ子どもたちの治療については次項で詳しく解説します。

今回は児童虐待の問題について簡単に触れてきました。わが国は少子高齢化が急速に進む一方で，児童虐待も増えているという矛盾を抱えています。子どもたちの健全な情緒発達を促していけるよう環境を整え，不適切な養育を早期に発見し，必要に応じて援助や介入をしていけるような社会づくりが求められるでしょう。

【文献はp.418】

---

[c] 眼球運動による脱感作と再処理法（eye movement desensitization and reprocessing；EMDR）とは，眼球運動を意識しながら過去のトラウマの記憶と向き合うことで，トラウマへの「慣れと再処理」を促進する治療法。眼球運動は脳を直接的に刺激し，脳本来の情報処理プロセスを活性化するとされる。具体的には，患者は過去の出来事をイメージした後，目の前で治療者が左右に振る指を目で追っていくというプロセスを繰り返す。

第4章 子どもを巡るさまざまな問題

3

児童虐待とトラウマ治療
症例：大庭葉蔵

💬 人間失格

　夏目漱石の小説を第3章2で取り上げましたが，今回は太宰治の小説を取り上げたいと思います。

　皆さんは『人間失格』[1]を読まれたことはありますか。1948年（昭和23年）に発表されたこの作品は，夏目漱石の名作『こころ』と何十年にもわたり日本の小説界随一の累計部数[a]を争っている不朽の名作です（蛇足ですが，国立国府台病院に児童精神科が設置されたのも1948年です）。

　強烈な作品名に惹かれ，一度は思春期の頃に読まれたのではないでしょうか。『こころ』と同様，太宰の没後50年が経ち著作権の保護が終わっているので，電子書籍のAmazon Kindleだと無料でダウンロードすることができます。また，漫画家の小畑健さんが表紙を作画した集英社文庫版（2007年6月出版）は，若者にも人気で再び売り上げを伸ばしたようです。『文豪ストレイドッグス』[b]好きな子どもとの会話にも役立つかもしれません。

　『人間失格』を読まれた方は，主人公の名前を覚えていますか？　大庭葉蔵，通称，葉ちゃんです。彼の人生は激しいものでしたが，ちゃんづけするとかわいらしく感じます。この名前，実は太宰の初期の小説『道化の華』に

---

[a] 新潮文庫では累計部数が最も多いのが『こころ』で750万部，次が『人間失格』で710万部。日本のすべての小説を含めた場合は講談社の『窓ぎわのトットちゃん』が国内発行部数800万部を超えて第1位となっている。
[b] 太宰治や芥川龍之介などが登場し，各々にちなむ作品名やペンネームを冠した特殊能力を駆使するアクション漫画。2013年に連載開始され，シリーズ累計で1,400万部を数える。

295

第4章　子どもを巡るさまざまな問題

も登場しています。大庭葉蔵が自殺に失敗し入院していた4日間の出来事が描かれており，心中を図ったのに女性だけが死亡するという太宰自身の経験に基づいた小説といわれています。詳しい内容は割愛しますが，『道化の華』に引かれた伏線を，『人間失格』において大庭葉蔵の半生として記すことで回収したということでしょうか。驚くことに，小説のなかで葉蔵の名前は4回，大庭の姓はたった1回しか登場しません。『人間失格』と聞いても主人公の名前が思い出せないのはそのせいです。

*

　大人になって読み返してみると，『人間失格』は本当に驚きの小説です。恥ずかしいことに，大人になって読み返すまで，女性と一緒に自殺した太宰の壮絶な半生が描かれているというイメージしかありませんでした。小説発表の直後に太宰本人が自殺したこともあり，主人公が女性と一緒に自殺企図した印象が強く，大庭葉蔵も最期に亡くなってしまったものと思い込んでいました。しかし，改めて読み返してみると彼の生死は不明なのです。
　太宰はいまから70年ほど前に，人の幼少期の体験がその後の人生に大きな影を落とすことを示唆する内容を書き上げており，人間観察に対する彼の慧眼の凄さとそれを文章に落とし込む才能には，凡人の私にはただただ驚嘆の一言しかありません。
　大庭葉蔵は太宰の人生を色濃く反映した人物といわれていますが，すぐに太宰が亡くなってしまったため公式の見解はないようです（この後に，途中で終わっている作品があるようです）。今回は架空症例として，その大庭葉蔵を取り上げ，複雑な生い立ちを背負った少年，いまなら小学校5年生が児童精神科外来に現れたらどのような治療や対応が考えられるのかという視点で書いてみたいと思います。
　なお，本項は「病跡学」といわれる，過去の偉人の精神病理性を問うものではありません。あくまで臨床的な問題提起と考えていただければと思います。

■人間失格にみるACEの影

　大庭葉蔵の半生をたどる『人間失格』は，第一の手記，第二の手記，第三

の手記からなります。第一の手記がおよそ現病歴，つまり幼少期の葉蔵に相当し，第二・第三の手記はトラウマ体験を受けた子どもの予後を示しています。虐待によるトラウマ体験については前回触れましたが，第二・第三の手記はまさにadverse childhood experience（ACE）の研究で示された，虐待を含めた逆境体験による長期的な影響を物語っているといえるでしょう。

ACE（子ども時代の有害な経験）には，暴力，虐待，ネグレクトなどの経験に加え，子どもの安全感，安定感，絆を損なう可能性がある環境も含まれます。こうした子ども時代の逆境体験は，大人になってからの慢性的な健康問題，精神疾患，物質使用問題と関連し，教育や仕事の機会，収入に悪影響を与えることがわかっています[2]。

1 症例提示

第一の手記から，現病歴をサマリーしてみようと思います。

大庭葉蔵は10人家族の末っ子として生まれました。母親に関する記述は極めて少なく，詳しいことはわかりませんが，父は代議士で東北地方の名士として活躍していました。東京に別荘をもち，その別荘にも地元の邸宅にも使用人がいるほどの裕福な家庭で育った葉蔵は，子どものときから気が弱く，人を恐れていた一方で，お茶目に見られるように振舞っていたと書かれています。

葉蔵の幼少期については，いくつか重要な記述があります。まず，下記の文章では児童期に**性的虐待**を受けたことをほのめかす内容が書かれており，その後の葉蔵の自尊感情の低下や無力感が暗示されているといえるでしょう。

> また自分は，肉親たちに何か言われて，口応えした事はいちども有りませんでした。そのわずかなおこごとは，自分には霹靂の如く強く感ぜられ，狂うみたいになり，口応えどころか，そのおこごとこそ，謂わば万世一系の人間の「真理」とかいうものに違いない，自分にはその真理を行う力が無いのだから，もはや人間と一緒に住めないのではないかしら，と思い込んでしまうのでした。だから自分には，言い争いも自己弁解も出来ないのでした。人から悪く言われると，いかにも，もっとも，自分がひどい思い違いをしているような気がして来て，

第4章　子どもを巡るさまざまな問題

> いつもその攻撃を黙して受け，内心，狂うほどの恐怖を感じました。
>
> 　　　　　　　　　　　　（新潮文庫版，pp14-15。下線筆者）

> 　けれども自分の本性は，そんなお茶目さんなどとは，凡そ対蹠的なものでした。その頃，既に自分は，女中や下男から，哀しい事を教えられ，犯されていました。幼少の者に対して，そのような事を行うのは，人間の行い得る犯罪の中で最も醜悪で下等で，残酷な犯罪だと，自分はいまでは思っています。しかし，自分は，忍びました。これでまた一つ，人間の特質を見たというような気持さえして，そうして，力無く笑っていました。もし自分に，本当の事を言う習慣がついていたなら，悪びれず，彼等の犯罪を父や母に訴える事が出来たのかも知れませんが，しかし，自分は，その父や母をも全部理解する事が出来なかったのです。人間に訴える，自分は，その手段には少しも期待できませんでした。父に訴えても，母に訴えても，お巡りに訴えても，政府に訴えても，結局は世渡りに強い人の，世間に通りのいい言いぶんに言いまくられるだけの事では無いかしら。
>
> 　　　　　　　　　　　　（新潮文庫版，pp22-23。下線筆者）

　以下では，葉蔵に対する性的虐待があったか，それに類似するトラウマ体験があったと仮定して考察を進めたいと思います。

　葉蔵は，本当の自分のこころを誰にも気づかれないように，親には従順であり，学校では躁的にお茶目な少年を演じていました。地元の名士の末っ子として生まれ，勉強がすこぶるできた葉ちゃんは，本当は画家になるのが夢でしたが，父親に逆らえず進学のため上京します。

　しかし，第二・第三の手記に書かれているように，女性問題やアルコールの問題，繰り返す自殺企図が成人した葉蔵の人生に大きな影を落とすことになります。そうした人生を振り返って，彼は「恥の多い生涯を送って来ました」と述べています（新潮文庫版，p.9）。

　下線部の文章から察するに，葉蔵への性的行為，あるいは性的行為を見せる，ポルノグラフィの被写体にするなどの性的虐待が強く疑われる状況が

あったのではないでしょうか。彼はこの性的虐待を女中や下男から複数回，長期間受けていた可能性も考えられますが，ACE研究の観点からみれば，これは子どもの安全感，安定感，絆を損なう可能性のある環境だったといえます。

❷ 葉蔵のプロブレムリストとその見立て

　成人になった大庭葉蔵のプロブレムリストを表1にあげました。このプロブレムから，葉蔵は，**複雑性心的外傷後ストレス症**（CPTSD）の特徴として前回紹介した自己組織化の障害，すなわち

> ①感情調節の困難さ（例：気持ちを落ち着かせることができない）
> ②否定的な自己概念（例：自分は価値のない人間，失敗した人間という思い込み）
> ③関係性の困難さ（例：人間関係を避けてしまう）

を引き起こしている可能性があります。

　ただ，11歳で大庭葉蔵が児童精神科外来を受診したとしたら，そこまで症状を拾うことができなかったかもしれません。その後の人生に大きな影響を与える環境に身を置きつつも，一見すると過剰適応しながらうまくやり過ごしている少年にしか見えなかったのかもしれません。そして，女中や下男から複数回，長期にわたり性的虐待を受けてきた可能性についても語ることがないでしょうから，その問題自体もわからないのです。ここが虐待臨床の難しいところで，明らかな証拠があれば介入理由が明確になりえますが，加害者と思われる親などが虐待歴を否定する場合は非常に難しい状況になります。

　葉蔵の場合，長期にわたり虐待を受けてきたことによるトラウマ関連の障害として，PTSDよりは複雑性PTSDを考えていくことになるでしょう。小説では性的虐待の場面や，彼が性的虐待を思い出すようなトリガーに反応し

表1　成人となった大庭葉蔵のプロブレムリスト

#1　自尊感情の低さ
#2　自殺念慮を含めた慢性的な抑うつ感
#3　アルコールの乱用（物質使用）
#4　対人関係の不安定さ

た記述はなく，先に述べた感情調節，自己同一性，人間関係能力に関する問題が中心のように描かれています。

③ 児童虐待に対する介入は医療・福祉の2本柱

　第二・第三の手記に書かれた出来事について，第一の手記の頃の葉蔵少年は知るよしもありません。しかし，われわれが苛烈な幼少期を過ごしてきた少年の治療にあたる際には，前回述べたトラウマの特徴とそれが引き起こす精神的な不調を理解する必要があります。

　トラウマを受けた子どもたちを治療するうえで最も優先されるべきは，**安全と安心の確保**です。虐待が続いている家庭のもとで治療を行うことは難しく，常に子どもが脅かされている状況では病院側も安全を保証することはできないでしょう。

　もし葉蔵に対する性的虐待が明るみに出た場合，わが国では児童相談所による介入が最優先となり，子どもの衝動性の亢進や易刺激性などの精神症状が著しい場合には同時に児童精神科の受診も考慮されるでしょう。児童虐待に対するトラウマ治療では，医療的な介入だけでなく福祉的な介入がとても重要な要素になるのです。これが医療だけでは，たとえ入院治療を行っても，虐待された環境に戻るしかない子どもたちは退院におびえるかもしれませんし，安全・安心という基本的な環境を提供することができません。この点は最後のほうで改めて述べます。

　以上から，児童虐待への介入には**福祉と医療という2本柱**が常に必要となりますが，加害者の司法絡みの問題や子どもの教育の保障など，さらに複合的な対応が必要となる場合もあります。

行政による虐待防止の取り組み

　ここからは太宰ワールドを離れて，現代日本の話に移りましょう。

　行政ではこれまで児童虐待の防止に向けて，①児童虐待の発生予防，②児童虐待発生時の迅速・的確な対応，③虐待を受けた子どもの自立支援を進めていることを前回紹介しました。これをもう少し詳しく解説したのが表2[3)]です。

3. 児童虐待とトラウマ治療　症例：大庭葉蔵

表2　児童虐待防止に向けた行政の主な取り組み

①児童虐待防止のための主な取り組み	・189（いちはやく）：児童相談所虐待対応ダイヤル ・親子のための相談LINE：子育てや親子関係について悩んだときに，子ども（18歳未満）とその保護者の方などが相談できる窓口
②児童虐待の発生予防から児童虐待発生時の迅速・的確な対応	・妊娠・出産・育児期の家庭では，産前産後の心身の不調や妊娠・出産・子育てに関する悩みを抱え，周囲の支えを必要としている場合がある。こうした家庭に適切な支援が届けられず，痛ましい児童虐待に至ってしまうことのないよう，妊娠・出産・子育てに関する相談がしやすい体制の整備や，地域の子育て支援サービスの充実を図る。 ・子育てに困難を抱える家庭などからの相談に応じ，子どもや家庭の課題やニーズ，子どもの置かれた環境などの状況を的確にとらえ，子どもや家庭に適切な援助を行って児童虐待に至るのを未然に防ぐことや，児童虐待が発生したときに迅速・的確に対応することができるよう，体制強化などを図る。
③②に係る主な機関・事業	・児童相談所：子どもに関する家庭などからの相談に応じ，子どもが有する問題や子どものニーズ，子どもの置かれた環境の状況等を的確に捉え，子どもや家庭に適切な援助を行い，子どもの福祉を図るとともに，その権利を擁護することを目的とした機関。 ・要保護児童対策地域協議会（こどもを守る地域ネットワーク）：関係機関により，子どもや保護者に関する情報の交換や支援内容の協議を行う場として，児童福祉法第25条の2に規定された協議会。 ・こども家庭センター：妊産婦や子育て世帯，子どもからの相談に応じるとともに，サポートするための計画（サポートプラン）を作成し，地域の関係機関などとの連携や子育て支援サービスの活用などによる支援を行う。 ・子育て支援に関係する事業：乳児家庭全戸訪問事業（こんにちは赤ちゃん事業），養育支援訪問事業，地域子育て支援拠点事業

〔こども家庭庁HP：児童虐待防止対策より抜粋〕

　こうした地域ぐるみで児童虐待を予防していくシステムにあって，児童相談所の役割は大きなものです。児童相談所は児童福祉法に基づいて各都道府県に設置されている児童福祉の専門機関です。家庭などからの相談に応じて，子どもが抱える問題や子どものニーズ，子どもの置かれた環境などを的確にとらえ，子どもや家庭に適切な援助を行うことを主な目的としています。

　業務内容が多岐にわたることや虐待事例の増加に伴い，国としても児童相談所の体制を強化してきました。2004年，国は児童福祉法を改正し，虐待児童の早期発見と適切な保護を推進すべく，各市町村は児童福祉の関係機関

で構成される「協議会」の設置に努めなければならないとしました。これが表2の要保護児童対策地域協議会です（詳しくは最後のコラム参照）。

被虐待児への心理社会的治療

❶ TF-CBTとは？

　PTSDと診断されたりトラウマ体験を抱えたりする子どもの治療について解説します。ただし，治療といっても，医療機関だけでできることには限りがありますから，医療と福祉・教育が連携した包括的な治療や対応が必要となるでしょう。

　医療機関でまず優先して行われるのが心理社会的治療です。特に認知行動療法の一つとして最も研究が進んでいるのが，**トラウマに焦点を当てた認知行動療法**（trauma-focused cognitive behavioral therapy；TF-CBT）です。TF-CBTはDeblinger，Cohenらによって提唱された米国の治療プログラムですが，わが国でも子どものトラウマに焦点を当てた認知行動療法として活用されており，阪神淡路大震災，東日本大震災と大きな災害を経て注目が高まっています。

　TF-CBTによって，子どものPTSD症状だけでなく，トラウマに関連したうつや不安症状，恥や罪悪感といった感情，行動上の問題，社会生活能力などが回復することが認められています。また，養育者を治療に組み入れることで，養育者自身の抑うつ感情やPTSD症状，さらに養育能力や子どものサポート機能の改善・向上にも効果を発揮します[4]。

　現在では欧米のいくつかの治療ガイドラインで，子どものトラウマ治療の第一選択としてTF-CBTが推奨されています。日本の子どもとその養育者を対象としたランダム化比較試験でも，TF-CBTにより子どものPTSD症状とうつ症状が有意に改善されたことが報告されています[5]。

❷ TF-CBTの特徴と治療目標

　TF-CBTは認知行動療法の原理・原則に基づいており，アタッチメント理論，発達的神経生物学，家族療法，エンパワーメント療法，人間性心理学

などの要素を取り入れて統合された，ハイブリッドな治療プログラムです。その構成要素はA-PRACTICEの頭文字で表されます（図1）。TF-CBTを通じて，子どもと養育者がトラウマ体験の記憶を適切に処理し，トラウマに関連する非機能的な認知や思考，コントロール不全に陥っている感情，不適応的な行動をうまく管理できるようになることが治療目標です。

TF-CBTの詳細については兵庫こころのケアセンターやTF-CBT LC研究会のWebサイトをご覧ください[6),7)]。兵庫こころのケアセンターのサイトでは，TF-CBTの実践に役立つ冊子，TF-CBT実施の手引き，TF-CBTワークブックなどがダウンロードできます。

実際にTF-CBTを実践するには，認定されたトレーナーによる正式なイントロダクトリー・トレーニングを受講する必要があり，これについてはTF-CBT LC研究会のサイトに詳しい情報が載っています。同研究会では，TF-CBTプログラム開発者などから直接訓練を受け正式に認定されたトレーナーを中心に，イントロダクトリー・トレーニングを提供しています。

薬物療法の有効性

子どもの場合，PTSDに対するファーストラインの治療選択はTF-CBTなどの心理社会的治療です。他方，子どものPTSDに対する薬物療法については，特に第二世代抗精神病薬（SGA），気分安定薬，選択的セロトニン再取り込み阻害薬（SSRI），交感神経系薬に焦点が当てられてきました。各薬剤を用いた研究の質，あるいはオープンないしランダム化比較試験による有意性にはばらつきがあるものの，総じてエビデンスは弱く，成人集団から得られた結果に依存することが多いです。

薬物療法は成人であればPTSD治療のファーストラインの一つであるにもかかわらず，子どもを対象とした研究となると玉石混交であり，成人において有効性を示したエビデンスを根拠に「SSRIはPTSDの子どもの治療にも有益」とされたこともありました[8)]。確かにSSRIは，一般的には幅広い症状（不安と抑うつ）の治療や社会的・職業的な機能の改善のために推奨されており，PTSDに特徴的な再体験，回避，麻痺症状を標的として使用されます[9),10)]。しかしながら，小児および青年の20〜30%はSSRIによる治療から

第4章 子どもを巡るさまざまな問題

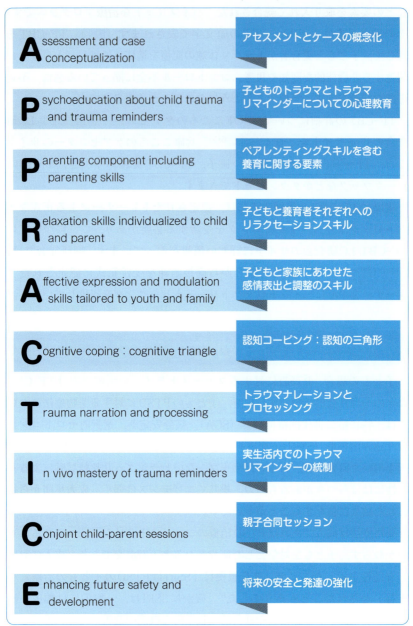

図1　TF-CBTの治療構成要素「A-PRACTICE」
〔Cohen JA, et al：Treating trauma and traumatic grief in children and adolescents, 2nd edition. Guilford Press, 2017 より引用〕

ほとんどベネフィットを得ていないという報告もあるなど，その評価は定まっていません[11]。

① 抗精神病薬，気分安定薬

SGAについても，成人のPTSD患者では広範な研究が行われていますが，小児や青年期で有効性を評価した研究は限られており，十分なエビデンスが蓄積されていません。一般的には従来の第一世代抗精神病薬よりも安全ですが，SGAは体重増加，脂質異常症，血糖値の上昇，高プロラクチン血症，QTc延長の増加などが指摘されています[12]（詳細は第3章5参照）。

また気分安定薬は，脳内のγ-アミノ酪酸（GABA）作動性神経伝達とグルタミン酸神経伝達を改善します。これまで成人を対象に，攻撃性，怒り，衝動性の症状を標的に使用した研究は行われており，その効果も認められていますが，やはり小児を対象とした研究はほとんど行われていないのが実情です[12]。

② 交感神経系薬

交感神経系薬は，PTSD症状の発現に関与しているノルアドレナリンの亢進を抑制する作用があり注目されています[10]。特に多動に対する効果的な治療法として理論化されつつある一方，小児PTSDへの有効性については過去さまざまな薬剤が検討されてきました。

そのなかでもα₂アドレナリン受容体作動薬の**グアンファシン**は，PTSDの小児・成人両方において過覚醒の症状を改善させる作用が示されています[9]。また，Connorら[13]による8週間の非盲検試験では，PTSD症状を有する19人の小児および青年患者にグアンファシン徐放製剤が投与された結果，PTSD症状に改善が認められました。参加者である19人の多くは注意欠如多動症（ADHD）の症状ももっていましたが，ADHD症状のスコアも有意に改善したことから，PTSD症状の存在がグアンファシンによるADHD症状の改善作用を弱めるおそれはないことも示唆されました。忍容性もおおむね良好で，研究の結論として，グアンファシンはトラウマを抱えた小児や青年のPTSD症状に効果があることが示唆されたとしています。

β遮断薬のプロプラノロールは小児のPTSDに対して反応性ではなく予防

的に作用すると考えられています。Famularoら[14]による初期の研究では，トラウマを経験した11例の小児においてプロプラノロールを用いることでPTSD症状が有意に少なかったことが観察されました。しかし，小児集団で実施されたプロプラノロールの研究では有意な結果を示すことができませんでした[15),16)]。

葉蔵に必要な福祉・医療の包括的介入

さて，再び大庭葉蔵の問題を考えてみましょう。彼が自宅での性的虐待の可能性を学校で示唆した場合，現代ならすぐに児童相談所が対応することになるでしょう。図2に対応の一般的な流れを示しましたが，子ども本人や周囲から通告・相談を受けた児童相談所は，虐待疑い事例であれば速やかに緊急受理会議を開催します[17)]。

そして，通告を受けた事例について過去にも情報があるか確認するとともに，虐待とは明確に判断できなかった場合でも，子どもの安全を確認するための調査を行い，被虐待状況や生命の危険はないかどうかなど緊急保護の必要性を判断します。

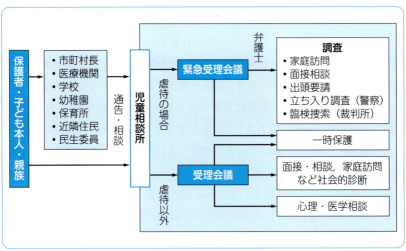

図2　虐待などに対する児童相談所の対応の一般的な流れ

> **表3　性的虐待の初期対応の留意点**
>
> - 被害を確認し阻止するためには，些細な兆候をとらえて即座に調査を始めなければならない。通告受理後は直ちに（原則的にはその日のうちに）一時保護の判断を要するため，市町村で性的虐待の通告を受けた場合は，直ちに児童相談所へ送致するなど，迅速な対応が必要である。
> - 誘導・教唆を避けて正確に被害を聴き取り，今後の対応につなげるために，特に関係機関からの通告に対しては，それ以上子どもに対して被害を尋ねないこと，守れない約束（「誰にも内緒にするから話して」など）をしないこと，子どもとの接触と安全確保への協力を依頼する。

〔千葉県：第3章 虐待対応の流れ（市町村・児童相談所）．千葉県子ども虐待対応マニュアル，p60, 2020より抜粋〕

　国府台病院のある千葉県では子ども虐待対応マニュアルを策定しています。そこに書かれている性的虐待の初期対応を表3に示しました[18]。性的虐待は他の虐待に比べて発見が困難なうえに客観的証拠に乏しいことが多く，子どもの心身に生涯にわたり深刻なダメージを与えることがわかっています。これは葉蔵のその後の人生を見ればわかるかもしれません。

　性的虐待の告白に始まり，学校というセーフティネットから児童相談所という児童福祉の領域にバトンタッチされた葉蔵の虐待防止への取り組みは，続いて症状の有無を観察し，特に自殺念慮などを認めるようであれば精神科医療の出番かもしれません。また彼の場合，感情調節，自己同一性，人間関係能力における影響という3つの重要な領域（自己組織化の障害）に目を向けた治療も必要かもしれません。

　しかし，繰り返しになりますが，まずは子どもの安全を確保することが最優先です。精神科医療による介入が行われた後，リアルタイムで虐待が行われている家庭に返すとなればそれ相応の準備が必要となるでしょう。

まとめ

　今回は児童虐待とトラウマに対する治療・対応編として，『人間失格』を題材にしながら書いてきました。児童虐待は人格などに長期かつ大きな影響を及ぼします。そのため，いかに予防し，必要に応じてどのような治療を行

第4章 子どもを巡るさまざまな問題

うかが大切です。

　増加し続ける虐待事例に対し，医療機関だけでなく，福祉，教育，時には警察などの力も借りながら，子どもたちが安心・安全を感じて成長していくことができる世の中をつくっていくことが大人たちの責務ではないかと考えます。

【文献はp.419】

Column　要保護児童対策地域協議会とは

　虐待を受けている子どもや支援を必要としている家庭を早期に発見し，適切な保護や支援を図るためには，関係機関の間で情報や考え方を共有し，適切な連携の下で対応していくことが重要です。そのための場が要保護児童対策地域協議会です。

　同協議会に参加するのは，児童相談所に加えて，自治体における児童福祉，保健，社会福祉に関する部局，さらに教育委員会，法律相談員，法律顧問，医療機関です。協議会では，

①まず「代表者会議」において，各団体の代表者が保護措置全般について検討します。

②次に「実務担当者会議」において，各機関の実務担当者が情報交換し，要保護児童への支援内容を検討します。

③さらに「個別ケース会議」として，一人ひとりの被保護児童について，今後関わることが予想される関係機関の担当者同士で，具体的な支援方法や役割分担のあり方を協議します。

　協議会での情報共有により，支援を必要とする子どもを早期に発見できるとともに，各機関には守秘義務が課せられているため，団体間での情報交換がしやすいという利点もあります。関係機関が役割を分担しつつ協力し合い，専門的な支援を行うことで，対象の家族や子どもへのより良い支援が可能になっています。

第4章 子どもを巡るさまざまな問題

エナジードリンクは子どもにどんな影響を与えるか？

● 栄養ドリンク？ 清涼飲料水？

　レッドブルやモンスターエナジーといったエナジードリンクは，さまざまなスポーツのスポンサーになっていることもあり，若者でなくとも耳にすると思います。エナジードリンクというジャンルに明確な定義はありませんが，皆さんはどんなイメージをもつでしょうか？

　日本では，小さな瓶に入った「栄養ドリンク」とよばれるジャンルが古くからあります。昭和生まれの私は「ファイトー，一発！」な栄養ドリンクに大学生のテスト前などはとてもお世話になりました。栄養ドリンクは一般用医薬品と医薬部外品に大きく分かれますが，カフェインやさまざまな漢方の生薬が入っている印象でとても苦かった思い出があります。なかにはイチロー選手がCMで飲んでいたユンケル®ファンティーのように1本2,000円ほどする高価なものもありますが，私はそんな値段のものは飲んだことがないので高級栄養ドリンクが甘いのか苦いのかわかりません。

　他方，レッドブルやモンスターエナジーに代表されるエナジードリンクは「清涼飲料水」の位置づけです。缶が派手で，甘くて多量のカフェインが入っているイメージです。コンビニエンスストアやドラッグストアなどどこでも手に入り，私が勤務する国府台病院の売店にも置かれていますが，病を治しにきている患者さんを対象にしているのか，それとも疲れ果てた医療従事者を対象にしているのか，いささか興味のあるところです。個人的には当直明けなどで燃え尽きた若い男性医師が買っている印象があります。

309

第4章　子どもを巡るさまざまな問題

　エナジードリンクは覚醒度やパフォーマンスを素早く高めることを謳い文句にしていて，通常，多量のカフェイン，単純炭水化物，および追加成分の混合物を含んでいます。飲料に含まれる炭水化物源であるグルコースとスクロースは生理エネルギーに必要な基質を供給し，高いカフェイン含有量は疲労状態において覚醒感を高め知覚的エネルギーを供給するとされています。

■ エナジードリンクを巡る懸念

　外来ではエナジードリンクを飲むことにハマっている子どもに時折出会いますが，その過剰摂取に対しては以前から警鐘が鳴らされています。

　例えば，高カロリーで多量のカフェインが含まれるエナジードリンクを大量に飲むと，中学生の注意欠如多動症（ADHD）のリスクが66％上昇するという米国の調査があります[1]。この調査は日本でもメディアに取り上げられ，エナジードリンクを飲むとADHDの危険性が高まるとセンセーショナルに報道されました[2]。この点については後述します。また，エナジードリンクにはカフェインが多量に含まれていることから，農林水産省は過剰摂取の危険性について注意を喚起しています[3]。

　カフェインは，神経を鎮静させる作用をもつアデノシンと化学構造が似ており，アデノシン受容体にくっついてアデノシンの働きを阻害することで神経を興奮させます。しかし，カフェインを過剰に摂取し中枢神経系が刺激されると，**めまい，心拍数の増加，興奮，不安，ふるえ，不眠，下痢，吐き気，嘔吐**などの症状が生じます（図1）。また，長期的なカフェインの摂取により高血圧のリスクが高くなる可能性も指摘されています。

　本当にエナジードリンクはADHDや心身の異常を引き起こすのでしょうか？　エナジードリンクの摂取に関して問題があるならば，私たち大人はどうして飲みすぎたらいけないのかを子どもたちに正確に伝えていく必要があるでしょう。今回はエナジードリンクの体とこころへの影響について解説したいと思います。

4. エナジードリンクは子どもにどんな影響を与えるか？

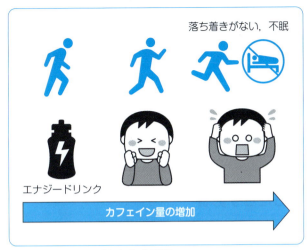

図1　カフェインがもたらす影響

どこでも売っている エナジードリンクと年齢制限

　栄養ドリンク市場の減少に反して，エナジードリンクは市場規模が拡大しています。コンビニエンスストアではほぼ100％の店で売られていて，子どもでも簡単に買うことができます。

　大容量化も進んでいて，2020年に発売された新興ブランドのエナジードリンクは大型の500mL缶で売られています。レッドブルは従来185mLだったのが250mLとなり，2022年には473mL缶が発売されました。モンスターエナジーも1本300mL以上の商品が中心で，2019年には500mLが発売されました。いくつかの報告から，エナジードリンクの主な購入者は10〜30代の男性であることがわかります[4),5)]。

　当院のコンビニエンスストアでもさまざまな種類が売られており，こんな原稿を書きながらも私もときどき飲んでいます。「ファイトー，一発」系のポピュラーな栄養ドリンクには「成人（15歳以上）1日1回1本（100mL）を服用してください」などの制限が付いていることもありますが，清涼飲料水であるエナジードリンクに対して日本では年齢制限がありません。

　しかし，欧州では未成年によるエナジードリンクの摂取は危険という意見

が根強くあり，年齢制限に踏み切る国も出てきています。例えばリトアニアでは，18歳未満へのエナジードリンクの販売が法律で禁止されています。英国でも年齢制限をかけるべきという声が高まり，16歳未満にはエナジードリンクを売らないよう小売店主導で規制がされています。いつか日本でもそうした議論が出てくる可能性があります。

エナジードリンクとカフェイン

1 心身にもたらす影響

　エナジードリンクの問題の一つはカフェインが多量に含まれていることです。農林水産省だけでなく厚生労働省も食品に含まれるカフェインの過剰摂取に注意を促していますが[6]，わが国での大規模な調査はありません。そこで，まずは英国のデータ[7]をみてみましょう。

　これは18歳未満の子どものカフェイン入りエナジードリンク摂取を評価した74の研究を対象としたシステマティックレビューです。これによると，過去1年間にエナジードリンクを飲んだことのある子どもは13～67％でした。また，英国では3～32％の子どもが毎週エナジードリンクを消費しており，人種による違いはありませんでした。著者のKhoujaらは，この報告が弱いエビデンスであるとしたうえで，週5日以上の飲用は心理的，身体的，教育的，総合的な幸福度の低さと関連しているとともに，男子は女子よりも摂取量が多く，頭痛，睡眠障害，アルコール使用，喫煙，イライラ，学校からの排除と関連があることが示唆されたと述べています。

　またSeifertらは，思春期の子どものエナジードリンク摂取に関して，一部の子どもたちに深刻な健康被害をもたらす危険性を指摘しています[8]。論文では，エナジードリンクは栄養補助食品であるため，医薬品に求められる安全性試験や表示の規制の対象外となっており，**青少年を対象とした企業側のマーケティングと衝動的な思春期の特性**という2つの要素が組み合わさって過剰摂取に至る可能性について示唆しています。

　若者の平均的なカフェイン消費量は過去20年間で減少していますが，青少年のエナジードリンク消費量は過去10年間で著しく増加しています[9]。青

4. エナジードリンクは子どもにどんな影響を与えるか？

少年のエナジードリンク消費量の多さはカフェインの過剰摂取につながっており，軽度の睡眠障害から死亡に至るまでさまざまな有害事象が報告されています。カフェインによる副作用は通常1回200mg程度で現れ始め，特に400mgを超えると徐々に症状がひどくなります[10]。これまで文献で報告されている副作用として，上述した症状のほか，重篤な場合には心房細動，動悸，頻脈などの心血管障害，腎臓および肝疾患が現れるとされています[10)-13)]。

エナジードリンク関連の副作用で救急外来を受診した12〜17歳の青少年約1,500人を対象とした研究では，エナジードリンクの摂取による死亡は非常にまれであると報告していますが，エナジードリンクと一緒に別の物質やアルコールを摂取した場合や，基礎疾患として心血管疾患がある場合はその合併症により死亡する恐れがあるとしています[11),14),15)]。

❷ 安全なカフェイン摂取量は？

では，エナジードリンクにはどれくらいカフェインが含まれているのかというと，商品にもよりますが主なエナジードリンクには1本あたり36〜150mg含まれています[16]。海外ではカフェインの安全な摂取量について検討が行われており，カナダではカフェインに対する子どもの感受性が高いことを踏まえて表1のように最大摂取量を定めています。他の国・機関も以下のように注意喚起をしています[16]。

- 欧州食品安全機関（EFSA）：参照可能な知見が不十分としたうえで，成人と同様，約3mg/kg体重を子どもと青少年における安全な単回あたり摂取量および習慣的1日あたり摂取量としている。
- オーストリア：3mg/kg体重/日の摂取は，子ども（3〜10歳）およびティーンエイジャー（10〜18歳）にとって安全としている。
- ドイツ：小児・青少年によるエナジードリンクの過剰摂取による健康影響ですでに判明している急性中毒から考えると，安全とされている量を上回るカフェイン摂取につながるエナジードリンクの過剰摂取は，心血管系への負の影響を及ぼす可能性があるとしている。

ドイツはかなり踏み込んでいますね。上述したように，カフェインは1回

第4章 子どもを巡るさまざまな問題

表1 カフェインに関する海外の主なリスク評価

悪影響のない最大摂取量		飲料換算	管理機関名
健康な子どもおよび青少年	3mg/kg体重/日		欧州食品安全機関（EFSA）
	2.5mg/kg体重/日	・コーラ1缶（355mL）あたりのカフェイン含有量36〜46mg ・エナジードリンク1缶（250mL）あたりのカフェイン含有量約80mg	カナダ保健省
子ども（4〜6歳）	45mg/日		
子ども（7〜9歳）	62.5mg/日		
子ども（10〜12歳）	85mg/日		
13歳以上の青少年	2.5mg/kg体重/日		
健康な成人	400mg/日（3mg/kg体重/1回）＊		欧州食品安全機関（EFSA）
	400mg/日	コーヒーマグカップ3杯（237mL/杯）	カナダ保健省

＊：1回あたり摂取量約3mg/kg体重以下（例：体重70kgの成人で約200mg以下）であれば急性毒性の懸念は生じない。

〔食品安全委員会：食品中のカフェイン，2018より改変〕

200mgを超えると副作用のリスクが高まることを考えると，やはり1日に2本以上飲むことはとても望ましいとはいえず，特にカフェインが大量に含まれている商品は1本であっても控えるべきでしょう。加えて，カフェインがさまざまな食品に含まれていることを考えれば，エナジードリンクだけを悪とみなすのではなく，コーラやコーヒーなどのカフェインを多く含む他の飲み物にも当然注意が必要です。

エナジードリンクとADHDは関連するのか？

❶ 論文の限界・注意点

エナジードリンクの大量摂取が中学生のADHDのリスクを上昇させると

4. エナジードリンクは子どもにどんな影響を与えるか？

報告され，日本でも報道されたことは冒頭で述べました。しかしながら，よく読むとSchwartzらの論文[1]にはいくつか重要な注意点があるように思われます。

この論文は米国コネチカット州の中学生1,649人（平均年齢12.4歳）を対象としていますが，対象者はカフェインが含まれるエナジードリンクや糖分の含まれる高カロリーの清涼飲料を平均1日2本飲んでおり，最高で7本飲んでいる子どももいました。われわれの感覚ではかなり多いように感じますし，日本の子どもたちは経済的にもそれほどエナジードリンクを飲むことはできないのではないでしょうか。

また論文では，多量のカフェインが含まれるエナジードリンクを毎日飲んでいる中学生は，まったく飲まない中学生に比べてADHDの傾向が66%高まることが判明したと述べていますが，決してADHDの診断が確定したわけではありません。SDQ（Strength and Difficulties Questionnaire）[a]という質問紙を使ってADHD症状のサブスケールを評価しているだけです。ADHD症状をもつ子どもがエナジードリンクを多く飲むのか，それともエナジードリンクを飲む子どもが結果としてADHD症状をもつに至ったのかは不明と言わざるをえません。この結果からADHDが増えたと結論づけるのは難しいことに注意が必要でしょう。

Schwartzらは結論として，子どもたちの甘い飲料の摂取を制限し，エナジードリンクの摂取を避けるよう推奨しています。また，エナジードリンクに加えてスポーツドリンクや加糖コーヒー飲料といった甘味飲料に焦点を当てた対策を取るべきで，これらの飲料とADHD症状との関連性についてさらに理解する必要があると締めくくっています。

❷ カフェイン→睡眠不足→ADHDの悪化

ADHD症状を呈するリスクの一つに睡眠不足があることはp.138で説明しました。周知のとおり，カフェインの大量摂取は睡眠・覚醒リズムに影響を

---

a) SDQは子どものメンタルヘルス全般を評価するスクリーニング尺度で，子どもの情緒や素行などに関する25の質問を保護者や学校教師に対して行う。具体的に，質問は①情緒，②素行，③多動・不注意，④仲間関係，⑤向社会性という5つのサブスコアからなり（各サブスコアに5つの質問項目），さらに①〜④の合計としてTotal difficultiesスコアがある。

与え，睡眠不足は思春期の子どもにさまざまな健康上のリスクをもたらします[17]。もちろん睡眠不足の原因はカフェインだけでなく，課外活動，過度の宿題，電子メディアの夜の使用，学校の始業時間の早さなど他の外部要因もありますが，不注意や実行機能の障害（例：物事の段取りが悪い）などのADHD症状はカフェイン摂取からくる睡眠不足によって悪化するリスクが高まります。

❸ ADHD患者はもともとエナジードリンクに傾きやすい？

他方，ADHDの大きな特徴はさまざまな併存障害がみられることです（p.115参照）。成人のADHDに頻繁に併存する精神疾患は気分症，不安症，物質使用症，パーソナリティ症などで[18]，なかでも物質使用症の併存がたびたび指摘されています（物質使用症についてはp.125参照）。ADHDの生物学的基盤の一つには実行機能の障害がありますが，物質使用症における依存形成の過程でも実行機能の障害があることが指摘されています[19,20]。そして，エナジードリンクを頻繁に摂取する青少年はタバコ，アルコール，違法薬物を使用する可能性が高いことが過去の研究で示されています。

これらのことを考え合わせると，実行機能に問題を抱えるADHD患者が短絡的にエナジードリンクの摂取を繰り返しているということも考えられます。つまり，彼らはもともとADHD症状をもっていた可能性があるのです。

まとめ

今回はエナジードリンクが子どもに与える影響について考えてきました。子どもたちの健全な心身の発達を促していくためにも，過剰にカフェインを摂取しないよう周囲の大人たちが気をつけていかなくてはならないでしょう。それはエナジードリンクだけではなく，コーラやコーヒーなどでも同様です。

また，エナジードリンクがADHDの発症に関与しているかどうかについて，カフェインによる睡眠不足がADHD症状を悪化させる可能性と，もともとADHD患者の側にエナジードリンクを摂取しやすい土台がある可能性の両方を考察しました。どちらにしても，エナジードリンクが心身の健康に

4. エナジードリンクは子どもにどんな影響を与えるか？

もたらす危険性は大きいことから，子どもが摂取すべきではないということは言えるでしょう。

　私もこの原稿を書くためにエナジードリンク1杯，コーヒー2杯を飲んで多量のカフェインを摂取しましたが，これ以上は飲まないようにしておきます。

【文献はp.420】

5 災害に遭った子どもたちと支援のあり方

第4章 子どもを巡るさまざまな問題

被災後にみられる症状

　災害後の子どものメンタルヘルスと聞くと，心的外傷後ストレス症（PTSD）を想像することが多いと思います。これまでも地震，テロ事件，津波とさまざまな災害に巻き込まれた子どもたちに関する報告があり，いずれもPTSDが最も注意すべき疾患として指摘されています。

　子どもが大きな災害に見舞われたとき，生命の危機，悲惨な体験，家族・友人の死などの逆境的な体験を経て，再体験・過覚醒・回避・麻痺，あるいは悲嘆や抑うつ，身体不調（腹痛・頭痛など）といった症状が現れることがあります（図1）。被災後の不自由な生活で不安や怒りが湧いてくることもありますし，転校を余儀なくされたときは転校先でいじめや不登校が起こる可能性も考えなくてはなりません。

　しかし，これらの症状すべてがPTSDの診断閾値を超えた症状（治療対象となる症状）というわけではありません。通常の生活では経験することのない非常事態に対する正常反応であるととらえることができ，**症状の多くは時間経過やさまざまな対処行動により変化し軽減していきます**。多くの子どもたちの症状は改善し，被災後の日常生活に適応していくことになると考えられています。

5. 災害に遭った子どもたちと支援のあり方

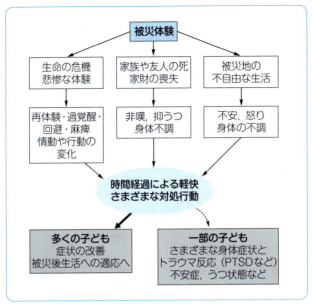

図1　被災した子どもの心理状態
〔金　吉春・編：心的トラウマの理解とケア第2版. じほう, p87, 2006より改変〕

■ 子ども特有にみられる症状

　このような症状は大人にも同じように現れるものですが，児童思春期の年代は気持ちを言葉で表現することが苦手であることから，大人にみられる定型的な症状とはならないことがあります。例えば幼児期では，養育者への分離不安やしがみつき，獲得した言語・運動機能の喪失や夜尿などの退行症状，腹痛や頭痛などの身体症状が主となります。学童期では，養育者の不安を過度に気にするようになり，ひきこもりや不登校となる子どももいるでしょう。思春期になると，反抗行動の激しさや抑うつ，不登校やひきこもり，学業の低下，さらには自己の同一性を深めていく年代であるため自意識の過剰さが顕在化するかもしれません。こうした状況では，自分ばかりが不幸だというような思考に陥ることもあるでしょう。

　このような症状が現れたとしても，多くの子どもたちは次第に症状の改善を認め，被災後の生活に適応していきます。しかし，ごく一部の子どもたち

第4章　子どもを巡るさまざまな問題

にはさまざまな身体症状とともに**トラウマ反応が残存**し、時にはPTSDや不安症、抑うつなどの精神疾患へと展開していくこともあります。そのような展開をしていくリスク因子として、低い社会的サポート、トラウマ様の恐怖、生命の危機の感知、社会的ひきこもり、併存する心理的問題、脆弱な家庭機能、心理的な混乱、思考低下などが指摘されています[1)-4)]。

💧 東日本大震災の支援活動

　国立国際医療研究センター国府台病院では、2011年3月11日の東日本大震災発生直後から、こころのケアチームとして継続的に支援を続けてきました。10年以上の支援活動を通じて感じたのは、子どもを取り巻く**大人たちへの心理教育ができるような体制づくり**が必須だということです。

　激しく被災した地域とそうでない地域が混在することや、仮設住宅への転居に伴う転校など、子どもを取り巻く環境の変化は激しく、私たちのような被災地の外から来る支援チームだけですべての子どもの精神的な問題を観察

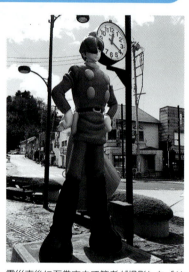

震災直後に石巻市内で筆者が撮影した「サイボーグ009」の主人公、島村ジョー。作者の石ノ森章太郎は宮城県生まれ。

するのは限界があります。そのため、子どもを取り巻く大人たちが客観的かつ定期的な評価をしていく体制を構築することが必要であり、それが次に述べるような定期的な健康実態調査を10年間にわたって実施した理由でもあります。

　学校は地域のセーフティネットとしての機能をもち合わせます。支援活動を通じて強く感じたことですが、現場の教師たちは子どもたちの些細な変化を本当に見逃しません。そこで、支援チームは学校や教育委員会など地元の教育機関と連携しながら、被災した子どもの重篤な外傷体験の評価や精神面のフォローアップ体制づくりを目指していくのが適切ではないかと考えています。

5. 災害に遭った子どもたちと支援のあり方

❶ 石巻市の健康実態調査

　われわれは宮城県石巻市の教育委員会とともに，市内の児童を対象とした健康実態調査を2011年から2020年まで毎年実施してきました。ここでは主な結果を紹介したいと思います。

　調査対象は石巻市の公立幼稚園，小学校，中学校，高校に在籍するすべての児童です（1回につき10,000～13,000名）。担任教師を通じて児童とその保護者に対し，トラウマ症状に関する自己記入式の質問紙（PTSSC-15）[a]とStrengths and Difficulties Questionnaire（SDQ）[b]を配布しました。ただし，SDQを用いた調査は2012年からの実施で，配布対象は小学校4年生以上の保護者と，全学年の担任教師です。

❷ PTSSC-15の結果から

　まず，2011年の震災8カ月後に行われたPTSSC-15の調査結果を紹介します。幼稚園・小学校・中学校・高校の約13,000名に配布し，98.6%から有効回答を得ましたが，家屋被害，避難，離別体験をいずれも経験した児童は，していない児童に比べてPTSSC-15の総得点が有意に高いことがわかりました。この結果から，被災した子どもたちのトラウマ症状はやはり**その被災状況に関係する**ということができます[5]。

　PTSSC-15の推移をみると，2012年に総得点が有意に低下した後，2014年まで横ばいの状態だったことから，子どものトラウマ反応は震災後20カ月後の調査時点には改善傾向にあっただろうと考えています[6)-8)]。

❸ SDQの結果から

　次にSDQの結果です。SDQは，①情緒，②素行，③多動・不注意，④仲間関係，⑤向社会性という5つのサブスコアからなり（各サブスコアに5つの質問項目），さらに①～④の合計としてTotal difficultiesスコアがありま

---

[a] PTSSC-15（Post-Traumatic Stress Symptoms for Children 15 items）はトラウマ体験を受けた子どものこころの反応を測定するスクリーニング尺度で，子ども自らが記入する。
[b] SDQは子どものメンタルヘルス全般を評価するスクリーニング尺度で，子どもの情緒や素行などに関する25の質問を保護者や学校教師に対して行う。

す。2012年からの調査の結果，①〜④，さらに Total difficulties スコアは震災前のコミュニティサンプル群のデータと比較すると有意に高い結果で，震災によるさまざまな影響が示唆された結果でしたが，向社会性だけは異なっていることがわかりました[9]。

すなわち，小学4年生から中学3年生までの親が評価した**向社会性**スコアは，震災前のコミュニティサンプル群のデータと比較しても有意な変化が認められませんでした。向社会性とは，他人の心情をよく気づかう，他の子どもたちとよく分け合う（ごほうび，おもちゃ，鉛筆など），誰かが傷ついたり怒っていたり気分が悪いときなどに進んで手を差し伸べる，自分から進んでよく他人を手伝う（親，先生，友達など）といった特徴を示しています。この向社会性が変化しなかったことから，親からみた子どもの強みは震災後も変わっていないことが示唆されました。

子どものこころは経時的に変わっていく

以前からいわれていることですが，こころのケア活動と上の健康実態調査を通じて，**子どものトラウマ反応は経時的に変化し，時間とともに改善する**ことが明らかになったと思います。私たちの調査によれば，震災後2年以内に症状が軽快する子どもが多いと考えています。

しかし，当然のことですが，質問紙を使っただけでは震災後のこころの問題の本質に迫ることはできません。実際に子どもの生活環境の変化や悩みを聞くこと，また周囲の大人の話も聞き，総合的に判断していく必要があることを忘れないようにしましょう。

震災後のこころのケアというと，どうしてもトラウマ症状や問題行動（非行や不登校など）に注目が集まりがちですが，大人たちは，前述した子どもの**向社交性（強み）にもっと注目した関わり**を心がけるべきであろうと考えます。子どものこころのケアを行う専門家も子どもの強みを親と共有し，トラウマ症状の有無にかかわらず，子どもたちの自尊感情の向上に努めていくことが望ましいと考えています。

5. 災害に遭った子どもたちと支援のあり方

🫴 まとめ

　われわれは2011年から現在まで，石巻市において相談活動と健康調査，地域支援のための関係者会議などを行ってきました。時間とともに変化する子どものトラウマ症状の特異性を理解したうえで，震災後の精神面の変化を追える体制づくりが必要であること，また，学校再開に向けて教師の不安も強かったことから援助を続けてきました。

　被災後の子どものこころのケアでは，トラウマ症状だけでなく多彩な問題を教育機関と協力して扱わなくてはなりません。多くの場合，子どものトラウマ症状は時間経過とともに軽減していきますが，被災状況，時間経過，性別，年齢，日常生活および家庭環境の問題なども勘案し，総合的な評価をしていくことが重要です。

　また，支援体制の構築において地域の教育委員会は外すことができません。さらに，被災した子どもを取り巻く大人たちは，子どものやさしさなどの強みに注目した関わりをしていくことが求められます。

　トラウマ症状を含めた子どもの不安を支えていくためにも，地域の資源を活かした家庭・学校へのサポートが重要です。さまざまな問題を抱えた子どもを，学校や地域の専門機関を通じて社会全体で支え，育てていければと願っています。

謝辞

　石巻市教育委員会，石巻市保育園・小学校・中学校・高等学校，各学校に通学中のお子様をお持ちの保護者の皆様に，健康実態調査への協力を深く感謝いたします。また，本項を書くにあたり，多大なご協力をいただいた石巻市教育委員会，国際ソロプチミスト下松，石巻南ロータリークラブに深く感謝申し上げます。

【文献はp.421】

6 No Game No Life
楽しくなければゲームじゃない

第4章　子どもを巡るさまざまな問題

● 生まれたときからネットがある

　現代の子どもたちの周りには常にインターネットがあります。電気やガスのように，あって当たり前のものです。ネットが徐々に生活のなかに浸透してきた昭和生まれの世代とは違います。**Z世代**とは1990年後半～2012年頃に生まれた世代，**α世代**は2013年頃～2020年代中盤に生まれた世代を指す言葉ですが，どちらもデジタルネイティブであることが特徴です。

　経済協力開発機構（OECD）の報告では，自宅でネットやデジタルデバイスを利用できる子どもは増え続け，2015年の時点で，自宅でネットを利用できる15歳の子どもの割合はOECD参加国の平均で95％だったとされています[1]。すでに掃除機もエアコンも冷蔵庫も車もネットにつながっているこの時代，すべての物がネットにつながっていくInternet of Things（IoT）は現実的な未来といえるでしょう。Google（YouTube），Apple，Facebook，Amazon，MicrosoftからなるGAFAMや，中国のBATH（Baidu，Alibaba，Tencent，Huawei），日本の楽天，メルカリ，ZOZOなどもわれわれに身近な企業やサービスであり，子どもたちはテクノロジーの進化とともに成長していくのでしょう。

　ゲームの世界に目を向けると，いまのNintendo SwitchやPlayStationはネットにつないで遊ぶことを前提に設計されており，ソーシャルメディアとも融合しつつ，ネットでつながった者同士が一緒に遊ぶことを可能にしています。

6. No Game No Life 楽しくなければゲームじゃない

ソーシャルメディアについていえば，LINE，TikTok，Instagram，Facebookなどソーシャルネットワーキングサービス（SNS）との付き合いが幼少の頃からスタートします。デジタルデバイスを利用する子どもの低年齢化や，本よりも先にデジタルデバイスに親しむ未就学児の多さはすでに指摘されています[2),3)]。

ネットやゲームにあふれているこの世の中で子どもがゲームをする機会が増えるのは，ある程度仕方がないことなのかもしれません。しかしながら，ゲームをし続けることで，子どもたちはどのような影響を受けるのでしょうか？　この問いに対する生物学的な結論は明らかになっていないと思いますが，心理社会的な影響は多くあると考えています。

ネットが当たり前の環境で生きる子どもたちを理解するために，今回はいまどきの子どもたちが自由に行き来するネットの世界を旅していきましょう。

子どもたちはネットで何をしている？

現代の子どもたちは，ネットを使って何をしているのでしょうか？

OECDの調査結果と同じく，わが国でも満10～17歳の98.7%がネットを利用していると回答しており，ネットを利用する機器はスマホ74.3%，ゲーム機65.9%，テレビ61.1%，自宅用のPC・タブレット46.1%などとなっています[4)]。表1に年代別の主な利用内容を示しました。また，1日の平均ネッ

表1　子どもたちのネットの利用内容

高校生	• 上位：動画95.8%，音楽93.2%，検索91.0% • 勉強（勉強・学習・知育アプリやサービス）78.3%
中学生	• 上位：動画94.1%，ゲーム87.5%，検索85.5% • 勉強73.1%
小学生 （10歳以上）	• 上位：動画90.5%，ゲーム87.5%，検索72.8% • 勉強67.3%

〔子ども家庭庁：令和5年度 青少年のインターネット利用環境実態調査結果（概要），2024より引用〕

第4章　子どもを巡るさまざまな問題

ト利用時間は約4時間57分で，これは前年度の調査と比べて約16分増加です。特に高校生は約6時間14分でした。

　さらに，低年齢化の波も認められます。0歳～満9歳の74.9%がネットを利用し，その利用率は年齢が上がるほど高くなる傾向にありました。ネットを利用する機器はテレビ53.3%，スマホ46.2%，自宅用のPC・タブレット38.0%，ゲーム機35.8%などで，スマホはほとんどの子ども（73.8%）が親と共用で使っていますが，小学生になると専用率が上がりました。利用内容は動画視聴93.6%，ゲーム64.7%などが上位，1日の平均ネット利用時間は約2時間5分でした。

　子どもたちがネットを使って何をしているのか，この調査でよくわかります。どの年代も動画を利用しており，同時に人とつながる手段（それすら意識していないのでしょう）としてネットを使っていると思います。

　大人たちも現代のテクノロジーの進化を理解していかなくてはなりませんし，子どもたちが何を使い，どのようなことをしているのか把握しておくべきでしょう。普段LINEなどを使っている大人は多いと思いますが，「草」，「BANされる」などのネットスラングが出てくると多くの人は理解できません。また，子どもにとってもはや旧世代のメディアかもしれないテレビに出てくる芸能人なら大人もわかりますが，YouTuberはどうでしょうか？　それもHIKAKINさんなどのトップYouTuberだけでなく，ゲームの実況中継者，海外のYouTuber，地下アイドル，声優，さらにはInstagramなどで注目を集めているインフルエンサーとよばれるような人々になると，もはや追いつけないでしょう。子どもが動画サイトを何時間も見続けるという問題とあいまって，そうした人々の言動がわが子の成長に良い影響を与えているのかどうか，考えてしまう人もいるのではないでしょうか。

🎮 ゲーム機の進化をたどる

　ゲーム機は日々進歩してきました（図1）。どの時代のゲーム機，ゲームを知っているかを聞けば，だいたいその人の年代がわかるものです。

　わが国では，1980年代のファミリーコンピュータ（ファミコン）の大ブームから本格的にゲーム機が日常生活に浸透してきました。私くらいの年代だ

6. No Game No Life 楽しくなければゲームじゃない

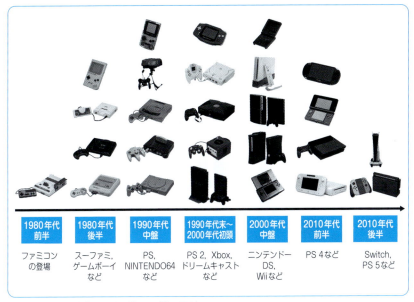

図1 国内で発売されたゲーム機の歴史

と多くの方の家庭にファミコンがあり，「スーパーマリオブラザーズ」に熱中したものでしょう。わが家にはありませんでしたが，友だちの家で見て感動したのを覚えています。

そこから，スーパーファミコン（スーファミ），PlayStation（PS），NINTENDO64，PS2へと展開していきます。このゲーム文化の浸透は「ドラゴンクエスト（DQ）」という国民的ゲームがどのゲーム機で発売されてきたのかをみるとよくわかります。DQにはそのとき最も売れているプラットフォーム（ゲーム機）で発売するという方針があるからです。図2を見ると，ファミコン，スーファミ，PS，PS2，ニンテンドーDS，Wiiと変遷していることがわかりますね。

ファミコンの登場以来，ハードウェアだけでもこれだけ移り変わりがあります。大人はこの変化についていくだけでも大変ですが，こうしたゲーム機を通じてネットに接続できるようになったのはいつ頃でしょうか。おそらく，わが国で最初に注目を浴びたのはセガが1998年に発売したドリームキャストでしょう。特に第5回日本ゲーム大賞（2001年）を獲得した「ファンタ

第4章　子どもを巡るさまざまな問題

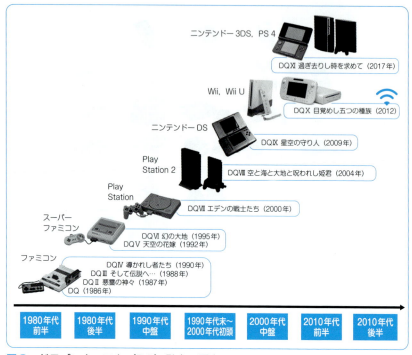

図2　ドラゴンクエスト（DQ）発売の歴史

シースターオンライン」が，ゲーム機をネットにつないでプレイする時代の先駆けになったと思われます。ちなみに，このゲームは基本的に「ネットワーク対応ロールプレイングゲーム」でしたが，オンラインプレイは必須ではなく，オフラインモードでシングルプレイもできます。

翻って，いまやオンラインゲームは当たり前の時代です。大半の子どもにとって，ゲームはオンラインで人とつながって一緒にやるものであり，後述する「フォートナイト」などのFPSを，始める時間を決めてプレイしていることが多いです。まるで昭和の頃に「3時に公園な！」と約束するごとく，ネットの世界で待ち合わせをして遊んでいるわけです。ボイスチャットとよばれるオンライン通話も活用して友だちと話すので，離れた場所でも一緒に遊べる利点があります。まさにゲーム機の進化がゲームの進化，遊び方の進化にもつながっているのですが，この流れはコロナ禍でさらに加速した感がありました。

6. No Game No Life 楽しくなければゲームじゃない

🔷 多様化するゲームジャンル

　さて，一言でゲームといっても，さまざまなジャンルがあることを知っておきましょう。子どもによってジャンルの好き嫌いが分かれることもまれではありません。以下に代表的なジャンルを紹介し，簡単に説明しておきたいと思いますが，各々のジャンルが交錯し複数のジャンルにまたがったゲームも多数ありますし，サンドボックスやシューティングのようにプレイヤーの数が異なる（Solo/Multi）場合もあります。

　各ジャンルの社会性と複雑性については図3に示すとおりです。ソーシャルな面をもつゲーム，複雑な操作や理解を要するゲームと，ゲームは幅広く多様化しています。いまどきのFPSなんて，大人がやったらまともな操作もできずに子どもに完全敗北しますね。

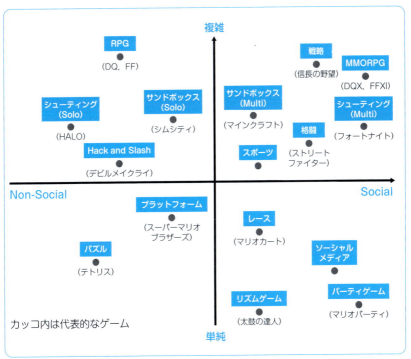

図3　社会性／複雑さの軸でみたゲームジャンルの位置づけ

〔Granic I, et al：Am Psychol, 69：66-78, 2014より〕

第4章　子どもを巡るさまざまな問題

❶ ロールプレイングゲーム（RPG）

　先のDQやファイナルファンタジー（FF）のナンバリングソフト（「ドラゴンクエストモンスターズ」とか「ファイナルファンタジータクティクス」などの派生ゲームではなく，ドラゴンクエストⅠ～Ⅺのようにタイトルに数字が入る作品）を代表としたゲームです。

　このなかでも，**MMORPG**（massively multiplayer online role-playing game）とよばれる大規模多人数同時参加型オンラインのRPGとしてDQXやFFXIがあります。MMORPGについてはp.344で詳しく紹介しています。

❷ サンドボックス系（Solo/Multi）

　このジャンルの代表的なゲームは「マインクラフト」です。マインクラフトはご存知の方も少なくないと思います。サンドボックス（sandbox）とは「砂場」のことで，文字どおり砂場遊びと同じものです。私たちが幼い頃に公園の砂場でお城を作ったり山を作ってトンネルを掘ったりしていたことを，ゲームのなかで行えるわけです。

　プレイヤーはこの砂場でトンネルを作ったり，お城を建てたり，家を作ったり，動物を捕まえたりします。大きなストーリーがある場合もありますが，多くの場合，決められたストーリーではなく自分でタスクと遊び方を決めるという特徴があります。

❸ シューティング系（Solo/Multi）

　これも大人気のジャンルです。特に**ファーストパーソンシューティング（FPS）**とよばれるゲームが人気で，この代表作が「フォートナイト」，「荒野行動」，「APEX Legends」になります。はるか昔に流行った「DOOM」なんかも懐かしいゲームで，FPSという言葉がなかった昔はDOOM系ともいわれていました。

　これはプレイヤー本人の視点（first-person）でゲーム中の世界を移動でき，武器や素手などを用いて戦うゲームになります。ですから，ゲーム画面に自分が操作しているキャラクターは映らず，オンラインでは常に対戦が行われています。FPSという性質上，リアリティと高度な画面処理能力が必要

であり，ゲーム機もしくはPCに高いスペックが求められます。

④ ハックアンドスラッシュ系（ハクスラ：Hack and Slash）

とにもかくにも戦闘行為を目的としたゲームであり，多くの敵を繰り返し殲滅する行為を楽しみとするゲームです。まさにhack（叩き切る）とslash（切り込む）であり，代表作は「デビルメイクライ」，「ディアブロ」，「真・三國無双」の無双シリーズになるでしょう。

このハクスラの要素をもったRPGもありますし，ハクスラのなかにRPGが組み込まれてストーリー性をもたせたゲームもあります。

⑤ プラットフォーム系

この名前だけではわかりにくいのですが，キャラクターをジャンプさせて足場から足場に跳び移ったり，障害物を跳び越えたりして進むゲームをいいます。「ドンキーコング」が始まりとされており，「スーパーマリオブラザーズ」が代表作といえるでしょう。

⑥ ソーシャルメディア系

いわゆる"ソシャゲ"とよばれてきたジャンルであり，主にSNS上で提供されるオンラインゲームです。日本では2007年にグリーが発売した携帯電話向けのソーシャルゲーム「釣り★スタ」が始まりとされています。しかし，その定義は曖昧で，本来的な意味のソーシャルゲームは，SNSに組み込まれている（SNSの機能の一つとして提供される）ゲームを指します。

ソーシャルゲームはもともとPC上で遊ばれるブラウザゲームでしたが，特に日本ではmixi，モバゲータウン，GREEといった大手SNSがサードパーティのゲーム開発を促進したこともあり，モバイル端末で遊べるゲームアプリとの境目が徐々に曖昧になっていきました。しかし，現在では「パズル＆ドラゴンズ」や「モンスターストライク」などの登場により，特定のSNSプラットフォームに依存せず，ネイティブアプリとして配信されたゲームもソーシャルゲームとして扱う傾向があります。

7 戦略系，パズル系，レース系，パーティゲーム，リズムゲーム（音ゲー）

これらは名前から想像しやすいジャンルだと思います。各ジャンルの代表作としては，「信長の野望（戦略系）」，「テトリス（パズル系）」，「マリオカート（レース系）」，「マリオパーティ（パーティゲーム）」，「太鼓の達人（リズムゲーム）」があります。

ネットやSNSが子どもに与える影響

過去20年間，IT技術の発展に伴いデジタルデバイスの使用時間は劇的に増加し，子どもたちの生活を変えました。彼らにとって，ネットやPCゲームの利用はこれまでの社会的・伝統的なメディアとともに一般的なものとなっています。米国のデータによれば，8～10歳児は1日8時間，青少年は1日11時間以上，さまざまなメディア（携帯電話，テレビやビデオ，PC，音楽，印刷メディア，Webページ，ソーシャルメディア）を楽しんでいます[5]。これは学校で友だちと過ごすより長い時間となるでしょう。

これほどゲームに多様性があれば，どの子どもにとっても，とても楽しく刺激を与えてくれるゲームがあるはずです。しかし，メンタルヘルスに困難な問題を抱えた子どもたちは，時にゲームに過度に惹かれ，ゲームが楽しいものから病的な利用へ，さらには依存性へと連続するものとして考えることができるかもしれません[6]-[8]。

では，ネットやゲームに没頭することで，子どものメンタルヘルスにどのような影響があるのでしょうか？　まず，ネットに触れる機会が増えれば，子どもが有害なコンテンツ（ポルノや差別発言など）にさらされる可能性が高くなることは想像がつくでしょう。コロナ禍では新型コロナウイルス感染症やワクチンの不安・恐怖を過度に煽る情報や虚偽の情報にさらされるリスクもありました[9]。

加えて，子ども同士でやり取りをするなかでネットいじめが起きる可能性があります。特に女子は男子よりネットいじめにあいやすく，他人との比較

6. No Game No Life 楽しくなければゲームじゃない

や容姿に関するコメントなど，ネットいじめに多く悩まされる可能性が指摘されています[10]。

また，子どもがネットで過ごす時間が増えると，健康やメンタルヘルスに対するリスクが生じることがいわれています。特に**SNSの使い過ぎ**は，睡眠リズムの乱れ，体型の悩みやそれに伴う摂食症など，子どもの心身の健康に関連するとされています[11]。数年前に，うつ病と診断された子どもにソーシャルメディアが及ぼした影響を調べた研究が発表されましたが，そこで強調されたのは**ソーシャルメディアがうつ病の症状を悪化させる可能性**を有していることであり，ソーシャルメディアの利用量とうつ病症状との関連性は，男子より女子のほうが大きかったことも指摘されています[12]。

*

子どもはオフライン，すなわち実社会で弱い立場にありますが，オンライン環境でも大人に比べ弱い立場に置かれやすく，オンライン上のさまざまなリスクにさらされる可能性が高いということです。そのため，すでに不安やうつ病に苦しんでいる子どもほどネットへ過度に依存する傾向がみられるかもしれませんが，ネットに過度に熱中することでメンタルヘルスに影響をもたらすのか，メンタルヘルスの不調がネットに依存させやすくするのか，あるいはその両方なのかは，さらなる調査が求められるでしょう。

なお，子どもがデジタルデバイスを利用するリスクにばかり目が向けられがちですが，まったく利用しないことに対する子どもへの影響も指摘されています[13]。

ゲーム行動症とは？

1 ゲーム好きからゲーム依存へ

ここからはゲーム行動症について概観します。近年のシステマティックレビューによると，児童思春期の子どものうち**インターネットゲーム行動症**（internet gaming disorder；IGD）の平均有病率は5.5%に達していました[14]。

IGDの発症や維持には多くの病因が関係しており，①内的要因（実行機能の問題など脳の器質的要因や，自己調整，自己制御，意思決定，気分調整の

第4章　子どもを巡るさまざまな問題

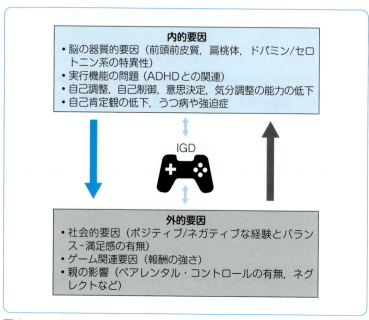

図4　インターネットゲーム行動症（IGD）の統合的モデル
〔Paulus FW, et al：Dev Med Child Neurol, 60：645-659, 2018 より〕

能力の低下，自己肯定観の低下など）と，②外的要因（これまでの社会的な経験やゲーム関連の報酬の強さ，ペアレンタル・コントロールの有無やネグレクトなどの親の要因など）の相互作用によるモデルが提唱されています（図4）。

　それまでゲームが好きで楽しんでいた子どもたちも，こうした要因が加わることでだんだんと時間の使い方がうまくいかなくなり，ゲームをやめるのが難しくなってきます。それでもまだ時間を守るなどのセルフコントロールを維持し，かろうじて親のコントロールが効果的であったりします。しかし，ゲーム依存になるといよいよ時間のコントロールが利かなくなり，社会活動からの離脱（ひきこもり状態）や禁断症状が起こり，ネガティブな経験やデメリットがあってもゲームを継続するなどの悪循環に陥ります。また，ゲーム以外の活動が思いつかず，自堕落な生活とともに憂うつさや低いストレス耐性が目立つようになります（図5）。

6. No Game No Life 楽しくなければゲームじゃない

ゲーム好き	病的なゲーミング	ゲーム依存
・楽しみと喜び ・個人的な学習効果 ・社会的学習	・時間の使い方がうまくいかない ・止めるのが難しくなる ・セルフコントロールは維持している ・親のコントロールが効果的？ ・ゲーム関連要因 ・性格傾向や社会的報酬	・時間のコントロールが利かない ・社会活動からの離脱 ・禁断症状 ・ネガティブな経験やデメリットがあってもゲームを継続する ・悪循環に陥る，代わりの方法がない ・自堕落さ，憂うつさ ・オールオアナッシング思考，低いフラストレーション耐性

図5 ゲーム好きが時にゲーム依存に

〔Paulus FW, et al：Dev Med Child Neurol, 60：645-659, 2018 より〕

❷ IGDの診断基準：DSM-5の場合

　IGDの診断基準については，DSM-5において「今後の研究が推奨される病態」として記載されています。これはIGDが今後臨床的に重要となり，このテーマに関する研究の必要性を示唆するものです。

　DSM-5によれば，IGDの本質的な特徴は，ネットを利用したグループゲーム〔MMORPG, Shooting（Multi）〕に通常1日8〜10時間以上，週に30時間以上，持続的かつ反復的に参加することです。IGDは思春期や若年成人に典型的な症状であり，未就学児や思春期前の子どもたちは一般にオンラインベースではないゲームを好みます。そのため，米国精神医学会（APA）のこの定義は，幼い子どもやオフラインで遊ぶ子どもには正確には合わないかもしれません。しかし，IGDの定義，症状，有病率，病因を巡っては，それが異質で不完全な変化する疾患概念であることや，科学的で質が高く利用可能な臨床研究がわずかしかないことを考慮しなければなりません。そこでDSM-5では，過去20年間のIGDに関する科学文献をレビューし，この疾患に関する最新の概要を示すにとどめています。

　APAは，IGDの定義もしくは類似した尺度に基づき，年齢，国，その他

サンプルの特徴を考慮して検討した結果，IGDの有病率が約1〜9％の間であるとしています。IGDの病因は現時点では十分に解明されていませんが，衝動性や長時間のゲームがリスク因子である可能性があります。DSM-5では，IGDは治療可能であることが示されていますが，エビデンスに乏しく，いまだ治療に関する決定的な方略はないのが現状です。

❸ IGDの診断基準：ICD-11の場合

一方，2018年に発表されたICD-11は2022年に発効され，これによって**ゲーム行動症**（gaming disorder）が正式な疾病分類の一つとして認定されることになりました。gaming disorderの診断概念は「持続的または反復的なゲームプレイのパターン（デジタルゲーム，ビデオゲーム）」を特徴としており，これはオンラインまたはオフラインどちらの場合も含みます。

また，その特異性として，①ゲームに対するコントロールの障害，②ゲームを他の生活上の利益や日常活動よりも優先する，③ゲームにより否定的な結果が生じていてもゲームを継続またはエスカレートさせる，などの特徴を満たします（表2）。

*

DSM-5にしろICD-11にしろ，正式な日本語の診断基準の登場が待たれますが，**安易な診断は的確な治療につながらない**ことから，臨床医は慎重に評

表2　ICD-11におけるゲーム行動症（gaming disorder）の定義

- ゲーム行動症は，オンライン（インターネット上）またはオフラインの持続的または反復的なゲーム行動（デジタルゲームまたはビデオゲーム）のパターンによって特徴づけられ，さらに以下の特徴を満たす
  1) ゲームに対するコントロール障害（開始，頻度，強度，時間，終了，前後関係）
  2) ゲームが他の生活上の関心および日常活動よりも優先される程度にゲームの優先度が高い
  3) ゲームにより否定的な結果が生じているにもかかわらず，ゲームを続けるまたはエスカレートさせる
- その行動パターンは，個人的，家庭的，社会的，学業，仕事または生活機能における他の重要な領域に重大な支障をもたらすほどの重症度である
- ゲーム行動のパターンは，連続的または一時的かつ反復的でありうる。診断を割り当てるためには，通常12カ月以上，ゲーム行動およびその他の特徴が明らかであることを要するが，すべての診断項目が満たされ，症状が重度であれば，必要な期間が短縮される可能性もある

6. No Game No Life 楽しくなければゲームじゃない

価していくべきでしょう。IGD ないしゲーム行動症については次の第4章7で改めて扱います。

🗨 ゲームをすることの利点とは？

　では，ゲームは悪いことばかりなのでしょうか？　これまで述べたように，10～20年前のゲームに対する現在のゲームの最も大きな特徴は，**オンラインで多人数が同時に参加できる**という社会性が加わっていることです。現代の一般的なゲーマーは，社会的に孤立した人たちではありません[15]。70%以上のゲーマーはお互いに協力したり競争したりしながら，他人と一緒にプレイしています[16]。例えば，Switch のゲーム「あつまれ どうぶつの森」のような仮想社会では，誰かを信頼し一緒に何かをしていく決断を下す必要があります。このようなゲームスタイルを考えると，ゲーマーにも社会的スキルや向社会的行動が急速に求められており，それはゲーム環境外での仲間や家族との関係にも影響を及ぼしているのではないかと考えられます[17]。

❶ ポジティブな感情を生み出す

　このように，どうやらゲームをすることにより感情面での利点があるようです[18],[19]。コミュニケーション研究における「使用と満足」理論によれば，個人が多様なメディアを利用する理由として，気分を管理したり感情を高めたりすることがあげられています[19]。ゲームも，子どもたちが**ポジティブな感情**を生み出すための最も効率的で効果的な手段の一つであると考えられ，ゲームをしているときにはとてもポジティブな感情体験が引き起こされることが指摘されています[20]。DQ のラスボスを倒したときや，「ポケモンGO」で伝説のポケモンの色違いをゲットした瞬間の感動は忘れられませんね。

　また，いくつかの研究では，好みのゲームをプレイすることと，気分の改善やポジティブな感情の増加との間には因果関係があることが示されています[21],[22]。例えば，パズルゲーム「Angry Birds」のように操作が簡単で短時間で遊べるゲームでも，プレイヤーの気分が向上しリラックスでき，不安が解消されることが示唆されています[21]。また，DQ，FF などの PRG（特

337

第4章　子どもを巡るさまざまな問題

にMMORPG）では，プレイヤーは戦士や魔法使い，僧侶や遊び人などさまざまな職業に就き，オンライン世界のなかで，ソーシャルスキルを身につけさまざまな長所・短所をもったキャラクターを育てます。プレイヤーはキャラクターの職業を取り替えながらそれぞれの役割に適応していくことになるのです。

❷ ゲーム外の行動にも好影響？

このように，ゲームをプレイすることで感情的な出来事を柔軟かつ効率的に再評価する能力が促進され，プレイヤーは欲求不満や不安に適応的に対処することの利点を学ぶことができます。例えば暴力的なゲームについても，以下のような報告があります。

- 他のプレイヤーとの協力を推奨している暴力ゲームをするプレイヤーは，非暴力ゲームをするプレイヤーに比べ，オンラインでもオフラインでも有益なゲーム行動をとる可能性が高い[23]。
- 暴力ゲームを社会的に（グループで）プレイすると，一人でプレイする場合に比べて敵意の感情が減少する[24]。
- 暴力的なビデオゲームを協力してプレイすると，プレイヤーの攻撃的認知へのアクセスが減少する[25],[26]。

また，近年発表された2つの研究では，暴力的なゲームを競争的にプレイするよりも協力的にプレイするほうが，その後のゲーム外での向社会的・協調的行動が増加することが示されており，市場に出回っている最も暴力的なゲーム（例えばFPSの「Call of Duty」）でも，その後の向社会的行動を減少させることはできないことが示唆されています[27],[28]。これらの研究はいずれも協力的な遊びの短期的な効果を調べたものですが，長期的な効果の可能性も指摘されています。

💬 まとめ

今回は，急速に変化するネットの世界と，子どもたちを取り巻くゲームの問題について考えました。大人はゲームを一概に悪ととらえがちですが，プ

6. No Game No Life 楽しくなければゲームじゃない

ラスの価値についても検討していく必要があるといえます。

　テクノロジーを利用した教育的な支援や友人とのコミュニケーションが欠かすことができない時代になりました。大人の「経験したことがない」、「理解できない」という理由だけでテクノロジーやゲームを拒否するのではなく、その利便性や内容を適切に評価していく必要があるでしょう。

【文献はp.421】

Column　親子で探るゲームとの付き合い方

　新型コロナウイルス感染症（COVID-19）による2020年4月の突然の学校閉鎖は、教育する側にとって青天の霹靂でしたが、自粛生活において悩ましかった問題の一つは、子どもたちのネット依存やゲームへの熱中です。ステイホームにより子どもも大人もゲームに熱中する人が増え、ゲーム機が買えなくなったりゲーム会社が大幅な増益になったりしたことがニュースになりました。

　子どものスクリーンタイム（テレビやスマホの画面に向かっている時間）を減らすためには、ネットを利用するときのルールを作ったり、親自身のスクリーンタイムを減らしたりするなどの工夫がとても重要です[1]。当院ではゲームとの付き合い方について、Webサイトで保護者への心理教育を示していました（表1）[2]。

　子どものこころは自粛中でも日々発達しますが、時に理性よりも本能的な行動が優勢になります。その点では大人よりも娯楽にハマりやすいのかもしれません。特に達成感や高揚感などの報酬が簡単に手に入り、勝ち負けや成功・失敗などの強烈な快・不快感情が繰り返されるオンラインゲームは没入の対象になりやすいかもしれません。

　オンラインゲームの世界は、共通の興味をもつ仲間との強い一体感をもたらす半面、そこでの人間関係を大切にするためになかなか抜けられないことがあります。特に現実世界でつまずいたり傷ついたりした子どもは、その世界での一体感を大切にしているかもしれません。

第4章　子どもを巡るさまざまな問題

　子どもは，学校でも友達・家族との関係でも，さまざまなストレスを抱えて生きています。不安や落ち込みを感じたときはゲームをしたりSNSをしたりすることで，ストレスを解消しながら生活を続けています。ましてストレス発散の手段が少なくなった一斉休校やステイホームのなかでゲーム時間が増えたことは不思議ではなく，むしろ一部の子どもたちにとって正常な反応だったといえるかもしれません。

　しかしながら，長時間のゲームは，昼夜逆転，頭痛－疲労－体力低下－視力低下，やる気の低下などといった生活リズムの乱れにつながります。また，イライラしたり学業や他の趣味がおろそかになったり，さらにはゲームの世界以外の友人や家族との関わりを失ったりすることも懸念されます。こうした状況に対し，臨床家は親子で一緒に睡眠衛生を学んでもらうなどして，ゲームやネットとうまく付き合う方法を模索すべきでしょう。無理にやめさせたり，すでに服用中の薬の量を増やしたりすることで対応するのは避けましょう。

表1　ゲームとの付き合い方（資料からの抜粋）

Q.どんなことに注意が必要？
・ゲームを優先するあまり，以下のような行動がみられたら黄色信号です。医療機関などへの相談も検討してください。 　注意が必要な兆候：ゲーム優先で「寝ない」「食べない」「動かない」 ・精神的・社会的問題はゲームの長時間使用の結果として現れることもありますが，同時に，長時間使用の原因となっていることもあります。両面に目を向けてあげることが大切です。
Q.家族はどう関わればいい？
・親子で話し合い，協力して問題に取り組むための関係性があることがすべての土台になります。 ・本人と家族の意識にはギャップがあることが普通です。むやみに説得や叱責を続けると子どもの反発や抵抗にあってしまい，話し合いが難しくなります。 ・子どもとのコミュニケーションのポイント 　①責めない（本人の言葉をまずは批判なしに聞く） 　②ルールについて話し合う（本人の意志・意見を大事に） 　③うまくできたらその行動をほめる

〔国立国際医療研究センター国府台病院児童精神科：ゲームとの付き合い方；ご家族に向けて，2020（http://www.ncgmkohnodai.go.jp/subject/100/100/childpsychiatry_4.pdf）より〕

【文献はp.423】

7 ゲーム行動症の特徴と治療法の模索

第4章　子どもを巡るさまざまな問題

● 1枚5,000万円のポケモンカード

　皆さんは「スプラトゥーン」をご存知ですか？　任天堂のゲーム機Switch用のソフトで，ペンキをいろんな武器で発射しながらその塗布面積を競うゲームです。他のファーストパーソンシューティング（FPS）のように銃器で相手を殺すような野蛮なシーンはなく，ゲームとしては極めて健康的で，国内外を問わず子どもから大人まで人気を獲得しています。最新版は2022年に発売された「スプラトゥーン3」です。

　同じ年の11月には「ポケットモンスター」の新作ゲームもSwitchに登場しました。シリーズ初のプレイヤーの移動制限がないオープンワールドになり，ストーリーも自由に進められる新作は，新しい世界での冒険の始まりになります。ポケモンという鉄板コンテンツは，小さい子どもたちからポケモンGOをしているおじさんたちまで熱狂させています。こちらもスプラトゥーンのように物騒なシーンはなく，世界中で人気のコンテンツです。

　以前は人気YouTuberが1枚5,000万円のポケモンカード（PSA10の「かいりきリザードン」）を買ったことも話題になりましたが[a]，ゲームは日本発の素晴らしい産業の一つなのかもしれません。私はロールプレイングゲーム（RPG）のドラゴンクエストやファイナルファンタジー世代ですが，いまどきの子どもたちはRPGをあまりやらないような気がします。時代ととも

---

a) PSA（Professional Sports Authenticator）は，トレーディングカードの真贋を判定し，カードの状態を10段階で評価する米国の企業。PSA10は最も状態が良い。

第4章　子どもを巡るさまざまな問題

にゲームのトレンドは変わっていきますが，現代の荒波を生き抜くポケモンのようなコンテンツは素晴らしいですね。

　新しいゲームが発売されると，外来で頭を抱える親御さんとその横でワクワクした顔の子どもという場面に出くわすことが多々あります。子どもたちにとってゲームは楽しい娯楽ですが，親は子どもがゲーム中にキレたり寝不足になったりするなどの問題に頭を痛めていることでしょう。

　大多数の子ども，そして多くの大人がビデオゲームや電子ゲームをプレイしています。米国の8〜18歳の若者を対象とした大規模調査では，88%がゲームをし，68%が少なくとも毎週，23%が毎日プレイしていると回答しています[1]。ほとんどのゲームは無害であり，なかには認知的・社会的・身体的な利益をもたらすものもありますが，過剰なプレイは心理社会的，さらには医学的問題を引き起こすことがあります[2,3]。特に新型コロナウイルス感染症（COVID-19）の流行時は自宅に閉居する生活が続きました。外出できない子どもがすることとなると，ゲームがその中心となるのは想像に難くありません。

　前回はインターネット世代の子どもたちのゲームについて解説しました。ゲーム行動症についても簡単に触れましたが，今回はさらに掘り下げてみたいと思います。

■ COVID-19とデジタルワールド

　COVID-19の拡大による外出禁止や休校により，オンラインゲームへの参加者が大幅に増加したことは周知の事実です。ゲームは大多数の人にとって健全なストレス発散となりえますが，一部の人々にとってはさまざまなリスクとなりえます。長期間の社会的孤立やテクノロジーに依拠した活動は不健康なライフスタイルを刺激し，COVID-19の危機が去った後の再適応を困難にする危険性があるといわれたりしました。ゲームに対するバランスのとれた効果的なアプローチが，身体的・心理的な健康を維持するために必要でしょう。

　本書で繰り返し書いてきましたが，思春期は社会参加に対する子どもの不安が高まる時期であることから，仲間と交流する必要性が高まります。その

7. ゲーム行動症の特徴と治療法の模索

点，ソーシャルディスタンスは子どもが家庭の外で他人と対面し社会的な接触を図る機会を根本的に減らしてしまいましたが，ソーシャルメディアなどを通じてデジタル形式の社会的交流にアクセスすることは可能なため，対面接触の減少はそれほど有害ではないかもしれないという考えもありました[4]。大人の間にはZ世代やそれより若い世代によるデジタル化への嫌悪があるかもしれませんが，われわれはデジタルワールドの利点と欠点を適切に評価し**若年世代のライフスタイル**を理解していく必要があります。

💧 ゲーム行動症のおさらい

　中国，韓国，台湾などでは，ゲームの過度な利用は公衆衛生上の深刻な懸念とみなされています[5]。DSM-5において**インターネットゲーム行動症**（internet gaming disorder；IGD）は正式な診断名としては採用されていませんが，「今後の研究のための病態」の章に記載されていることは前回述べたとおりです。IGDは名称に「Internet」と付いていますが，これはゲーム行動症とギャンブル行動症を区別するため，またオンラインゲームはオフラインゲームよりプレイ時間が長くなりがちで，依存などの問題の発生とより関連していることを踏まえたものです[6)-9)]。DSM-5は「インターネット化されていないゲームと関連して生じる可能性もある」としており，実際にはオフラインゲームも含まれます。

　ネットの利用はそれ自体が嗜癖行動（図1）につながるという意見もあるようですが，メール，チャット，ブログなど種々のネット活動とともにゲームを評価した研究では，過度のゲームによる影響は顕著であり，深刻な結果を招きやすいとされています[10)-12)]。加えて，例えばオンライン上でギャンブルに熱中することがギャンブル行動症を反映している可能性があるように，ネットの過剰な利用が他の障害に当てはまる場合もあります。ネットはさまざまな点で生活を便利にするツールであると同時に，ゲームやギャンブルなどにも簡単にアクセスできるため，そうしたリスクとネットの利用自体を分けて考えるのが賢明ではないかと思います[13)]。

*

　読者の皆さんは，お子さんが遊んでいるゲームの内容や種類，そしてその

第4章 子どもを巡るさまざまな問題

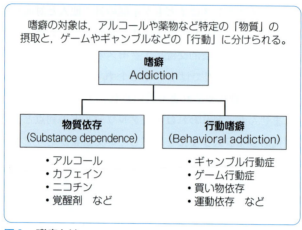

図1 嗜癖とは

リスクをご存知でしょうか？ IGDを形成する背景の一つに，**massively multiplayer online role-playing game（MMORPG）**とよばれる大規模多人数同時参加型オンラインのRPGがあります[5]。これはオンラインゲームのなかで最も人気のあるジャンルの一つで，世界で2千万人以上のゲーマーがいます。従来のシングルプレイヤーのゲームからマルチプレイヤーのゲームへと発展したMMORPGは，ゲーマーの体験を向上させるために開発され，仮想世界をよりリアルに楽しむことができるようになっています。

MMORPGでは多様な人種，年齢層，国のゲーマーがカスタムメイドのキャラクターを通じて互いにネットでつながり，協力して仮想の戦闘を行いながら，自分のキャラクターの順位を上げることができます。各々のゲームはそれぞれ独自の通貨，世界観，ルールをもつ自己完結した社会としてプレイヤーの目の前に現れ，ゲームをやり込めばやり込むほど多くの賞品を集めたり武器や防具，魔法のアイテムを購入したりでき，ゲーム内で高いステータスを得ることができるのです。私たちが子どもの頃に遊んだドラゴンクエストやファイナルファンタジーのようなカセットで売られていたオフラインゲームとは違い，**MMORPGには終わりがなく，世界的な広がり**をもっています。それゆえにひっきりなしにプレイするゲーマーを生み出し，依存行動を起こす傾向が強いとされます[14),15)]。

344

◆ IGDの有病率はどれくらい？

　IGDを分類する標準的な方法は存在しないため，その有病率はいまだはっきりとしていませんが，DSM-5に基づいて調査した研究では，ドイツの学生の1.2%がDSM-5の基準を満たし，オランダでは青年と若年成人を含んだ有病率として5.4%という数字が報告されています[16),17)]。より厳しい基準を用いた研究でも0.5～6%の間であり，実際の有病率はおそらくこのあたりと推定されています。

　もう少し大きな調査として，17カ国22万6,247名（平均年齢17.5歳）を対象としたメタアナリシスでは，2009～2019年に実施された53の研究から有病率推定値を抽出し，ゲーム行動症の世界的な有病率を1.96～3.05%と報告しています[18)]。ただし，この研究はDSM-5の登場以前に実施された研究を含め，DSM-5とICD-11双方の診断基準を包含する形で行われており，基準のばらつきなどを考慮すると明確な有病率とはいえません（ICD-11によるゲーム行動症の定義はp.336参照）。

① 男女比，年齢による特徴

　上の研究でゲーム行動症の男女比は約2.5：1であり，男性に多いことが示されました[18)]。他の調査でも，米国，ノルウェー，ドイツ，シンガポールいずれにおいても**男性は女性よりIGDの発症リスクが高い**とされています[1),7),16),19)]。ただし，女性の有病率も2009年の1.75%に対して2017年は4.47%と，過去10年間で上昇していることが示唆されています[18)]。女性の間でもゲーム人気が高まっていること，特にソーシャルメディアやオンライン活動と関連するゲームの存在が理由の一つと考えられます。

　加えて，思春期はIGDの発症リスクが高いことも指摘されています。ドイツの若者では19歳未満の有病率が7.6%だったのに対し，20歳以上では3.7%でした[20)]。そして，やはり若い男性が最もIGDになりやすいとされました[6),18),20)]。他の研究でも，16～21歳男性の15.4%，22～27歳男性の9.7%がIGDである一方，他の年齢層や女性では3%以下だったとの報告があります[7)]。

345

❷ 人種差・民族差

　IGDは特にアジア諸国において深刻な問題になっていますが，人種や民族とIGDの関係を評価したり，文化的な違いを超えて割合を比較したりする研究はほとんど行われていません。米国とシンガポールの青少年が評価され，同程度の割合であることが示された調査があるくらいです[1),20)]。

IGDと心理的問題との関係

❶ 抑うつ症状

　心理学的症状・障害のなかでも特に**うつ病と社会的孤立はIGDの発症と関連している**ことが知られています。IGDと分類された人はそうでない人に比べて抑うつ症状の割合が高いことが明らかにされ，ある研究ではIGDとされた若い学生は，問題なくゲームをする仲間よりも長期にわたる悲しみや絶望を訴える傾向が強かったと指摘されています[7),21)]。社会的に孤立している人や対人スキルに乏しい人は，オンライン上で人間関係を築き，新しい人格になることができるゲームに惹かれるのかもしれません。実際，いくつかの研究で，社会性や社会的能力の低さがゲームの問題と相関していると報告されています[8),20)]。他にも次のような研究があります。

- 台湾の大学生のオンラインゲームプレイヤー174名を調査したところ，ゲームをする時間が長くなるにつれて対人関係の質が低下し，社交不安が強くなった[22)]。
- 14〜24歳の若者719名にインタビューした米国の調査では，頻繁なゲームプレイは時間の経過に伴ってうつ病の増加と関連していた。また，うつ病傾向は，ゲームやネットをより頻繁にするようになることや，スポーツや他の活動から退いていくことの予測因子になっていた[23)]。

❷ 衝動性や注意力

　IGDは衝動性や注意力の問題とも関連があるといわれています[8),11),19)]。

Swingらは13カ月間の前向き研究で，6〜12歳の1,300名以上の子どもを対象にゲームプレイと注意力の問題を評価しましたが，ゲーム時間は初回評価時点での注意力の問題と相関し，この関係は研究期間を通じて持続していました[24]。すなわち，ゲームへの没頭は注意力の問題や衝動性と関連していることが考えられます（ADHDとの関連については後述）。

また，スロベニアの子ども1,071名（平均年齢13.44歳）を対象にIGD発症のリスク因子を調べた研究では，約4.7％が「ハイリスクゲーマー」であり，そのほとんどが男性で（87.5％），彼らの好む余暇活動にはスクリーンタイム活動（例：テレビの視聴，ビデオゲームのプレイ，ソーシャルメディアの使用）が多く含まれていました[25]。ハイリスクゲーマーとローリスクゲーマーでは生活満足度，精神的健康度において有意差はなかったものの，ハイリスクゲーマーは有意に自制心が低く，親子間の理解が不十分であったとMacurらは指摘しています。そして，IGDのリスク因子として，①男性，②自由時間によくする活動がゲームである，③音楽学校または合唱団に通っている，④自制心の低さの4つを同定しています。音楽学校・合唱団については論文で深く議論されておらず，その文化的背景がわからないのでわが国で鵜呑みにできるものではありません。

IGDの生物学的基盤

この問題に関して大事なことを書いておきます。以前から**「ゲーム脳」**という言葉が一人歩きしていますが，IGDの神経生物学的基盤はまだまだわからない点が多いということです。そのことを頭に入れ，「ゲーム脳」という名前を簡単に使わず，上で述べた心理社会的要因に注目した評価と介入を考えていくべきでしょう。

これまでの画像研究によれば，IGD患者は下前頭葉，島皮質，帯状回，背外側前頭前皮質，頭頂葉，補足運動野，扁桃体および後頭葉の灰白質が減少しているといわれていますが，同定された領域は膨大な数で，研究間で矛盾があることも指摘されています[13]。例をあげると，ゲームプレイは島皮質の灰白質を増加させるという報告がある一方，IGD患者は島皮質が小さいという報告があります[26)-28]。

第4章　子どもを巡るさまざまな問題

　依存症のメカニズムを研究するための重要なツールである機能的磁気共鳴画像法（fMRI）を用いた研究を見てみると，IGD患者では海馬傍，前帯状，および背外側前頭前皮質における「手がかり誘発性の反応性」[b]が報告されていますが，これはおいしい食べ物やセックスなど他の快楽的活動により起こる反応と類似しているとPetryらは述べています[13]。したがって，IGD患者におけるこの所見が一般的な報酬系を反映しているにすぎないのか，それとも依存的な行動に対する反応を反映しているのかはまだ不明といえます。

*

　やはり，これまでの研究を俯瞰する限り，IGDの脳内メカニズムに関して結論を出すのは時期尚早といえるでしょう。そもそも，ほとんどの研究ではIGD患者かどうかの判定が自己記入式質問票への回答に基づいてなされており，DSM-5の基準に基づいているfMRI研究は少数です。また，現在までの脳画像研究の多くは，意思決定，注意，集中，反応抑制に関連する脳機能がIGD患者では変化していると述べていますが，しかしほとんどのIGD患者はゲームにおいて完璧なパフォーマンスを発揮するのです。

ADHDなどの精神疾患の併存

1 ADHD, ASDとの関連

　IGDにはうつ病，強迫症，不安症など，さまざまな精神疾患が併存することが多くの研究で一貫して確認されています。なかでも強い相関が認められるのが**注意欠如多動症（ADHD）**です[29]。

　IGDとADHDに関する29件の研究（n＝56,650）のシステマティックレビューによれば，ADHD患者のもつさまざまな症状がIGDと関連していましたが，とりわけ「不注意」が関連する頻度が高いとされました[29]。この結果は，日常診療でIGDを評価する際には**ADHDをスクリーニングすること**を推奨するものだといえるでしょう。

---

b) 脳の機能を調べる際，被験者が問題行動を引き起こすことが多い物質や状況を見せたり想像させたりすることで渇望・衝動を誘発させる手法を「手がかり誘発性渇望パラダイム（cue-induced craving paradigm）」とよぶ。

また，Concertoらは成人のゲーマー集団におけるIGDの有病率を測定するなかで，**自閉スペクトラム症（ASD）**の特性およびADHDの重症度とIGDとの関連性を検討しています[30]。ゲーマーのオンラインコミュニティのメンバー4,260名（18～55歳）を対象に，インターネットゲーム行動症尺度（IGD9-SF），ASD指数，成人ADHD自己報告尺度という3つの質問票を使って調査した結果，全体の29.67％がIGD9-SFのカットオフ値である21点以上であり，さらに毎日の空き時間，自閉特性，ADHD症状がIGDの重症度と正の相関を有することを明らかにしています[30]。

また，ASDの成人患者230名と対照群272名においてIGDの予測因子を検討するとともに，gelotophobia（ジェロトフォビア。人から笑われることへの恐怖）との関係を検討した研究によれば，ASD群ではIGDの症状が有意に強く，仲間関係，感情調節，外向性がIGDの症状を有意に予測していました[31]。gelotophobiaについては，IGDとの間に関連はみられたものの，その効果量（effect size）は少ないという結果でした。

❷ 発達障害以外との関連

IGDと精神病理の関連性に関する24の論文を含むシステマティックレビューをみてみると，IGDとの間に有意な相関が認められたのは，不安92％，うつ病89％，ADHD症状85％，社交不安症/不安症および強迫症状75％という結果でした[32]。

13～18歳のスウェーデンの青年7,757名を対象としたアンケート調査では，平日のオンラインゲーム時間の増加は，抑うつ症状，筋骨格系の症状，心身症症状をもつ確率を増加させることが報告されています[33]。さらにゲームの動機に着目すると，平日の1日5時間以上のオンラインゲームは，それが逃避的動機によるものだと抑うつ症状，筋骨格系症状，心身症症状の確率を増加させる一方，単に楽しみのためであったり友だちとの関係性などの社会的な動機によるものであれば体調不良の確率は減少するという結果が示されています。

IGDに対する主な治療法

1 認知行動療法

　IGDの治療についてはまだ手探りの状況です。いくつかのレビューが存在するものの，決定的なランダム化比較試験（RCT）はほとんど実施されていません。上でも触れましたが，IGDはまだDSM-5では正式な精神疾患ではないため，金科玉条の治療といったものはありません。しかし，ほとんどの臨床家はIGDを衝動制御障害のサブタイプとみなしており，現在，IGDに対する最も一般的な治療は**認知行動療法**（CBT）でしょう[5]。

　CBTはすでに本書に繰り返し登場しましたが，精神療法・心理療法の一種で，患者において自己と世界に関する歪んだ認知や中核的信念の課題を特定し，リフレーミング（reframing。物事を見る枠組みを変えて，従来と違う視点で捉えられるようにすること）するものです。うつ病，全般性不安症，摂食症，物質依存症，慢性疼痛など，さまざまな疾患に対する一次療法または補助療法としてCBTは用いられています。

　IGDに対するCBTでは，ゲーマーにおいて抑制的な制御能力を向上させ，不適応な認知を認識し，前向きな対処メカニズムと再発予防のスキルを学ぶように指導します[34]。これまでのところ，離脱の徴候（ゲームができないことによるイライラや落ち着きのなさなど）の減少，先入観の減少，逃避先としてのオンラインゲームへの依存の減少など，CBTによるポジティブなアウトカムが報告されています[35]。ネット利用に問題を抱える人々に対して外来でCBTを行った研究でも，12セッションのCBTを受けた114人の結果として，8セッション目までにほとんどの人の症状が軽減し，その改善は6カ月間のフォローアップをとおして維持されたことが確認されています[36]。

　数少ないRCTの一つを見てみると，ネット依存の基準を満たした上海の若者56人をグループCBTの8セッションまたは治療なしの対照群に割り付けてその後を観察したところ，ネットの使用は両群で同じように減少しましたが，CBT群では対照群と比較して時間管理スキルの向上と心理社会的症状の減少が認められました[37]。

② 治療キャンプ

　東南アジア諸国では治療キャンプに関するメディア報道が盛んにされており，国内でも短期的な入院治療が導入されていますが，現状では有効性に関するエビデンスは限られています。この治療プログラムはネット依存の治療を目的に設計されていますが，グループ・個人・家族療法を実施して変化への動機づけを高め，ゲームとネットの利用に対する社会的・認知行動的コントロールを改善することを目指しています。その際，うつ病，不安症，ADHDなど，他の精神障害に対する精神医学的評価や薬物療法も同時に行うことが多いようです。

　韓国で行われた治療キャンプでは，治療を受けた患者の約半数が1年後も改善した状態を維持していることを報告しています[38]。また，台湾においてネット依存に対する集学的治療を受けた59人の青少年のうち，治療後の評価に参加した者では約半数で症状が軽減したことが示されています[39]。

　アジア以外に目を転じると，米国にもネット依存のための専門的な入院・滞在型治療プログラムとして「reSTARTプログラム」がありますが，その有効性についてはまだ十分な結果が出ていません[40]。

＊

　以上をまとめると，CBTに関してこれまで患者を系統的に追跡調査した研究はほとんどなく，長期的な再発や，治療が自然回復率を向上させるかどうかについてはほとんどわかっていないのが現状です。

③ ゲーム行動症特有の治療の難しさ

　IGDに対するその他の心理療法としては，動機づけ強化療法や短期戦略家族療法などが文献で紹介されていますが，有効性を証明するにはさらに検証が必要です。

　ただ問題なのは，さまざまな治療法が開発されたとしても，その治療を用いたRCTにより検証するまでの間にゲームの内容が大きく進化している可能性があることです。実際，以前はMMORPGやFPSが子どもたちの間にこれほど浸透するとは思いもよりませんでした。IGDの治療を考えるとき，ネット社会の進化についてもまた考える必要があり，いま報告されている治

第4章　子どもを巡るさまざまな問題

療も将来は時代遅れとなっている可能性は否定できません。

しかしいずれにせよ，IGD患者には他の精神疾患が併存する傾向があるため，**併存する精神疾患をスクリーニングし治療すること**はたいへん重要です。併存疾患に対する治療は，ゲーム絡みの問題に対しても顕著な効果をもたらす可能性があります。

❹ IGDの予後を左右しうる要因

　ゲーム関連の問題を抱えた人の経時的な変化を評価している研究がいくつかあります。例えば，IGDを有する青年の50〜86％は1〜2年の研究期間を通じて問題が持続していましたが，14〜50％には回復がみられました。学校の成績不良，両親との関係不良，およびうつ病，不安，社交不安症の症状が長期にわたって悪化することがIGDの維持と関連していたとGentileらは述べています[41]。

　また，非常に長い時間プレイする傾向があり，プレイ時間が週あたり約55時間だったIGDの若者グループはより多くの抑うつ症状を示し，また抑うつ症状は長期にわたるゲームプレイの継続的な困難と関係している可能性がわかっています[21]。

　こうした研究は，社会的能力の低さや抑うつ症状，不安，社交不安症，あるいは注意力の乏しさや衝動性がIGDを持続させたり悪化させたりする可能性が高いことを示唆しています[13]。

📖 まとめ

　ネット全盛の現代において，研究カテゴリーとしてではあってもDSM-5にIGDが記載されたことは大きな前進です。研究者や臨床医がこの病態を研究し治療していくための大きな一歩となるでしょう。今後IGDの基準を確立するためには，心理測定に基づいた臨床面接と簡単なスクリーニングツールの開発が必要で，診断方法が確立されスクリーニングツールが開発された後は，世界各国の有病率を明らかにするための大規模な疫学調査も必要になります。

　IGDの研究はまだ誕生間もない状態ですが，過度のゲームプレイが臨床的

7. ゲーム行動症の特徴と治療法の模索

に重大な害を示すというエビデンスが増えていることから，公衆衛生の観点から重要な課題となっていくはずです。

【文献はp.423】

> ## Column　学校に行かずポケモンマスターを目指す少年
>
> 　ご存知の方もいると思いますが，アニメ版のポケットモンスターの主人公の名前は「サトシ」です。この名前はポケモンの生みの親に由来しているそうです。ちなみに，英語圏などでの彼の名前はAshですが，これはローマ字のSatoshiから取られた名前とのこと。
>
> 　サトシは仲間とともにポケモンマスターを目指していろんな地方を冒険している10歳の少年です。正義感が強く熱い心の持ち主ですが，やや調子に乗りやすい性格で，気合を入れるときは帽子を後ろ向きにします。公式の設定では身長155cmほどで，10歳としては大柄ですね。初期の頃は目上の人物にタメ口で話し，挑発するなどの大胆な言動がありましたが，オレンジ諸島での負けをきっかけにトレーナーとして大切なことを教わってからは敬語を使い，厳しい指摘も素直に受け入れるなど礼儀を心得るようになりました。その成長は子どもたちに多くのことを教えてくれます。サトシは学校に行くことなく自分の夢を追いかけており，不登校の子どもたちにも生きる道を示してくれていると，外来の不登校児たちと盛り上がることがあります。
>
> 　なお，本文で紹介した「かいりきリザードン」は"エラーカード"とよばれます。本来のリザードンであれば「かえんポケモン」とカードに記載されるべきなのに，初版発行時の誤植により「かいりきポケモン」という誤った記載になっています。人気ポケモンであることに加え，古いカード，印刷エラー，初版限定という条件を備えたことで極めてレアなカードとして信じられない価格に高騰しました。

8 情報あふれる電脳社会と意思決定支援

第4章　子どもを巡るさまざまな問題

💭 ドラえもんの世界がいまここに

　毎日の電車通勤で周りを眺めていると，老若男女ほぼすべての人がスマートフォンをいじっています。紙の本や新聞を読んでいる人は皆無といってもよいかもしれません。そんな私も電車の中ではAudibleで小説を聴きながらスマホをいじっていることが多いです。スマホなどのネット機器はいまや生活に欠かすことができないアイテムです。まさに昭和のブラウン管テレビやドラえもんのなかで夢見た電脳（デジタル）世界が実現しつつあります。空飛ぶカメラ付きラジコン（ドローン）やテレビ電話などもいまや普通です。

　現在の電脳社会が子どもたちに及ぼす影響について，社会的な警鐘が鳴らされて久しいですが，iPhoneの誕生やTwitter，Facebook，Instagramといった新しいメディアの登場など社会的なデジタルブレークスルーが生まれるたびに，私は「いいね」にみられる自己活動の顕示欲や，社会的承認欲求とメンタルヘルスとの関係を，ある種の壮大な社会実験として考えてきました。

　IT革命はモバイル機器やSNSを通じて，特に若者が自らの活動を広範囲かつ簡単に発信することを可能にしました。これによって社会的，余暇的，経済的な交流に，かつてないほどの即時性や親密性がもたらされたといえます[1]。昭和の時代は親の目を盗んでリビングでテレビを見るしか方法がなかったのが，いまは布団の中でスマホ一つあれば何でもできます。

　このような電脳体験は，「いいね」経済によって支えられた若者文化に大

きく寄与しています。「いいね」の対象は電脳体験のなかで素早く移り変わり，日々発信されるショートで目を引くような情報が若者の注目，すなわち「いいね」を奪い合う世界が生み出されているのです。

＊

ネットは，人々が衝突し議論をよぶようなトピック（例えば政治的論争），ゲームや流行に関する情報などが錯綜するバーチャル空間で，無限の情報が文字だけでなく画像や動画で提供されています。しかしながら，このあふれかえる情報を前に，大人も子どもも集中力と時間を奪われ，学校の宿題や睡眠など本来のタスクをこなすことが難しくなっています。ネットサーフィンがその好例でしょう。デジタル機器やメディアの技術的発展に加え，少しでも利用者の興味・関心を引こうとする企業のセールスプロモーションは，今後さらに子どもたちの注意散漫を誘発するかもしれず，その日常生活にいっそうの影響をもたらすはずです。

■ 情報過多社会と注意力の問題

まずはネット社会と注意欠如多動症（ADHD）の関係について述べようと思います。

① ADHDの特性がプラスに働く可能性

ADHDは不注意，衝動性，多動性の症状が児童期から持続的に存在し，日常生活機能に悪影響を及ぼす障害の組み合わせに基づいて診断されます。日常生活機能への悪影響は，学業や職業上の失敗，人間関係の破綻，犯罪，精神疾患，薬物乱用につながり，生涯にわたって継続するとともにさらにエスカレートする可能性があります。

神経精神医学モデルによれば，不注意，衝動性，多動性という症状のパターンやそれらが生み出す機能障害は脳内の神経心理学的機能障害の結果であるとされますが，最近ではADHDを社会文化的文脈のなかで理解し，「障害」というよりも**「差異」**として再認識しようとする社会構成主義の見解が広がりつつあります。彼ら本来の強みや才能が活きる場所では，エネルギッシュさやひらめきなどのポジティブな面が発揮されることがあるとSonuga-

第4章　子どもを巡るさまざまな問題

Barkeらは言います[2]。

例えば，TikTokにみられるショート動画のような，長時間の拘束を要しないデジタルコンテンツは，ADHDの特徴である注意の散漫さや衝動的な活動スタイルと相性が良いかもしれません。尽きることなく人々の注意を引こうとする「いいね」文化にあって，われわれはSNSやネット上に次々に現れる魅力的な情報に好奇心をかき立てられ，頻繁な興味・関心の切り替えにさらされるわけですが，それについていける迅速な情報処理や理解力は，ADHDの特性をもつ人のほうが有利かもしれないといわれています[3]。周囲から注目されることも少なくないADHDの人々ですが，「いいね」文化のなかでフロントランナーとして立つことはできるでしょうか。

❷ ADHDの特性がマイナスに働く可能性

ADHDの若者にはこうしたデジタル的なアドバンテージがあるかもしれない半面，デジタルやオンライン環境は，ADHDの人々がすでに直面している注意力の課題をさらに浮き彫りにする可能性もあります。あふれる情報の海であるネットをパッと利用でき，SNSや動画サイトでいつでも気晴らしができるということは，彼らの注意力散漫に拍車をかけ，その悪影響を増幅させるかもしれません。デジタル環境における集中力の維持や正しい情報の取捨選択など，ADHDの人々にとって情報社会というのはむしろ重荷となるのかもしれません[4]。

これまでの研究でも，**ADHDの子どもはネットに依存する可能性**があり，ADHDの子どもがもつ強い好奇心や新規性の追求はギャンブル，ポルノ，ゲームの課金など危険なコンテンツへの没頭を加速させる可能性があると指摘されています[5]。さらに，ADHDであるということでネットいじめの対象になるリスクもあり，被害にあえば後々のメンタルヘルスに影響するおそれもあります[6]。

＊

上記のいずれであっても，デジタルな世界がADHDの子どもに物理的・時間的に大きな影響を与えうることを考えれば，**デジタル環境を治療にうまく活用**することでADHDの若者の生産性や成功に対する障壁を取り除くことも模索されるべきでしょう。

8. 情報あふれる電脳社会と意思決定支援

💧 ネットでよく検索される ワードを調べてみると

「ググる」という用語で皆さんご存知のGoogleですが,すでに若者はググらないともいわれています。では何で調べるのかというと,YouTubeやInstagramなどで検索するのだそうです[7]。もっとも,YouTubeはGoogleの子会社ですが。

そのGoogleが提供するサービスに「Googleトレンド」があります。いつ,どんなキーワードがGoogleで検索されたかを調べられる無料のツールです。子どものメンタルヘルスに関しては,どのようなキーワードが検索されているのでしょうか。以下に示す3つのデータはいずれも2004年1月～2022年9月を対象期間としています。

❶ 不登校・虐待などのキーワード

まず,不登校,少年犯罪,家庭内暴力,児童虐待をトピックとして,ゲーム依存症をキーワードとして検索した結果を図1に示します。2004年6月に「少年犯罪」が急激な増加を示し100に達していますが,これは同月発生した佐世保小6女児同級生殺害事件が原因と思われます。それ以降は減少の一途をたどっています。

❷ 疾患名のキーワード

次に,ADHDとして「注意欠如・多動性障害」,ASDとして「自閉スペクトラム症(自閉症スペクトラム障害)」と「自閉症」,SLDとして「学習障害」をキーワードに設定して調べた結果を図2に示します(SLDは限局性学習症の略)。

ADHDは2010年頃から大きな増加を示していることがわかります。ASDはDSM-5で初めて記載されましたが,DSM-5が登場した2013年(日本語版は2014年)以降,徐々に検索頻度が増えています。一方,自閉症の検索頻度には大きな変化がありません。学習障害は2004年から検索され続けて

357

第4章 子どもを巡るさまざまな問題

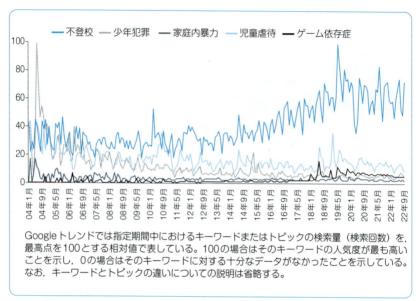

Googleトレンドでは指定期間中におけるキーワードまたはトピックの検索量（検索回数）を，最高点を100とする相対値で表している。100の場合はそのキーワードの人気度が最も高いことを示し，0の場合はそのキーワードに対する十分なデータがなかったことを示している。なお，キーワードとトピックの違いについての説明は省略する。

図1 Googleトレンドによるキーワード・トピック検索
　　（2004年1月〜2022年9月）

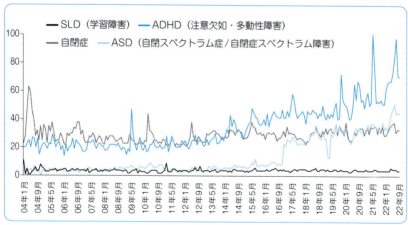

図2 Googleトレンドによる疾患キーワード検索
　　（2004年1月〜2022年9月）

358

8. 情報あふれる電脳社会と意思決定支援

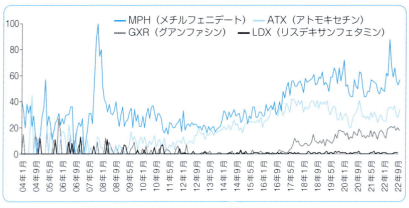

図3 Googleトレンドによる薬剤キーワード検索
（2004年1月〜2022年9月）

いるものの，他の発達障害に比べて頻度が相対的に低いことがわかります。

❸ 薬剤名のキーワード

ADHD治療薬の4剤はどうでしょうか。興味深いことに，メチルフェニデート（MPH）は2004年から一貫して検索頻度が最も高いことがわかります（図3）。アトモキセチン（ATX）も2010年代から増えていますが，ここ数年は頭打ちで，最近はグアンファシン（GXR）が増えています。2019年に承認されたリスデキサンフェタミン（LDX）の検索頻度は低調なままです。2004〜2010年の間にところどころ増加がみられるのが気になりますが，検索頻度の変化はわかっても，その理由まではわからないのがGoogleトレンドの欠点かもしれません。

＊

誰が検索しているのか，という点を考えてみると，子ども自身よりは薬局に薬をもらいに来る保護者が検索しているのかもしれません。薬剤の有効性や副作用など幅広く調べているのではないでしょうか。

Googleトレンドでは，検索頻度を調べたキーワードに関連するトピックも調べることができます。そこで，各薬剤に関連して検索された上位5つのトピックを調べてみました（表1）。1つの薬剤を検索するとき，実際には他の薬剤も検索されていることがわかりますね。ADHD治療薬は数種類ある

第4章　子どもを巡るさまざまな問題

表1　ADHD治療薬に関連して検索されたトピック上位5つ
（2004年1月～2022年9月）

メチルフェニデート (MPH)	アトモキセチン (ATX)	グアンファシン (GXR)	リスデキサンフェタミン (LDX)
1. 注意欠陥・多動性障害 2. 副作用 3. アトモキセチン 4. 処方箋 5. 障害	1. 副作用 2. メチルフェニデート 3. 注意欠陥・多動性障害 4. グアンファシン 5. 障害	1. 副作用 2. メチルフェニデート 3. 注意欠陥・多動性障害 4. アトモキセチン 5. アリピプラゾール	1. メタンスルホン酸 2. 注意欠陥・多動性障害 3. メシラート 4. アトモキセチン 5. 塩（化学）

ことが広く知られていることもここから推測できます。**副作用に対する関心の高さも**，薬剤問わず同じではないかと思います。子どもや保護者はネットを通じて，副作用についても十分に知っている可能性が高いのではないでしょうか。

　なお，LDXのトピックに出てくるメタンスルホン酸は，最も単純な有機スルホン酸の一種です。強酸性のため，脱水縮合反応の酸触媒や医薬品塩の酸成分として利用されています。LDXは正確にはリスデキサンフェタミンメシル酸塩であり，そのメシル酸がメタンスルホン酸であることから検索されているのでしょう。

子どもの意思決定支援を巡る問題

　表2は第3章1（p.235）でも紹介したデータです。厚生労働省のレセプト情報・特定健診等情報データベース（NDB）のオープンデータ[8]を使い，1,000以上の処方件数のある向精神薬を患者の年齢別に分類しました。年少児への処方薬の多くはADHD治療薬であることや，24歳以下に対して慎重投与とされている抗うつ薬が5歳以上の子どもに投与されていることがわかります。

　さらにここで注目したいのは0～4歳への処方です。ADHD治療薬は4剤とも6歳未満の小児に対する有効性・安全性が確立されていないことが添付文書に記載されていますが，アトモキセチン（ストラテラ®）が処方されて

8. 情報あふれる電脳社会と意思決定支援

表2 年代別にみた向精神薬（商品名）の処方動向（頻度順）
（2017年度NDBを用いた解析）

0〜4歳	5〜9歳	10〜14歳
ストラテラ内用液0.4%	ストラテラ内用液0.4%	ストラテラカプセル25mg
エビリファイ内用液0.1%	ストラテラカプセル10mg	ストラテラカプセル10mg
リスパダール内用液1mg/mL	コンサータ錠18mg	コンサータ錠27mg
ストラテラカプセル10mg	コンサータ錠27mg	コンサータ錠18mg
アタラックスPカプセル25mg	ストラテラカプセル25mg	ストラテラ内用液0.4%
アタラックス錠10mg	エビリファイ内用液0.1%	ストラテラカプセル40mg
トフラニール錠10mg	トフラニール錠10mg	エビリファイ内用液0.1%
	リスパダール内用液1mg/mL	リスパダール錠1mg
	トフラニール錠25mg	リスパダールOD錠1mg
	リスパダール錠1mg	エビリファイ錠6mg

います。また，抗精神病薬のアリピプラゾール（エビリファイ®），リスペリドン（リスパダール®）は小児期のASDに適応をもっているものの，アリピプラゾールは6歳未満，リスペリドンは5歳未満に対する臨床試験が行われていないと添付文書に書かれています。にもかかわらず，これらの薬が処方されているわけです。

第3章1では，新規に抗精神病薬を処方された18歳以下の患者でモニタリングされていた検査の割合は，血糖で13.5%，プロラクチンで0.6%だったことも紹介しました[9]。本来，薬の処方にあたっては**薬物療法のリスク・ベネフィットや定期的な検査の必要性**を子ども・保護者に説明しなければなりません。Googleトレンドの結果から，保護者あるいは子どもはネットを通じて薬の特徴や注意点，副作用などを把握している可能性があるにもかかわらず，医療者から十分な説明がなされないのであれば**意思決定支援**につながらず，医療不信を招くおそれもあります。われわれは，**自分たちと同じような情報を患者側もアクセスすることができる電脳社会で医療を提供していること**を改めて肝に銘じる必要があります。

最後に，この意思決定支援について触れておこうと思います。

第4章 子どもを巡るさまざまな問題

❶ インフォームドコンセントと共同意思決定

　児童精神科臨床では，現在の病態や診断名，今後の治療プランの説明とあわせて，向精神薬の適応外処方，生じうる副作用，摂食症児童が被る生命的危機，中枢神経刺激薬の処方登録など，多岐にわたり**インフォームドコンセント**（informed consent；IC）が行われています[10),11)]。ICで重要なのは，形式的な説明と同意取得に終わることなく，子どもと保護者にとって真に有用なICとなるよう努めることです。そのためには，医療行為に関する十分な説明はもちろん，患者側の理解と自由な意思に基づく選択が必要です。上述したように，ネット社会の今日，子どもも保護者も受診時点で多くの情報を持ち合わせている可能性があるからこそ，わかりやすい説明を心がけ，さらに**子どもの同意能力を評価すること**が重要になります。

　同意能力については，理解（understanding），認識（appreciation），論理的思考（reasoning），選択の表明（expressing a choice）の4つの要素からなるモデルが一般的に用いられています[12),13)]。しかし，このモデルは子どもを対象としたものではありません。社会経験が乏しく，精神発達の途上にある子どもたちが，大人と同じようなレベルで理解，認識，論理的思考の要素を満たすことは難しいでしょう。子どもに同意能力が備わっていればICが成立しますが，理解，認識，論理的思考のレベルは年代や性別によって違うはずです。

　他方で，最近では**共同意思決定**（shared decision making；SDM）という言葉を耳にします。SDMは患者の自主性尊重とIC双方の要素を含むものであり，ICはSDMの中核をなしていますが[14)]，SDMは患者が自らの価値観や信念を踏まえ，十分な情報に基づいて決定を下すという点でICとは異なります。患者の価値観や希望に即した決定と医師の考えが食い違うこともあります。

❷ 思春期の反発心をどう受け止めるか

　p.286で紹介した，日本も批准している「児童の権利に関する条約」は第12条で次のように定めています。

8. 情報あふれる電脳社会と意思決定支援

> 締約国は，自己の意見を形成する能力のある児童がその児童に影響を及ぼすすべての事項について自由に自己の意見を表明する権利を確保する。この場合において，児童の意見は，その児童の年齢および成熟度に従って相応に考慮されるものとする。

　上述した同意能力の要素にも「選択の表明」があるように，治療に際しては子どもが自己の意見を表明できる機会を設けることが重要です。その意味でもICやSDM，あるいは**インフォームドアセント**（informed assent；IA）[a]が適切に行われる必要があります。

　もっとも，自立と依存のはざまで揺れ動く子どもの思春期心性やこの年代にみられる自立志向的な心性は，選択の表明に際して，大人に向かって過度な反発を見せる要因になるかもしれません。たとえ医療者がICやSDMの理念に基づいて医療行為を説明しても，「大人の言うとおりになってたまるか」という子どもたちの健全な自立心が，素直に応じてくれることを阻害する場合もあるのです。

　そのため私たちは，子どもの意思決定支援をするうえで，大人が最も扱いづらい年代であろう思春期の子どもの心を知らなくてはなりません。反抗期とよばれるこの年代の子どもたちに「はい」と言ってもらうことはしばしば困難です。どれだけ病気や治療の説明をしても，わかってもらえそうな雰囲気に傾きかけても，悪態をつかれることがあります。

　発達に問題を抱えていない子どもでもこうした反発は当たり前のようにみられるわけですから，発達上の問題や何らかの精神症状を抱えて苦境に立たされている子どもはなおさらです。自分自身の病態を理解し，治療に前向きに取り組めるような意思を子どもから引き出すためにも，思春期の子どもたちの葛藤的な心性を過度に刺激しないような姿勢が求められるでしょう。

---

[a] インフォームドアセントは，治療を受けたり臨床試験に参加したりする小児に対し，治療や試験内容をわかりやすく説明し，本人の納得を得ることをいう。治療開始時に保護者に行うインフォームドコンセントが法的義務の性質を帯びているのに対し，インフォームドアセントは法的義務ではないが，保護者のみならず子どもにも説明と合意を得ることが必要であるとの考えが広がっている。

❸ 説明時の仕草や態度に注目する

　現状では思春期心性や家族関係などの要因が子どもの同意能力のレベルや意思決定にどのような影響を及ぼすのか，十分な検討はなされていません。また，法的義務を伴わないIAのもつ意味や，臨床現場での具体的な方法論についても議論が深まっているとは言えません。

　ただ，ICであれIAであれ，子どもに話をするときには些細な仕草や態度を見逃さないようにしましょう。「児童の権利に関する条約」第12条に関連して，国連の子どもの権利委員会でも次のように述べています[15]。

> 第12条を全面的に実施するためには，遊び，身振り，表情およびお絵描きを含む非言語的コミュニケーション形態を認識しかつ尊重することが必要である。

● まとめ

　今回は，電脳社会における子どものメンタルヘルスの問題を概観しつつ，ADHDにみられる集中力の問題，意思決定の問題などについて解説しました。繰り返しになりますが，私たちは，子どもと保護者がネットを通じて治療に関するさまざまな情報を得ている可能性を頭に入れ，正しい情報を提供しつつ，治療について一緒に考えていく姿勢が大切です。

【文献はp.425】

第5章　多職種の連携

第5章　多職種の連携

心理職と子どもたちとの関わり

💭 江戸川乱歩

　皆さんは江戸川乱歩をご存知でしょうか。大正・昭和にかけて数々の推理小説やホラー小説を書いた作家です。

　小さい頃に「少年探偵団」シリーズを読んだ記憶がありますが，恥ずかしながらよく覚えていませんし，当時はまさか自分が名探偵の明智小五郎より年上になる日が来るとは夢にも思いませんでした。いま読み返してみると明智小五郎はとても理知的ですが，どこか人をくったような軽さを感じてしまいます（結構犯人を煽ったりしています）。乱歩は日本推理作家協会の初代理事長でもありますが，江戸川乱歩というペンネームは米国の小説家エドガー・アラン・ポーのもじりであることはよく知られています。ポーは世界初の推理小説ともいわれる『モルグ街の殺人』を書いた作家です。

　乱歩の小説は名作にあふれていますが，1925年（大正14年）に発表された『心理試験』[1]という作品では当時考えられていた心理検査の数々が書かれています。文中の蕗屋（ふきや）とは，主人公の蕗屋清一郎のことです。

　　笠森判事は果してどのような心理試験を行なうであろうか。それは到底予知することが出来ない。で，蕗屋は，知っている限りの方法を思い出して，その一つ一つについて何とか対策がないものかと考えて見た。併し，元来心理試験というものが，虚偽の申立をあばくために出来ているのだから，それを更に偽るということは，理論上不可能ら

1. 心理職と子どもたちとの関わり

> しくもあった。
> 　蓮屋の考えによれば，心理試験はその性質によって二つに大別することが出来た。一つは純然たる生理上の反応によるもの，今一つは言葉を通じて行なわれるものだ。前者は，試験者が犯罪に関連したさまざまの質問を発して，被験者の身体上の微細な反応を，適当な装置によって記録し，普通の訊問によっては到底知ることの出来ない真実を掴もうとする方法だ。それは，人間は，たとい言葉の上で，又は顔面表情の上で，嘘をついても，神経そのものの興奮は隠すことが出来ず，それが微細な肉体上の徴候として現われるものだという理論に基づくので，その方法としては例えば，automatograph等の力を借りて，手の微細な動きを発見する方法，ある手段によって眼球の動き方を確かめる方法，pneumographによって呼吸の深浅遅速を計る方法，sphygmographによって脈搏の高低遅速を計る方法，plethysmographによって四肢の血量を計る方法，galvanometerによって掌の微細なる発汗を発見する方法，膝の関節を軽く打って生じる筋肉の収縮の多少を見る方法，その他これらに類した種々さまざまの方法がある。
>
> （春陽堂文庫版，pp25-26）

　一連の検査は現在からみると自律神経系の反応を確かめるテストと思われ，俗に言うウソ発見器のような仕組みかもしれませんが，いずれも現在は行われていません。

　児童虐待や神経発達症の増加などのさまざまな問題に呼応して，現在，医療だけでなく教育や福祉の現場でも子どものメンタルヘルスへの介入が求められていることは言うまでもないでしょう。

　しかし，児童精神科医は極めて少ない状況であり，児童精神科を標榜して専門的な治療を行う施設も限られています。この現状を打破するうえで，児童精神科領域において公認心理師の活躍が求められていると日々感じています。そこで今回は，公認心理師など心理職の役割と働きぶりを皆さんにも知っていただければと思います。

制度・仕組みを知る

1 臨床心理士とは？

　臨床心理士は，日本臨床心理士資格認定協会が1988年から認定を始めた心理職の**民間資格**です。2024年までに約41,000名の臨床心理士が誕生しており，教育，医療，福祉などの分野で実績を積み重ねてきました。心理に関する民間資格のなかでは社会的に最も認知されてきたといえます。

　協会では臨床心理士の仕事内容として，①臨床心理査定（診断ではなく査定。心理検査や面接を通じて相手の心理状態を評価する），②臨床心理面接（さまざまな技法を活用して相手のこころを支援する），③地域援助などをあげており[2]，臨床心理学に基づいた知識や技術を用いてこころの問題を支援することを目指しています。

　協会が行う資格試験の受験資格を得るには以下のようなルートがあります。資格取得後は5年ごとに資格更新審査が行われます。

- 指定大学院（1種・2種）を修了し，所定の条件を充足する
- 臨床心理士養成に関する専門職大学院を修了する
- 諸外国で指定大学院と同等以上の教育歴があり，修了後の日本国内における心理臨床経験2年以上を有する
- 医師免許取得後，心理臨床経験2年以上を有する

2 公認心理師とは？

　一方，2019年に**国家資格**である公認心理師が誕生しました。すでに臨床心理士の多くが公認心理師の資格を取得しており，実際には両者に大きな違いはみられません。

　公認心理師は2017年に施行された公認心理師法に基づいた資格で，業務内容は表1のように定められています。認定試験の受験資格を得るには以下のルートがあります。

表1　公認心理師の業務（公認心理師法第2条より）

- 心理に関する支援を要する者の心理状態の観察，その結果の分析
- 心理に関する支援を要する者に対する，その心理に関する相談および助言，指導その他の援助
- 心理に関する支援を要する者の関係者に対する相談および助言，指導その他の援助
- 心の健康に関する知識の普及を図るための教育および情報の提供

- 大学および大学院で「指定された科目」を履修し卒業する
- 大学で「指定された科目」を履修し卒業。かつ「特定の施設」で2年以上の実務経験を積む
- 上記2つと同等以上の知識および技能があると認定される

なぜ心理職が必要なのか？

　子どものこころの治療では，臨床試験で有効性・安全性が確認された薬剤に乏しく，薬物療法は限定的な位置づけにとどまります。そこでカギを握るのが心理社会的なアプローチです。

　実際，児童思春期年代において内因性のうつ病や統合失調症は少なく，むしろアタッチメント（愛着・愛情）の障害や虐待などの家庭環境の問題，いじめを契機とした不登校，さらに家庭内暴力や窃盗にみられる社会的な問題行動など，**心理社会的な要因**を抱えた子どもが多いことから，児童精神科医療でもそれらの問題に取り組むことが不可欠です。われわれは精神疾患の改善だけを目指すのではなく，子どもが身体的にも精神的にも成長し，社会に参加していけるような支援を行うことが必要であって，必然的に生物学的な治療論だけでなく，子どもの健全な情緒発達を促していくための心理社会的治療に重点を置くことになります。こうした治療が児童精神科医だけで成立することは決してなく，看護師，心理職，ソーシャルワーカー（精神保健福祉士），学校の教師など，心理・福祉・教育の総力戦となるのです。

　なお，児童精神科病棟を運営するうえで児童思春期精神科専門管理加算は経済的に大きな支えですが，算定の要件として公認心理師が治療に参画することが明記されています。

児童精神科での入院治療のおさらい

　激しい家庭内暴力などで家族関係がこじれてしまった子ども，両親の不仲を見てきた子ども，幼少期から虐待的な環境に置かれていたのに見過ごされてきた子ども，さらには自分の特性が理解されずに叱責され続けてきた子どもなど，児童精神科病棟に入院する子どもたちのなかには長年過酷な環境で暮らしてきた子が少なくありません。まさに「誰もわかってくれない」という気持ちで八方ふさがりではなかったでしょうか。

　そうした子どもを支えるには，心理職も含めた全職種の専門的な技術を動員する必要があります。専門病棟が世間一般から独立した一つの"社会"として成立し，子どもの成長とあわせて感情と行動に変化をもたらす**「治療的環境」**として作用することが大切なのです。病棟では子ども同士，あるいは子どもと医療者などとの共同作業にウェイトが置かれており，医師・看護師・心理職・ソーシャルワーカーなどのスタッフとの温かい交流，同世代の仲間との触れ合い，さらに積極的な行動統制が行われることで，子どもたちは入院前とは異なる新たな体験をするでしょう。

　入院児童の多くはいわゆる思春期年代です。思春期とは，児童期まで抱えてきた健全な万能感を，さまざまな体験を経て捨て去り，性別，容姿，学力，自身の強みや弱みなど**等身大の自分を受け入れていく時期**です。したがって，第二次性徴とともに現実的な「自己像」を獲得していくプロセスをそっと援助することが重要です。

　そこで児童精神科病棟では，①**時間的な視点**（疾患の治療のみならず学校生活の流れも考慮する），②**空間的な視点**（大人の目が届かない自由な空間と構造化された空間を用意する），③**集団的な視点**（親からの自立，仲間集団・異性との交流，社会参加への模索を支援する）という3つの視点が求められます（詳しくは第1章2）。③について言えば，われわれの施設でもp.13で紹介した活動集団療法や季節に応じた社会的体験を行っており，その多くに心理職が参加しています。

1. 心理職と子どもたちとの関わり

🗨 オトナ目線でみた心理職の仕事

児童精神科に従事する公認心理師の仕事は，具体的に以下のようなものです。また，典型的な1週間を表2に示しました。

【外来・入院】
- 心理検査（知能検査，発達検査，読み書きなど）
- 心理療法（心理面接，遊戯療法）
- 家族支援（病棟の家族会，ペアレント・トレーニング，心理検査のフィードバック）

【入院】
- 医師，看護師，ソーシャルワーカー，学校の先生らとのカンファレンスや情報共有
- 活動集団療法（女子グループ，病棟ミーティングなど）
- 病棟行事への参加や企画運営

カンファレンスでは多職種が各々の視点で子どもをみるという重層的なアセスメントにより，テーラーメイドな治療を実践できると考えています。心理検査や遊戯療法などは医療機関に限らず福祉・教育機関でも実施されていますが，特に院内学級を備えている児童精神科特有のポイントとして，心理

表2 児童精神科における公認心理師の仕事（ある1週間の例）

		月	火	水	木	金
午前		朝の申し送り	朝の申し送り	児童精神科カンファレンス ケース会議 勉強会 学校との連携	朝の申し送り	朝の申し送り
		予診・初診	ペアレント・トレーニング		検査FB・面接など	心理面接
		心理室会議			心理検査所見の作成	看護カンファ
昼		お昼	お昼		お昼	お昼
午後		実習生指導 心理検査検討会 心理面接	検査FB・検査	病棟グループ 心理面接 ときどき行事	病棟業務 検査 学校の先生との情報共有など	家族会
			グループ			心理面接

検査FB：心理検査の結果を患者・家族にフィードバックする。児童精神科カンファレンスは医師，心理職，ソーシャルワーカーなど多職種で行う。

検査や心理学的なアセスメントの結果を心理職から他職種にフィードバックすることで，子どもの強みや苦手なポイントを共有することができるようになります。

　医師は治療戦略の決定や子どもの行動管理など，大きな舵取り役を担います。看護師の役割は子どもの日々の様子を観察し，それを踏まえて日常生活のサポートや病棟生活のケアを行う点にあります。ソーシャルワーカーは福祉の視点で子どもの権利擁護のために働き，退院に向けて病院と地域の橋渡し役も担います。そして心理職ですが，彼らは行動の管理者でも日常のケア係でもなく，いわば**中間的役割**として，心理的評価に基づいた共同作業者として存在していると思います。ソーシャルワーカーとともに入院中の子どもの集団力動を間近に評価しながら，子どもにとっては**少し先の大人のモデル**として一緒に病棟生活を並走するのです。

　また，入院すると生活様式がそれまでとは一変するため，子どもたちの多くは不安を抱きます。心理職には，一人ひとりの子どもの特性を受容し，それに見合った支援体制を他の医療者とともに構築していく役割もあります。例えば学習面への不安から登校を避ける子どもたちにとって，そのことを理解して一緒に考えてくれる心理職の存在は新鮮な経験になるはずです。

子ども目線でみた心理職の仕事

　過酷な生活をくぐり抜けてきた子どもたちの目線でみると，全体の指揮・管理をとる医師や，あれこれ生活面のケアをする看護師は「僕の行動を管理してくる人間」と映るかもしれません。特に自立思考性の高まった思春期年代では，大人への依存と反発という両価的な心性からこういう感情を強く抱いても不思議ではありません。

　そうした子どもの心理的な動きをわかったうえで主治医や看護師と子どもたちとの間を取りもってくれるのが，主治医より子どもたちと身近に接しているソーシャルワーカーや心理職です。揺れ動く子どものこころを表現するのはなかなか難しいのですが，LINE風に子どもと医療者とのやり取りを表現してみました（図1～3）。

　入院治療において心理職は，子どもたちが「**自分の言葉を聞いてもらえ**

た」と感じられるような体験を非言語的・言語的に提供しています。例えば一緒に散歩をすること，卓球すること，漫画を読むこと，ボードゲームをすることなどです。一緒にテレビゲームに興じることも含まれるかもしれません。病棟でのこのような体験こそが，他者との関係性を構築していくための礎になるのです。

　加えて，子どもが自立という大きな課題を乗り越えていくうえで，心理職を身近な大人のモデルとして内的に取り込むことで，停滞していた精神発達を再び活性化させていくのではないでしょうか。一方で心理職の側も，子どもの成長をダイナミックに感じられる入院治療を通じて子どもへの理解をより深めているはずです。

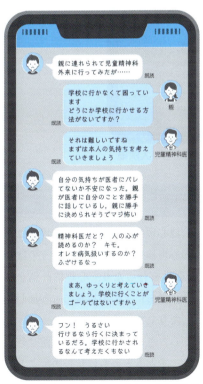

図1　子どものココロのうち：初回診察

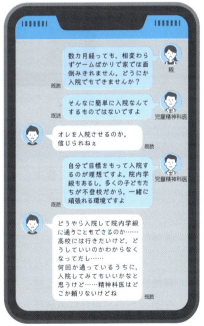

図2　子どものココロのうち：自ら入院を決意

第5章　多職種の連携

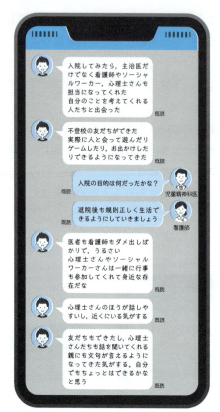

図3　子どものココロのうち：入院後

まとめ

　児童精神科医療において臨床心理士・公認心理師が力を発揮する場面は幅広く，なくてはならない存在です。種々の心理検査や心理面接を行うのはもちろん，さまざまな活動集団療法の企画運営を行ったり，心理的評価を医師・看護師や院内学級の教師に説明したり，さらに実際の授業にも参加して子ども一人ひとりの教育上の方針を検討したりしています。

　心理職は，他の医療職とは違った立場から，さまざまな理由で入院せざるをえなかった子どもたちの気持ちに共感し，子どもとともに歩む医療者として児童精神科病棟の土台を支えています。

【文献はp.426】

2 多職種連携の必要性と実践

診療報酬と多職種連携

　前回は，児童思春期精神医療における心理職の役割や子どもたちとの関わりについて解説しました。本項では多職種連携全体について概観したいと思います。

　これまで本書で述べてきたように，児童思春期の患者は心身ともに発達過程にあります。そのため，医療的な介入だけでは問題を解決できない複雑な性質をもっており，多職種による支援が不可欠です。各職種は表1に示す臨床業務を担当しています。

　また，診療報酬上も児童思春期精神科医療における多職種連携が重視されています。「児童思春期精神科専門管理加算」では，専任の常勤精神保健指定医に加えて，専任の精神保健福祉士または公認心理師の配置が要件となっています。

　また，2024年度から新設された「児童思春期支援指導加算」では，医師に加えて看護師，公認心理師，精神保健福祉士，作業療法士なども診療報酬の対象となる精神療法を実践できるようになりました。

　入院医療では，「児童・思春期精神科入院医療管理料」の施設基準として，精神科医2名以上（うち1名は精神保健指定医），病棟専従の公認心理師1名，精神保健福祉士1名の配置が必須とされています。こうした施設基準は，多職種による包括的な医療を診療報酬面から支援するものです。

第5章　多職種の連携

表1　児童精神科医療における各職種の役割

児童精神科医	・診断・治療方針の決定や薬物療法の実施に加え，多職種連携の統括という中心的な役割を担う ・具体的には，初診時の診断評価，薬物療法の選択と調整，心理社会的治療の指示，他科との連携調整などを行う ・特に，自殺リスクの評価や緊急入院の判断など，重要な医療判断を担当する
看護師	・日常的な医療ケアや生活支援，医療安全管理を通じて，患者の基本的な生活を支え，安心と安全を届ける ・病棟では，服薬管理，バイタルサイン測定，生活習慣の指導，集団療法の実施など，24時間体制での支援を提供する ・特に，摂食症患者の体重・食事管理や，自殺リスクの高い患者の観察・介入は重要な業務となる
公認心理師 臨床心理士	・心理検査（WISC-IV，新版K式発達検査など）の実施と解釈，個別心理療法，集団心理療法，家族支援などを担当する ・特に，発達障害の詳細な評価，トラウマケア，保護者への心理教育は専門性の高い業務となる
精神保健福祉士	・入院時から退院後の生活を見据えた支援計画の立案，社会資源の調整，学校や児童相談所との連携調整を行う ・特に，虐待ケースや家庭環境に課題がある場合の関係機関との連携は重要な業務となる
作業療法士	・感覚統合療法，作業療法プログラム，SST（社会生活技能訓練）などを通じて，患者の日常生活能力や社会適応能力の向上を支援する
薬剤師	・患者・家族への服薬指導，副作用・相互作用の確認，服薬アドヒアランスに関する支援を担当する ・薬物療法の開始・変更・中止に関して医師に助言をする

■ 具体的な連携のプロセス

① 初期評価と治療計画の策定

　初診から数回の受診を経て多職種により行われる包括的評価では，①医師による精神医学的評価と身体診察，②公認心理師による知能検査・発達検査，③看護師による生活習慣・養育環境の評価，④精神保健福祉士による家庭環境・社会資源の評価，⑤作業療法士による感覚運動機能・作業能力の評価などが実施されます。これらの評価結果は多職種カンファレンスで共有さ

れ，総合的な治療計画が策定されます。

❷ 定期的なカンファレンスの実施

　入院治療では週1回以上の多職種カンファレンスが必須です。そこでは各職種から観察・評価の結果が報告され，治療方針の見直しや退院計画の検討が行われます。特に摂食症患者や自殺リスクの高い患者については，より頻繁な情報共有が必要です。

　外来診療でも，定期的なケースカンファレンスを通じて治療経過の確認と方針の調整が行われます。

❸ 地域連携

　児童思春期精神医療では医療機関だけで治療を進めることや子どもの成長を促していくことは難しいため，地域の児童福祉機関，教育機関，時に司法機関などとも連携が必要となります。

　具体的な地域連携として，虐待例に関するケース会議，一時保護解除後の支援計画の策定，特別支援教育コーディネーターとの定期的な情報交換，個別の教育支援計画への参画，障害福祉サービスの利用調整，放課後等デイサービスとの連携，医療機関との連携（身体合併症への対応，専門医療機関との連携）などがあげられます。

多職種連携の課題と解決策

　多職種連携を進める際の課題として，情報共有の不足，役割分担の不明確さ，時間調整の困難さなどがあります。この課題に対しては，電子カルテシステムの活用，定期的なカンファレンスの時間確保，マニュアルの整備などにより改善が図られています。診療報酬の算定要件を満たすうえでは，多職種連携の実践を記録として残し，定期的な評価と改善を行うことが重要です。

　効果的な多職種連携を実現するためには，継続的な人材育成が不可欠です。そのため，各職種の専門研修に加えて，多職種合同の症例検討会，連携スキル向上のための研修会，他施設との交流研修などが行われています。また，診療報酬の施設基準を維持・向上させるための体制整備や，職員の専門

第5章　多職種の連携

資格取得支援なども重要な取り組みとなっています。

◆まとめ

児童思春期精神医療における多職種連携は，診療報酬制度でも重視され，実践的な臨床業務として定着しています。各職種が専門性を活かしながら協働することで，子どもたちの健全な成長発達を支援する包括的な医療を提供することが可能になります。今後も，継続的な改善と人材育成を通じて，より質の高い医療サービスを提供していくことが求められています[1]。

【文献はp.426】

3 精神保健福祉士と子どもたちとの関わり

はじめに

　精神保健福祉士（psychiatric social worker；PSW）[a]は，精神疾患や心理的困難を抱える方々に対して，日常生活の支援や社会復帰の促進，そして福祉サービスや医療機関との調整を行う専門職です。多岐にわたる分野で活躍しており，医療機関のほかにも地域の保健所，障害者福祉施設，学校などで業務をしています。子どもたちに関わる分野として，児童相談所や発達障害支援センター，教育機関（学校や特別支援学級），放課後等デイサービス，そして児童精神科病棟などで働く機会も多くなっています。

　児童精神科医療において，心理職とともに治療の両翼となる最も重要な職種が精神保健福祉士（ソーシャルワーカー）です。精神保健福祉士になるには指定の教育機関（大学や専門学校など）で所定のカリキュラムを修了し国家試験に合格することが必要です。資格取得後も学び続ける姿勢や経験の積み重ねが重要で，精神保健福祉士の専門性が高まることでより深い支援が可能となります。

　精神保健福祉士法により，精神保健福祉士は法的に認定された専門資格と位置づけられています。この法律は，精神保健福祉士の役割や業務内容を明

---

[a] 職能団体である日本精神保健福祉士協会では，PSWという略称が国際的に現在ほとんど使われていないことや，精神保健福祉士の活動が精神科患者に限らず広く国民の精神保健福祉を対象とするものへ拡大していることなどから，2021年に略称をmental health social worker（MHSW）に変更している。

確化し，利用者の権利や福祉を守るための制度的な枠組みを提供しています。

精神保健福祉士の役割

　相談支援や地域連携，リハビリテーション支援，権利擁護など，精神保健福祉士の業務は幅広い領域に及びます。特に子どもやその家族に対しては，成長・発達過程にある子どもたち特有のニーズに応じた支援が求められます（表1）。

❶ 相談支援・生活支援

　精神疾患や発達障害を抱える子どもや家族からの相談に応じ，日常生活をサポートします。子どもの自己表現力やコミュニケーション力を引き出し，家庭や学校での生活において直面する困難について一緒に考え，解決への糸口を探ります。ここには家庭の養育環境や学校生活への適応支援も含まれ，親との連携や親教育が必要な場面も多くなります。

　また，子どもが精神疾患や発達障害を抱えることで家族の心理的・社会的な負担が増すことは多々あります。精神保健福祉士は親・保護者のサポートも行い，子どもの成長を支える家庭環境の構築に努めます。ストレス管理や子どもへの対応方法についての指導，必要な福祉サービスの案内や手続きの支援がその例です。

表1　ソーシャルワーカーの機能一覧

①仲介（ブローキング）	⑨啓発（イニシエイト）
②支援/支持（サポート/カウンセリング）	⑩協議/交渉（ネゴシエーション）
③調停（メディエイト）	⑪組織化（オーガニゼーション）
④教育（エデュケーション）	⑫コンサルテーション
⑤評価（エバリュエーション）	⑬連携/協働（ネットワーキング/コラボレーション）
⑥調整（コーディネート）	
⑦権利擁護/代弁（アドボカシー）	⑭つなぐ/連結（リンケージ）
⑧促進（ファシリテート）	⑮変革（イノベーション）

〔公益社団法人日本精神保健福祉士協会：精神保健福祉士業務指針及び業務分類 第2版．公益社団法人日本精神保健福祉士協会，p30, 2014 より〕

❷ 地域支援・連携と社会復帰

　子どもが安心して地域で生活し，学ぶ環境が整うよう，教育機関（学校や特別支援学校），保健所，地域の福祉サービスなどと連携し，支援体制を構築します。例えば，登校が難しい子どもには不登校支援や適応指導教室の紹介をしたり，通学支援を行ったりします。また，発達支援センターなどと協力して療育やリハビリテーションの提供もサポートします。

　医療と福祉のかけ橋としての役割も精神保健福祉士の重要な仕事です。医療機関と福祉機関，学校や地域社会との橋渡し役を担い，必要な支援が適切に提供されるよう調整します。例えば，入院中の子どもが退院後も継続的に支援を受けられるよう，フォローアップ体制を地域に整えることで，子どもが地域での生活にスムーズに戻れるよう支援します。また，社会復帰に向けて，子どもが日常生活で必要なスキルを身につけられるよう，生活リハビリテーションや職業訓練のサポートをします。

　子どもに対してはコミュニケーション力や自己表現力を養うための訓練が重視されることが多く，療育プログラムやグループ活動を通じて社会適応能力を高めます。

❸ 入院・退院支援

　入院が必要な場合，入院中の生活が充実したものになるよう支援し，医療スタッフや家族と協力して治療方針の計画を立てます。子どもの場合，治療に対する理解や納得を得るため，子どもの発達段階にあわせた説明を行い，安心して治療を受けられるように配慮します。また，退院後の生活に向け，学校や家庭でのサポート体制を調整します。例えば，退院後に適切な療育施設やリハビリ施設へスムーズにつなげるための手続きや，学校復帰に向けた支援をします。退院後も地域の支援機関と連携し，定期的な相談や家庭訪問をしながら，子どもや家族を継続的に支援します。

❹ 権利擁護と意思決定支援

　精神疾患や発達障害を抱える子どもたちの権利を守られるように働きかけます。医療・福祉サービスの利用に際して子どもの意見が尊重されるよう調

整し，意思決定支援に関与します。例えば，治療方針や教育支援の選択において子ども自身の意思や希望が反映されるよう，医師や家族と調整します。

なぜ，精神保健福祉士が必要なのか？

　子どもが成長していくためには，それぞれのペースにあわせた社会参加が必須です。子どもは成長発達の過程にあるため，柔軟かつ長期的な視点が必要です。そこで精神保健福祉士は，子どもの発達段階に応じた支援を提供することで，子どもたちが社会での居場所を見つけ，自立した生活を送れるよう支援します。上述したように，学校や地域社会と連携しながら，学業や生活上の困難を乗り越えるためのスキルを習得するサポートを提供し，親や保護者にも包括的な支援をします。

　精神保健福祉士の支援によって，子どもたちは自己肯定感や社会的スキルを高め，将来的には社会に参加する自信をもつことが期待されます。また，子どもたちの課題を早期に発見し，医療・福祉サービスが適切に連携して提供されるよう調整することで，子どもの生活の質向上や社会的な自立が支援されます。このように，精神保健福祉士は子どもの発達や社会参加を支える重要な役割を担っており，その活動は児童精神医療でも不可欠なものです。

オトナ目線でみた精神保健福祉士

　児童精神科治療チームの一員としての精神保健福祉士は，精神医療や福祉サービスを利用する際の重要なサポーターであり，複雑な制度を活用するための「専門的な案内役」としての役割を果たしてくれます。

　若い医師や心理職，さらに看護師がさまざまな精神保健福祉領域の制度を熟知することは難しいものです。保護者にとっても，子どもの発達過程や医療・教育・福祉の各分野について専門的な助言が得られることは大きな安心につながります。精神保健福祉士は，精神疾患や発達障害を抱える子どもや家族の日々の不安や悩みを真摯に受け止め，解決の糸口を一緒に見つける存在です。

また，精神科病棟では医師が治療方針の決定や行動管理を担い，看護師が日々のケアを提供する一方で，福祉の視点から患者・家族の支援を組み立てるのが精神保健福祉士の役割です。大人目線では，彼らは**「安心して任せられる調整役」**として頼りにされます。医療保護入院の場合には，精神保健福祉士は退院支援相談員として子どもと家族，そして治療スタッフとともに，治療継続の必要性や権利擁護の立場で退院支援会議を開催しています。

子ども目線でみた精神保健福祉士

子どもたちにとって，精神保健福祉士は心理職とともに**「医師や看護師とは違う，中間的な立場で話せる大人」**として映ることが多く，自己表現の場を提供してくれる身近な存在です。

児童精神科病棟での精神保健福祉士は，子どもの内面に寄り添い，不安や悩みをじっくりと聞いてくれるとても頼りになる治療スタッフです。特に思春期の子どもは「話を聞いてくれる大人」を必要とするため，精神保健福祉士は気持ちを理解し，自分らしさを表現できる相手として安心感を抱きやすいのです。制限や許可などの議論になりやすい主治医や看護スタッフとは違う立場にあり，さらに親にも話しにくいことを精神保健福祉士には話し出すこともあり，「信頼できる味方」として感じられています。

児童精神科病棟では，専従精神保健福祉士の配置が必須です。おそらく，当院に限らずどこの児童精神科病棟であっても，精神保健福祉士は活動集団療法やさまざまなグループ活動などを通じて子どもと同じ目線で参加することが多く，社会の荒波のなかを進まなくてはならない子どもたちが安心して頼ることができる存在ではないでしょうか。ボードゲームや卓球，散歩などを通じて，子どもたちは医療者と「ただの治療者ではない」関係を築き，気軽に関われることに安心を感じます。

まとめ

精神保健福祉士は，子どもたちが少しずつでも自己成長を感じられるよう，一緒に外出することや公的な手続きなどを通じて，小さな成功や成長を

第5章　多職種の連携

見つけて励まし，ほめてくれる存在です。この肯定的な社会体験により，子どもは**自己肯定感を得て，自分の存在価値や可能性を見出しやすくなります**。特に，過去に家庭環境や学校でのトラブルがあった場合，このような支えは自己回復のきっかけとなるのではないでしょうか。

　入院していた子どもに言われたことがあるのですが，精神保健福祉士は，退院した後の子どもの自立や社会適応の手助けをしてくれる「先の見える大人」（スタンド能力と称していましたが……）として映ることがあるようです。精神保健福祉士は子どもたちが社会に出る準備をしながら，失敗しても再挑戦できる場を提供し，学校復帰や就労に向けたアドバイスも行います。そのため，子どもにとって精神保健福祉士は「見本となる大人」であり，「自分の将来を考えるうえでの助言者」として重要な存在となっています。

Column　国府台病院児童精神科病棟の歴史

　精神保健福祉士は，私が働いている国府台病院児童精神科の設立とも深く関わっています。当院の歴史とともに振り返ってみましょう。

　千葉県市川市にある国立国際医療研究センター国府台病院は，明治維新から7年後の1875年5月に陸軍の教導病室（下士官の養成機関）として誕生しました。精神障害者の収容が始まったのは1938年，その後太平洋戦争を経て1945年に当時の厚生省へ移管され，精神科ベッドが半数を占める総合病院として再出発しました。

　3年後の1948年，村松常雄先生が院長に就任し，精神科の一部門として児童部が始動しました。建物も極端に荒れ果てた総合病院を復興・発展させるためにも，国府台地区に国立精神衛生センターの機能をもたせる必要があると考えていた村松先生は，病院の生き残り戦略の一つとして分院の病棟を児童部として立ち上げ，高木四郎先生をその主任としました。ここから当院の児童精神科の歴史は始まりました。

　このときのことを高木先生は「村松院長の命によって精神科内に児童病棟と児童相談室を設け，わたくしの他に1～2名の精神科医がその

仕事を兼任し，ソーシャル・ワーカー1名を置いて，不完全ながら臨床チームを結成したのである。その当時，相談室で扱われる児童の多くは精神薄弱・てんかんであった。1952年，国立精神衛生研究所が国府台病院に隣接して開設されると同時に，児童病棟は病院に残し，児童相談室は研究所に移管したが，ここではじめて完全な臨床チームの手によって診療が開始されたわけである」と記しています。

　また，高木先生のもとで児童部を担当していた菅野重道先生は，児童部の診療業務の一環として開設された相談室や病棟勤務のかたわら，地元の児童相談所や学校教育法に基づいて1951年に設けられた特殊学級との交流をもつなど，児童精神医療には欠かせない地域活動も積極的に行っていました。

　このように，児童精神科医療において地域とつながった多職種による臨床チームが重要視されるのは，子どもの資質のみを問題にするのではなく，幅広い視野で子どもを理解することが大切だからです。いまから70年ほど前に，高木先生は子どもに関する生物学的・心理社会的な視点をさまざまな職種によって持ち寄り，可塑性にあふれた一人の人の成長を見守っていくという児童精神科医療の根幹を示されたと思います。

　なお，当時の児童病棟は病院経営上収支のバランスがとれない状態が続いており，存続の是非が再三問題にされていました。ついに1959～1960年にかけて，児童病棟が縮小・廃止されることになったのです。こうして，いったん外来診療だけに縮小された精神科児童部でしたが，多くの方々の援助・協力もあって1961年には児童病棟を再び開くことができました。その後，1965年には入院児のための国内初となる院内学級が市川市により設置されました。さらに，現在でも使用している児童精神科専門病棟と外来棟が，それぞれ1972年と1975年に設けられました。

　このように国府台病院児童精神科は，日本の子どものための精神医療に対する深い洞察と展望をもった村松先生と高木先生によって，1948年にこの国府台の地に誕生したのです。

4 看護師と子どもたちとの関わり

はじめに

　子どもたちは，家庭環境や学校生活での困難を背景に，多様なこころの問題を抱えて葛藤しています。そこで看護師には，子どもたちが安心して過ごせる環境を整えると同時に，医療チームの一員として治療に貢献することが求められます。他方で，子どもと直接的に関わる時間が長く，身体的ケアや排泄の世話なども行っており，多くの心理的負担を背負うことも少なくありません。児童・思春期精神医療における看護師の基本的な役割を表1に示しました。

　看護師は主に入院生活を通じて子どもたちの身体的・心理的ケアを提供する重要な役割を担っていますが，同時に外来業務の担い手でもあります。外来・入院それぞれについて看護師の役割をみていきましょう。

外来業務における看護師の役割

　外来では子どもやその家族と短時間で関わることから，看護師にも迅速かつ的確な対応が求められます。

❶ 初診時の支援

　初診では，子どもや家族が抱える不安を軽減するために，リラックスした雰囲気をつくることが大切です。看護師は子どもたちの緊張をほぐし，診察

4. 看護師と子どもたちとの関わり

表1 児童精神科医療における看護師の役割

安全の確保	子どもは，強い自殺念慮を抱くなど精神的に不安定な状態や，極限に達した低栄養状態など身体的に切迫した状態で入院する場合が多いため，身体的・心理的な安全を確保することが最優先。例えば，自傷行為や他害行為を防ぐために，病棟の環境を整えるだけでなく，日常の観察を通じてリスクを早期に察知する
治療チームの一員としての協働	医師，公認心理師，精神保健福祉士などと連携し，治療方針の共有や子どもの状態の報告をする。また，子どもとの日常的な関わりを通じて得られる情報を治療に反映させる役割を担う
子どもとの信頼関係の構築	信頼関係を築くことが治療の進行において重要であり，看護師は子どもが安心して気持ちを話せる存在となるよう努める。導入期から作業期，終結期にかけて，それぞれの段階に応じた柔軟な対応が必要となる
家族への支援	子どもの治療には家族の協力が欠かせない。看護師は，家族とのコミュニケーションを通じて治療方針を共有し，家庭でのケアのアドバイスを行う
心理的負担への対処	看護師は，暴力的な行動や激しい感情を示す子どもたちに対応することが日常的であり，心理的な負担が大きい。負担を軽減するため，チーム内での共有や適切なサポート体制が必要となる

や心理検査がスムーズに進むようサポートします。

❷ 継続的なモニタリング

定期的な診察では，子どもの状態の変化を家族から聞き取るとともに，診察前に観察を行い医師に報告します。必要に応じて，子どもや家族に日常生活での対応策を提案します。

❸ 退院後のフォロー

外来の待ち時間を活用して，退院した子どもや家族に最近の様子を話したりすることもあります。例えば，病棟で学んだストレスマネジメントや思春期特有の心身の変化について話し合うこともあるでしょう。

❹ 家族との対話

子どもだけでなく，家族が抱えるストレスや不安に対しても看護師は積極的に対応します。家庭での問題や課題を共有し，一緒に解決策を考えること

が重要です。

入院業務における看護師の役割

入院治療では，子どもたちの生活全般を支える極めて重要な役割を果たします。子どもは，入院前の生活で経験した家族との関係性を，身近な世話をしてもらう担当の看護スタッフに重ねてしまうことも度々あります。

❶ 日常生活の支援

どんなに強がっている子どもでも，入院は新しい未知の生活です。慣れた家庭や学校とは違う環境に適応する必要があります。看護師は，そんな子どもたちが規則正しい生活を送れるように日常生活をサポートします。

❷ 活動集団療法の支援

入院生活では，他の子どもたちとの交流が治療の一環として行われます。看護師は，集団活動の進行を支え，子どもたちが安心して参加できるように見守ります。

❸ 危機対応

入院生活では，時に些細なもめ事などから情緒不安定や衝動的な行動がみられることがあります。このような場合に最も早く気がつく看護師は迅速に対応し，子どもたちの安全を確保します。ただし，こうした対応は看護師にも大きな心理的負担をもたらすため，適切なリフレクション（振り返り）やケース・カンファレンスが必要です。

❹ 退院準備

退院に向けて，子どもが自立した生活を送れるように支援します。外泊や外出のサポートを通じて，退院後の生活への準備を進めます。

児童精神科病棟における子ども集団の観察と記録

　病棟では子どもたちの行動や感情の変化を日々観察し，記録します。その際は子どもたちの**集団力動の高まり**に注目しましょう。子どもが集まる病棟では，仲間集団の形成とともに，それらの集団力動が良くも悪くも生じることを決して忘れてはなりません（p.58も参照）。

　仲間集団は，子どもたちが自己成長を遂げるための重要な環境です。特に，家族関係に問題を抱える子どもにとっては仲間との関わりが精神的な支えとなり，社会的スキルを学んだり成長を促進する機会となります。集団活動を通じて自己の課題に向き合うことができる**集団力動を活用した治療**は，子どもたちが集団内で他者との関わりを学び，自己の成長を促すための重要なアプローチなのです。集団内での役割を果たすことで，子どもたちは自己肯定感を高め，精神的に安定します。

　例えば病棟では，子どもたちが自分たちの「居場所」を取り戻すためのさまざまなグループやミーティングを，大人たちと一緒に運営していきます。それは単なる活動のための集まりではなく，彼らの成長や，時に葛藤を支える「場」として機能しているのです。ここでみられる集団の力は，病棟という一つのコミュニティを活かし，動かしていくエネルギーそのものです。

　治療チームとしても，このような集団力動を通じて子どもの社会的スキルの発展を支援していくことが大切です。**看護師が日々行っている観察と記録は，病棟に潜む子どもたちの力動を全スタッフに伝える大きな役割を果たしています**。その記録を手がかりに子ども集団の力がどのように動いているのかを多職種で話し合うことは，児童精神科において極めて重要です。

子どもたちからみた看護師

　子どもたちが看護師をどのように感じ，どのような存在として受け止めるかは，看護師と子どもの関係性や，子どもたちがそれまでどのように育ってきたのかというその体験によっても大きく異なります。

　信頼の源としての看護師として，看護師は子どもにとって最も身近で頼れ

る大人でしょう。親や教師とは違う立場から子どもを理解し支える姿勢が信頼感を生みます。さらに子どもたちは，看護師をロールモデルとして自分の理想像や目標とすることがあります。看護師の冷静で丁寧な対応が，子どもたちの社会性の向上に寄与します。

しかし，両価性の高まった年代である思春期では，看護師を時に**矛盾を感じる存在として**，「ルールを守らせる大人」としてみることもあります。これが反発の原因になることもありますが，一方で一貫した態度が信頼を生む要因にもなります。子どもたちは看護師に甘えたり反抗したりと，複雑な感情を看護師に向けます。これを受け止めることで，看護師と子どもの関係が深まります。

子どもが求めるものとして**共感と理解**があり，彼らは自分の気持ちを理解してくれる存在として看護師を求めます。特に悩みや困難を抱えた子どもは，自分の気持ちを受け入れてもらえることに大きな安心感を覚えます。子どもが大人の期待に応えられないときに毅然とした対応をしたり，あるいは柔軟に対応してくれる看護師とのやりとりを通じて，子どもは成長をしていくわけです。

まとめ

児童・思春期精神医療において，看護師の役割は多岐にわたります。安全の確保，治療チームとの連携，子どもたちとの信頼関係の構築，そして家族への支援を通じて，看護師は治療の基盤を支える重要な存在になっています。また，子どもたちからみても看護師は安心感を与える存在であると同時に，成長のきっかけを与える存在でもあります。

その一方で，看護師は子どもとの密接な関わりを通じて，日々心理的負担と向き合いながら業務を遂行しています。この負担を軽減し，長期にわたって質の高い看護を提供するためには，職場環境の改善やサポート体制の充実が不可欠です。看護師が子どもたちの変化と成長を信じ，柔軟かつ粘り強く関わることで，子どもたちは新たな一歩を踏み出す力を得るのです[1]。

【文献はp.426】

本書の引用文献（URLのアクセス日はいずれも2025年1月）

【第1章1】
1) Loeber R, et al：Oppositional defiant and conduct disorder：a review of the past 10 years, part I. J Am Acad Child Adolesc Psychiatry, 39：1468-1484, 2000
2) Copeland WE, et al：Adult Diagnostic and Functional Outcomes of DSM-5 Disruptive Mood Dysregulation Disorder. Am J Psychiatry, 171：668-674, 2014
3) Caye A, et al：Attention-Deficit/Hyperactivity Disorder Trajectories From Childhood to Young Adulthood：Evidence From a Birth Cohort Supporting a Late-Onset Syndrome. JAMA Psychiatry, 73：705-712, 2016
4) Moffitt TE, et al：Is Adult ADHD a Childhood-Onset Neurodevelopmental Disorder? Evidence From a Four-Decade Longitudinal Cohort Study. Am J Psychiatry, 172：967-977, 2015
5) Mackie S, et al：Cerebellar development and clinical outcome in attention deficit hyperactivity disorder. Am J Psychiatry, 164：647-655, 2007
6) Tsujii N, et al：Experiences with Patient Refusal of Off-Label Prescribing of Psychotropic Medications to Children and Adolescents in Japan. J Child Adolesc Psychopharmacol, 26：642-645, 2016
7) Okumura Y, et al：Glucose and Prolactin Monitoring in Children and Adolescents Initiating Antipsychotic Therapy. J Child Adolesc Psychopharmacol, 28：454-462, 2018

【第1章2】
1) 全国児童青年精神科医療施設協議会：正会員施設一覧（2024年10月現在）（http://jccami.jp/facility-information/facility-list/）
2) 齊藤万比古：児童精神科における入院治療．児童青年精神医学とその近接領域，46：231-240, 2005

【第1章3】
1) 齊藤万比古：児童精神科における入院治療．児童青年精神医学とその近接領域，46：231-240, 2005

【第1章4】
1) Felitti VJ, et al：Relationship of childhood abuse and household dysfunction to many of the leading causes of death in adults. The Adverse Childhood Experiences （ACE） Study. Am J Prev Med, 14：245-258, 1998
2) 総務省行政評価局：発達障害者支援に関する行政評価・監視 結果報告書，2017

【Column：フィリピンでの研修事業を通じて】
1) Cagande C：Child Mental Health in the Philippines. Adolesc Psychiatry（Hilversum），3：11-13, 2013
2) World Health Organization；Global school-based student health survey （GSHS）：Philippines 2015 fact sheet
3) unicef：A Systematic Literature Review of the Drivers of Violence Affecting Children：the Philippines. 2016（https://uni.cf/33YLvEi）

4) unicef：National Baseline Study on Violence Against Children：Philippines；Executive Summary. 2016（https://www.unicef.org/philippines/media/491/file/National）
5) World Health Organization：Child and adolescent mental health（https://www.who.int/activities/improving-the-mental-and-brain-health-of-children-and-adolescents）
6) Kessler RC, et al：Lifetime prevalence and age-of-onset distributions of mental disorders in the World Health Organization's World Mental Health Survey Initiative. World Psychiatry, 6：168-176, 2007
7) Baranne ML, et al：Global burden of mental disorders among children aged 5-14 years. Child Adolesc Psychiatry Ment Health, 12：19, 2018
8) Uddin R, et al：Suicidal ideation, suicide planning, and suicide attempts among adolescents in 59 low-income and middle-income countries：a population-based study. Lancet Child Adolesc Health, 3：223-233, 2019

[第1章7]
1) Dewald-Kaufmann J, et al：Cognitive Behavioral Therapy for Insomnia（CBT-i）in School-Aged Children and Adolescents. Sleep Med Clin, 14：155-165, 2019
2) Krebs G, et al：Obsessive-compulsive disorder in children and adolescents. Arch Dis Child, 100：495-499, 2015
3) Lawton A, et al：Depression in children and young people：Identification and management in primary, community and secondary care（NICE guideline CG28）. Arch Dis Child Educ Pract Ed, 101：206-209, 2016
4) Oar EL, et al：Cognitive Behavioral Therapy for Anxiety and Depression in Children and Adolescents. Psychiatr Clin North Am, 40：661-674, 2017
5) Sciberras E, et al：Does the treatment of anxiety in children with Attention-Deficit/Hyperactivity Disorder（ADHD）using cognitive behavioral therapy improve child and family outcomes？ Protocol for a randomized controlled trial. BMC Psychiatry, 19：359, 2019
6) Stallard P：Evidence-based practice in cognitive-behavioural therapy. Arch Dis Child, 107：109-113, 2022
7) 厚生労働科学研究費補助金こころの健康科学研究事業「精神療法の実施方法と有効性に関する研究」：うつ病の認知療法・認知行動療法 治療者用マニュアル. 2015
8) Pinhas-Hamiel O, et al：Cognitive Behavioral Therapy and Mindfulness-Based Cognitive Therapy in Children and Adolescents with Type 2 Diabetes. Curr Diab Rep, 20：55, 2020
9) Scaini S, et al：A comprehensive meta-analysis of cognitive-behavioral interventions for social anxiety disorder in children and adolescents. J Anxiety Disord, 42：105-112, 2016
10) Wang X, et al：Cognitive Behavioral Therapy for Autism Spectrum Disorders：A Systematic Review. Pediatrics, 147：e2020049880, 2021
11) Bertie LA, et al：CBT for Childhood Anxiety：Reviewing the State of Personalised Intervention Research. Front Psychol, 12：722546, 2021
12) Fujisato H, et al：The Unified Protocol for Transdiagnostic Treatment of Emotional

Disorders Among Japanese Children: A Pilot Study. Front Psychol, 12:731819, 2021
13) Anastopoulos AD, et al: A randomized controlled trial examining CBT for college students with ADHD. J Consult Clin Psychol, 89:21-33, 2021
14) Maric M, et al: Parental Involvement in CBT for Anxiety-Disordered Youth Revisited: Family CBT Outperforms Child CBT in the Long Term for Children With Comorbid ADHD Symptoms. J Atten Disord, 22:506-514, 2018
15) Bemmer ER, et al: Modified CBT for social anxiety and social functioning in young adults with autism spectrum disorder. Mol Autism, 12:11, 2021
16) Drmic IE, et al: Feasibility, Acceptability and Preliminary Treatment Outcomes in a School-Based CBT Intervention Program for Adolescents with ASD and Anxiety in Singapore. J Autism Dev Disord, 47:3909-3929, 2017
17) Maddox BB, et al: Long-Term Effects of CBT on Social Impairment in Adolescents with ASD. J Autism Dev Disord, 47:3872-3882, 2017
18) van Steensel FJA, et al: CBT for anxiety disorders in children with and without autism spectrum disorders. J Consult Clin Psychol, 83:512-523, 2015
19) March JS: Cognitive-behavioral psychotherapy for children and adolescents with OCD: a review and recommendations for treatment. J Am Acad Child Adolesc Psychiatry, 34:7-18, 1995
20) Cohen JA, et al: Treating trauma and traumatic grief in children and adolescents, 2nd edition. Guilford Press, 2017

【第1章8】
1) 総務省行政評価局：発達障害者支援に関する行政評価・監視結果報告書，2017
2) 厚生労働省：医師の働き方改革に関する検討会報告書，2019

【第2章1】
1) 村田豊久：小児期のうつ病；こどもの精神医学．臨床精神医学，22：557-563, 1993
2) 日本うつ病学会・監：うつ病治療ガイドライン 第2版．医学書院，2017
3) Costello EJ, et al: Prevalence and development of psychiatric disorders in childhood and adolescence. Arch Gen Psychiatry, 60:837-844, 2003
4) Thapar A, et al: Depression in adolescence. Lancet, 379:1056-1067, 2012
5) 若林慎一郎：子供をどう診るか．診療新社，1996
6) 齊藤万比古：子どもの精神科臨床．星和書店，2015
7) Hughes CW, et al: Texas Children's Medication Algorithm Project: update from Texas Consensus Conference Panel on Medication Treatment of Childhood Major Depressive Disorder. J Am Acad Child Adolesc Psychiatry, 46:667-686, 2007
8) Park RJ, et al: Clinical guidelines for depressive disorders in childhood and adolescence. Eur Child Adolesc Psychiatry, 9:147-161, 2000
9) Rosselló J, et al: Individual and group CBT and IPT for Puerto Rican adolescents with depressive symptoms. Cultur Divers Ethnic Minor Psychol, 14:234-245, 2008
10) Watanabe N, et al: Psychotherapy for depression among children and adolescents: a systematic review. Acta Psychiatr Scand, 116:84-95, 2007
11) Dubicka B, et al: Suicidal behaviour in youths with depression treated with new-

generation antidepressants: Meta-analysis. Br J Psychiatry, 189: 393-398, 2006
12) 宇佐美政英, 他：児童・青年期におけるSSRI/SNRIの使用実態と安全性に関する全国調査. 児童青年精神医学とその近接領域, 52：21-35, 2011
13) Tsapakis EM, et al: Efficacy of antidepressants in juvenile depression: meta-analysis. Br J Psychiatry, 193: 10-17, 2008
14) Usala T, et al: Randomised controlled trials of selective serotonin reuptake inhibitors in treating depression in children and adolescents: a systematic review and meta-analysis. Eur Neuropsychopharmacol, 18: 62-73, 2008
15) Emslie GJ, et al: Escitalopram in the treatment of adolescent depression: a randomized placebo-controlled multisite trial. J Am Acad Child Adolesc Psychiatry, 48: 721-729, 2009
16) Wagner KD, et al: A double-blind, randomized, placebo-controlled trial of escitalopram in the treatment of pediatric depression. J Am Acad Child Adolesc Psychiatry, 45: 280-288, 2006
17) Cipriani A, et al: Comparative efficacy and tolerability of antidepressants for major depressive disorder in children and adolescents: a network meta-analysis. Lancet, 388: 881-890, 2016
18) Sharma T, et al: Suicidality and aggression during antidepressant treatment: systematic review and meta-analyses based on clinical study reports. BMJ, 352: i65, 2016
19) Shaffer D, et al: Psychiatric diagnosis in child and adolescent suicide. Arch Gen Psychiatry, 53: 339-348, 1996
20) Steele MM, et al: Suicidal behaviour in children and adolescents. part 1: etiology and risk factors. Can J Psychiatry, 52（Suppl 1）: 21S-33S, 2007
21) Foley DL, et al: Proximal psychiatric risk factors for suicidality in youth: the Great Smoky Mountains Study. Arch Gen Psychiatry, 63: 1017-1024, 2006
22) Wong MM, et al: Sleep problems, suicidal ideation, and self-harm behaviors in adolescence. J Psychiatr Res, 45: 505-511, 2011
23) Afifi TO, et al: Population attributable fractions of psychiatric disorders and suicide ideation and attempts associated with adverse childhood experiences. Am J Public Health, 98: 946-952, 2008

【第2章2】
1) 大塚敬節：江戸時代の不食病について．日本東洋醫學會誌, 6：10-14, 1955
2) Föcker M, et al: Anorexia nervosa. Eur Child Adolesc Psychiatry, 22（Suppl. 1）: S29-S35, 2013
3) American Psychiatric Association（高橋三郎・監訳）：神経性やせ症/神経性無食欲症．DSM-5 精神疾患の診断・統計マニュアル, 医学書院, pp332-338, 2014
4) Kaye WH, et al: New insights into symptoms and neurocircuit function of anorexia nervosa. Nat Rev Neurosci, 10: 573-584, 2009
5) 傳田健三, 他：若年発症の摂食障害に関する臨床的研究. 児童青年精神医学とその近接領域, 43：30-56, 2002
6) Fairburn CG, et al: Eating disorders. Lancet, 361: 407-416, 2003

【Column：COVID-19と摂食症の関係】
1) Wang G, et al：Mitigate the effects of home confinement on children during the COVID-19 outbreak. Lancet, 395：945-947, 2020
2) Sani G, et al：Mental health during and after the COVID-19 emergency in Italy. Psychiatry Clin Neurosci, 74：372, 2020
3) Phillipou A, et al：Eating and exercise behaviors in eating disorders and the general population during the COVID-19 pandemic in Australia：Initial results from the COLLATE project. Int J Eat Disord, 53：1158-1165, 2020
4) Termorshuizen JD, et al：Early impact of COVID-19 on individuals with self-reported eating disorders：A survey of 〜1,000 individuals in the United States and the Netherlands. Int J Eat Disord, 53：1780-1790, 2020
5) Haripersad YV, et al：Outbreak of anorexia nervosa admissions during the COVID-19 pandemic. Arch Dis Child, 106：e15, 2021
6) Ünver H, et al：COVID-19 pandemic-onset anorexia nervosa：Three adolescent cases. Psychiatry Clin Neurosci, 74：663-664, 2020
7) Walsh O, et al：Assessment and management of anorexia nervosa during COVID-19. Ir J Psychol Med, 37：187-191, 2020
8) Usami M, et al：Care for children's mental health during the COVID-19 pandemic in Japan. Glob Health Med, 3：119-121, 2021

【第2章3】
1) Polanczyk G, et al：The worldwide prevalence of ADHD：A systematic review and metaregression analysis. Am J Psychiatry, 164：942-948, 2007
2) Sonuga-Barke E, et al：Beyond the dual pathway model：evidence for the dissociation of timing, inhibitory, and delay-related impairments in attention-deficit/hyperactivity disorder. J Am Acad Child Adolesc Psychiatry, 49：345-355, 2010
3) de Zeeuw P, et al：Deficits in cognitive control, timing and reward sensitivity appear to be dissociable in ADHD. PLoS One, 7：e51416, 2012
4) Cubillo A, et al：Fronto-striatal underactivation during interference inhibition and attention allocation in grown up children with attention deficit / hyperactivity disorder and persistent symptoms. Psychiatry Res, 193：17-27, 2011
5) Shaw P, et al：Attention-deficit/hyperactivity disorder is characterized by a delay in cortical maturation. Proc Natl Acad Sci U S A, 104：19649-19654, 2007
6) Pironti VA, et al：Temporal reproduction and its neuroanatomical correlates in adults with attention deficit hyperactivity disorder and their unaffected first-degree relatives. Psychol Med, 46：2561-2569, 2016
7) Castellanos FX, et al：Developmental trajectories of brain volume abnormalities in children and adolescents with attention-deficit/hyperactivity disorder. JAMA, 288：1740-1748, 2002
8) Mackie S, et al：Cerebellar development and clinical outcome in attention deficit hyperactivity disorder. Am J Psychiatry, 164：647-655, 2007
9) Mostert JC, et al：Characterising resting-state functional connectivity in a large sample of adults with ADHD. Prog Neuropsychopharmacol Biol Psychiatry, 67：82-

91, 2016
10) Biederman J, et al：Age-dependent decline of symptoms of attention deficit hyperactivity disorder：impact of remission definition and symptom type. Am J Psychiatry, 157：816-818, 2000
11) Kessler RC, et al：The prevalence and correlates of adult ADHD in the United States：Results from the National Comorbidity Survey Replication. Am J Psychiatry, 163：716-723, 2006
12) Mannuzza S, et al：Educational and occupational outcome of hyperactive boys grown up. J Am Acad Child Adolesc Psychiatry, 36：1222-1227, 1997
13) Barkley RA, et al：Young adult outcome of hyperactive children：Adaptive functioning in major life activities. J Am Acad Child Adolesc Psychiatry, 45：192-202, 2006
14) Barkley RA, et al：A review of driving risks and impairments associated with attention-deficit/hyperactivity disorder and the effects of stimulant medication on driving performance. J Safety Res, 38：113-128, 2007
15) Moffitt TE, et al：Is adult ADHD a childhood-onset neurodevelopmental disorder? Evidence from a four-decade longitudinal cohort study. Am J Psychiatry, 172：967-977, 2015
16) Agnew-Blais JC, et al：Evaluation of the persistence, remission, and emergence of Attention-deficit/hyperactivity disorder in young adulthood. JAMA Psychiatry, 73：713-720, 2016
17) Caye A, et al：Attention-deficit/hyperactivity disorder trajectories from childhood to young adulthood：evidence from a birth cohort supporting a late-onset syndrome. JAMA Psychiatry, 73：705-712, 2016
18) Sibley MH, et al：Late-onset ADHD reconsidered with comprehensive repeated assessments between ages 10 and 25. Am J Psychiatry, 175：140-149, 2018

【第2章4】
1) Galéra C, et al：Childhood attention problems and socioeconomic status in adulthood：18-Year follow-up. Br J Psychiatry, 201：20-25, 2012
2) Hayden J, et al：ADHD in children：a path to free medicines. Ir J Med Sci, 185：171-175, 2016
3) Matza LS, et al：A review of the economic burden of ADHD. Cost Eff Resour Alloc, 3：5, 2005
4) Singh I：Beyond polemics：Science and ethics of ADHD. Nat Rev Neurosci, 9：957-964, 2008
5) Huss M, et al：Guanfacine Extended Release：A New Pharmacological Treatment Option in Europe. Clin Drug Investig, 36：1-25, 2016
6) Charach A, et al：Childhood attention-deficit/hyperactivity disorder and future substance use disorders：Comparative meta-analyses. J Am Acad Child Adolesc Psychiatry, 50：9-21, 2011
7) Lee SS, et al：Prospective association of childhood attention-deficit/hyperactivity disorder (ADHD) and substance use and abuse/dependence：A meta-analytic review. Clin Psychol Rev, 31：328-341, 2011

8) Pliszka S；AACAP Work Group on Quality Issues：Practice parameter for the assessment and treatment of children and adolescents with attention-deficit/hyperactivity disorder. J Am Acad Child Adolesc Psychiatry, 46：894-921, 2007
9) Wolraich M, et al：Clinical practice guideline for the diagnosis, evaluation, and treatment of attention-deficit/hyperactivity disorder in children and adolescents. Pediatrics, 128：1007-1022, 2011
10) Dalsgaard S, et al：Mortality in children, adolescents, and adults with attention deficit hyperactivity disorder：A nationwide cohort study. Lancet, 385：2190-2196, 2015
11) Molina BS, et al：Adolescent substance use in the multimodal treatment study of attention-deficit/hyperactivity disorder (ADHD) (MTA) as a function of childhood ADHD, random assignment to childhood treatments, and subsequent medication. J Am Acad Child Adolesc Psychiatry, 52：250-263, 2013
12) Goldstein BI：Do stimulants prevent substance use and misuse among youth with attention-deficit/hyperactivity disorder? the answer is still maybe. J Am Acad Child Adolesc Psychiatry, 52：225-227, 2013
13) Shaw P, et al：Quantifying the benefits and risks of methylphenidate as treatment for childhood attention-deficit/hyperactivity disorder. JAMA, 315：1953-1955, 2016
14) Chang Z, et al：Stimulant ADHD medication and risk for substance abuse. J Child Psychol Psychiatry, 55：878-885, 2014
15) Groenman AP, et al：Stimulant treatment for attention-deficit hyperactivity disorder and risk of developing substance use disorder. Br J Psychiatry, 203：112-119, 2013
16) McCabe SE, et al：Age of Onset, Duration, and Type of Medication Therapy for Attention-Deficit/Hyperactivity Disorder and Substance Use During Adolescence：A Multi-Cohort National Study. J Am Acad Child Adolesc Psychiatry, 55：479-486, 2016
17) Wilens TE, et al：Does stimulant therapy of attention-deficit/hyperactivity disorder beget later substance abuse? A meta-analytic review of the literature. Pediatrics, 111：179-185, 2003
18) 厚生労働省「メチルフェニデート塩酸塩製剤（コンサータ錠18mg, 同錠27mg及び同錠36mg）の使用にあたっての留意事項について」（令和元年9月4日薬生総発0904第1号）

【第2章5】

1) Thapar A, et al：Attention deficit hyperactivity disorder. Lancet, 387：1240-1250, 2016
2) Thomas R, et al：Prevalence of attention-deficit/hyperactivity disorder：A systematic review and meta-analysis. Pediatrics, 135：e994-e1001, 2015
3) Fayyad J, et al：Cross-national prevalence and correlates of adult attention-deficit hyperactivity disorder. Br J Psychiatry, 190：402-409, 2007
4) Sibley MH, et al：Late-onset ADHD reconsidered with comprehensive repeated assessments between ages 10 and 25. Am J Psychiatry, 175：140-149, 2018
5) 牧野和紀, 他：子どものADHDの診断・治療に関するエキスパート・コンセンサス；

薬物療法編.児童青年精神医学とその近接領域,56:822-855, 2015

6) Pliszka S;AACAP Work Group on Quality Issues:Practice parameter for the assessment and treatment of children and adolescents with attention-deficit/hyperactivity disorder. J Am Acad Child Adolesc Psychiatry, 46:894-921, 2007
7) Wolraich M, et al:Clinical practice guideline for the diagnosis, evaluation, and treatment of attention-deficit/hyperactivity disorder in children and adolescents. Pediatrics, 128:1007-1022, 2011
8) Charach A, et al:Childhood attention-deficit/hyperactivity disorder and future substance use disorders:Comparative meta-analyses. J Am Acad Child Adolesc Psychiatry, 50:9-21, 2011
9) Lee SS, et al:Prospective association of childhood attention-deficit/hyperactivity disorder (ADHD) and substance use and abuse/dependence:A meta-analytic review. Clin Psychol Rev, 31:328-341, 2011
10) Dalsgaard S, et al:Mortality in children, adolescents, and adults with attention deficit hyperactivity disorder:A nationwide cohort study. Lancet, 385:2190-2196, 2015
11) Singh I:Beyond polemics:Science and ethics of ADHD. Nat Rev Neurosci, 9:957-964, 2008
12) Molina BS, et al:Adolescent substance use in the multimodal treatment study of attention-deficit/hyperactivity disorder (ADHD) (MTA) as a function of childhood ADHD, random assignment to childhood treatments, and subsequent medication. J Am Acad Child Adolesc Psychiatry, 52:250-263, 2013
13) Goldstein BI:Do stimulants prevent substance use and misuse among youth with attention-deficit/hyperactivity disorder? the answer is still maybe. J Am Acad Child Adolesc Psychiatry, 52:225-227, 2013
14) Shaw P, et al:Quantifying the benefits and risks of methylphenidate as treatment for childhood attentiondeficit/hyperactivity disorder. JAMA, 315:1953-1955, 2016
15) Chang Z, et al:Stimulant ADHD medication and risk for substance abuse. J Child Psychol Psychiatry, 55:878-885, 2014
16) Groenman AP, et al:Stimulant treatment for attentiondeficit hyperactivity disorder and risk of developing substance use disorder. Br J Psychiatry, 203:112-119, 2013
17) McCabe SE, et al:Age of Onset, Duration, and Type of Medication Therapy for Attention-Deficit/Hyperactivity Disorder and Substance Use During Adolescence:A Multi-Cohort National Study. J Am Acad Child Adolesc Psychiatry, 55:479-486, 2016
18) 高橋三郎, 他・監訳:DSM-5 精神疾患の診断・統計マニュアル. 医学書院, p356, 2014
19) Kotte A, et al:Autistic traits in children with and without ADHD. Pediatrics, 132:e612-622, 2013
20) Krakowiak P, et al:Sleep problems in children with autism spectrum disorders, developmental delays, and typical development:a population-based study. J Sleep Res, 17:197-206, 2008
21) 堀内史枝, 他:睡眠障害と発達障害;どのように診立てていくべきか. 精神神経学雑

誌, 118：410-416, 2016
22) Reynolds AM, et al：Sleep and autism spectrum disorders. Pediatr Clin North Am, 58：685-698, 2011
23) Cortesi F, et al：Sleep in children with autistic spectrum disorder. Sleep Med, 11：659-664, 2010
24) Corkum P, et al：Sleep disturbances in children with attention-deficit/hyperactivity disorder. J Am Acad Child Adolesc Psychiatry, 37：637-646, 1998
25) Oosterloo M, et al：Possible confusion between primary hypersomnia and adult attention-deficit/hyperactivity disorder. Psychiatry Res, 143 (2-3)：293-297, 2006
26) Ohayon MM：Narcolepsy is complicated by high medical and psychiatric comorbidities：a comparison with the general population. Sleep Med, 14：488-492, 2013
27) Sedky K, et al：Attention deficit hyperactivity disorder and sleep disordered breathing in pediatric populations：a meta-analysis. Sleep Med Rev, 18：349-356, 2014
28) Gruber R, et al：Sleep disturbances in prepubertal children with attention deficit hyperactivity disorder：a home polysomnography study. Sleep, 32：343-350, 2009
29) Cortese S, et al：Sleep and alertness in children with attention-deficit/hyperactivity disorder：a systematic review of the literature. Sleep, 29：504-511, 2006
30) Sun ER, et al：Iron and the restless legs syndrome. Sleep, 21：371-377, 1998
31) Konofal E, et al：Sleep and ADHD. Sleep Med, 11：652-658, 2010
32) 福水道郎：小児期の不眠障害，概日リズム睡眠・覚醒相障害をとりまく睡眠関連病態の現状・問題点とその治療．日本小児科学会雑誌，119：1594-1603, 2015
33) De Crescenzo F, et al：The use of actigraphy in the monitoring of methylphenidate versus placebo in ADHD：a meta-analysis. Atten Defic Hyperact Disord, 6：49-58, 2014
34) Van der Heijden KB, et al：Effect of melatonin on sleep, behavior, and cognition in ADHD and chronic sleep-onset insomnia. J Am Acad Child Adolesc Psychiatry, 46：233-241, 2007
35) Weiss MD, et al：Sleep hygiene and melatonin treatment for children and adolescents with ADHD and initial insomnia. J Am Acad Child Adolesc Psychiatry, 45：512-519, 2006

【Column：紛争地帯の子どもたち】

1) Save the Children：Stop the war on children（子どもに対する戦争を止める）報告書．2021（https://www.savechildren.or.jp/scjcms/sc_activity.php?d=3770）
2) 日本経済新聞：子供への暴力・虐待，世界で10億人；WHOが対策要請．2018年2月10日（https://www.nikkei.com/article/DGXMZO26785880Q8A210C1000000/）
3) 日本経済新聞：子供の6割に日常的体罰；ユニセフ国際統計．2014年9月5日（https://www.nikkei.com/article/DGXLASDG0402N_U4A900C1CR8000/）
4) Attanayake V, et al：Prevalence of mental disorders among children exposed to war：a systematic review of 7,920 children. Med Confl Surviv, 25：4-19, 2009
5) Slone M, et al：Effects of War, Terrorism and Armed Conflict on Young Children：

A Systematic Review. Child Psychiatry Hum Dev, 47：950-965, 2016
6) Lokuge K, et al：Mental health services for children exposed to armed conflict：Médecins Sans Frontières' experience in the Democratic Republic of Congo, Iraq and the occupied Palestinian territory. Paediatr Int Child Health, 33：259-272, 2013
7) Kohrt BA, et al：Comparison of mental health between former child soldiers and children never conscripted by armed groups in Nepal. JAMA, 300：691-702, 2008
8) Su S, et al：Classifying childhood war trauma exposure：latent profile analyses of Sierra Leone's former child soldiers. J Child Psychol Psychiatry, 62：751-761, 2021
9) 国連UNHCR協会：数字で知る難民・国内避難民の事実（https://www.japanforunhcr.org/refugee-facts/statistics）
10) unicef：教育を奪われた子どもたち；紛争の影響で学校に通えない子ども2,700万人. 2017（https://www.unicef.or.jp/news/2017/0199.html）

【第2章6】

1) Weintraub K：The prevalence puzzle：Autism counts. Nature, 479：22-24, 2011
2) Fombonne E：Editorial：The rising prevalence of autism. J Child Psychol Psychiatry, 59：717-720, 2018
3) 総務省行政評価局：発達障害者支援に関する行政評価・監視 結果報告書. 2017
4) Kim YS, et al：A comparison of DSM-IV pervasive developmental disorder and DSM-5 autism spectrum disorder prevalence in an epidemiologic sample. J Am Acad Child Adolesc Psychiatry, 53：500-508, 2014
5) Happé F, et al：Annual Research Review：Looking back to look forward--changes in the concept of autism and implications for future research. J Child Psychol Psychiatry, 61：218-232, 2020
6) Loomes R, et al：What Is the Male-to-Female Ratio in Autism Spectrum Disorder? A Systematic Review and Meta-Analysis. J Am Acad Child Adolesc Psychiatry, 56：466-474, 2017
7) Robinson EB, et al：Examining and interpreting the female protective effect against autistic behavior. Proc Natl Acad Sci U S A, 110：5258-5262, 2013
8) Sedgewick F, et al：Anorexia Nervosa, Autism, and the ADOS：How Appropriate Is the New Algorithm in Identifying Cases? Front Psychiatry, 10：507, 2019
9) Evans SC, et al：Sex/Gender Differences in Screening for Autism Spectrum Disorder：Implications for Evidence-Based Assessment. J Clin Child Adolesc Psychol, 48：840-854, 2019
10) 宇佐美政英：思春期自閉スペクトラム症の内在化障害および外在化障害について．児童青年精神医学とその近接領域, 57：496-504, 2016
11) Usami M：Functional consequences of attention-deficit hyperactivity disorder on children and their families. Psychiatry Clin Neurosci, 70：303-317,2016
12) Watanabe T, et al：Mitigation of sociocommunicational deficits of autism through oxytocin-induced recovery of medial prefrontal activity：a randomized trial. JAMA Psychiatry, 71：166-175, 2014
13) Yamasue H, et al：Integrative approaches utilizing oxytocin to enhance prosocial behavior：From animal and human social behavior to autistic social dysfunction. J Neurosci, 32：14109-14117, 2012

14) Fuentes J, et al：Autism spectrum disorder. IACAPAP E-Textbook of Child and Adolescent Mental Health（ed. by Rey JM）, IACAPAP, 2014
15) Sasaki Y, et al：Concerns expressed by parents of children with pervasive developmental disorders for different time periods of the day：a case-control study. PLoS One, 10：e0124692, 2015

【第2章7】
1) Hanson E, et al：Use of complementary and alternative medicine among children diagnosed with autism spectrum disorder. J Autism Dev Disord, 37：628-636, 2007
2) Geretsegger M, et al：Music therapy for people with autism spectrum disorder. Cochrane Database Syst Rev, 6：CD004381, 2014
3) James S, et al：Omega-3 fatty acids supplementation for autism spectrum disorders（ASD）. Cochrane Database Syst Rev, 11：CD007992, 2011
4) Millward C, et al：Gluten-and casein-free diets for autistic spectrum disorder. Cochrane Database Syst Rev, 2：CD003498, 2008
5) Ming X, et al：Acupuncture for treatment of autism spectrum disorders. Evid Based Complement Alternat Med, 2012：679845, 2012
6) Nye C, et al：Combined vitamin B6-magnesium treatment in autism spectrum disorder. Cochrane Database Syst Rev, 4：CD003497, 2005
7) Sinha Y, et al：Auditory integration training and other sound therapies for autism spectrum disorders：a systematic review. Arch Dis Child, 91：1018-1022, 2006
8) Sinha Y, et al：Auditory integration training and other sound therapies for autism spectrum disorders（ASD）. Cochrane Database Syst Rev, 12：CD003681, 2011
9) 中村元昭：発達障害における経頭蓋磁気刺激の神経科学とエビデンスレベル．臨床精神医学, 49：723-733, 2020
10) 野田賀大：反復経頭蓋磁気刺激（rTMS）療法の適正使用指針について．精神神経学雑誌, 121：376-383, 2019
11) Weintraub K：The prevalence puzzle: Autism counts. Nature, 479：22-24, 2011
12) 藤原武男, 他：自閉症の環境要因．保健医療科学, 59：330-337, 2010
13) Hallmayer J, et al：Genetic heritability and shared environmental factors among twin pairs with autism. Arch Gen Psychiatry, 68：1095-1102, 2011
14) James S, et al：Chelation for autism spectrum disorder（ASD）. Cochrane Database Syst Rev, 5：CD010766, 2015
15) Christon LM, et al：Use of complementary and alternative medicine（CAM）treatments by parents of children with autism spectrum disorders. Res Autism Spectr Disord, 4：249-259, 2010
16) Goin-Kochel RP, et al：Parental reports on the efficacy of treatments and therapies for their children with autism spectrum disorders. Res Autism Spectr Disord, 3：528-537, 2009
17) Green VA, et al：Internet survey of treatments used by parents of children with autism. Res Dev Disabil, 27：70-84, 2006
18) 日経サイエンス：自閉症"治療"の危うさ．2011（https://www.nikkei-science.com/page/magazine/1101/201101_092.html）
19) Ip P, et al：Mercury exposure in children with autistic spectrum disorder：case-

control study. J Child Neurol, 19：431-434, 2004
20) Adams JB, et al：Toxicological status of children with autism vs. neurotypical children and the association with autism severity. Biol Trace Elem Res, 151：171-180, 2013
21) Hertz-Picciotto I, et al：Blood mercury concentrations in CHARGE Study children with and without autism. Environ Health Perspect, 118：161-166, 2010
22) Rahbar MH, et al：Seafood consumption and blood mercury concentrations in Jamaican children with and without autism spectrum disorders. Neurotox Res, 23：22-38, 2013
23) Albizzati A, et al：Normal concentrations of heavy metals in autistic spectrum disorders. Minerva Pediatr, 64：27-31, 2012
24) Kern JK, et al：Sulfhydryl-reactive metals in autism. J Toxicol Environ Health A, 70：715-721, 2007
25) Garrecht M, et al：The plausibility of a role for mercury in the etiology of autism：a cellular perspective. Toxicol Environ Chem, 93：1251-1273, 2011
26) Brown MJ, et al：Deaths resulting from hypocalcemia after administration of edetate disodium：2003-2005. Pediatrics, 118：e534-e536, 2006
27) Sultan S, et al：Chelation therapy in cardiovascular disease: an update. Expert Rev Clin Pharmacol, 10：843-854, 2017
28) Ball LK, et al：An assessment of thimerosal use in childhood vaccines. Pediatrics, 107：1147-1154, 2001
29) Price CS, et al：Prenatal and infant exposure to thimerosal from vaccines and immunoglobulins and risk of autism. Pediatrics, 126：656-664, 2010
30) Smeeth L, et al：MMR vaccination and pervasive developmental disorders: a case-control study. Lancet, 364：963-969, 2004
31) Keller A, et al：The effect of a combined gluten- and casein-free diet on children and adolescents with autism spectrum disorders：A systematic review and meta-analysis. Nutrients, 13：470, 2021
32) Whiteley P, et al：The ScanBrit randomised, controlled, single-blind study of a gluten- and casein-free dietary intervention for children with autism spectrum disorders. Nutr Neurosci, 13：87-100, 2010
33) González-Domenech PJ, et al：A narrative review about autism spectrum disorders and exclusion of gluten and casein from the diet. Nutrients, 14：1797, 2022
34) ノバク・ジョコビッチ：ジョコビッチの生まれ変わる食事 新装版；あなたの人生を激変させる14日間プログラム．扶桑社，2018
35) Singh K, et al：Sulforaphane treatment of autism spectrum disorder（ASD）. Proc Natl Acad Sci U S A, 111：15550-15555, 2014
36) Surén P, et al：Association between maternal use of folic acid supplements and risk of autism spectrum disorders in children. JAMA, 309：570-577, 2013
37) 厚生労働省：「統合医療」に係る情報発信等推進事業；オメガ3脂肪酸について知っておくべき7つのこと．2021（https://www.ejim.ncgg.go.jp/pro/communication/c03/05.html）
38) Mazahery H, et al：Relationship between Long Chain n-3 Polyunsaturated Fatty

Acids and Autism Spectrum Disorder: Systematic Review and Meta-Analysis of Case-Control and Randomised Controlled Trials. Nutrients, 9：155, 2017

39) Horvath A, et al：ω-3 Fatty Acid Supplementation Does Not Affect Autism Spectrum Disorder in Children: A Systematic Review and Meta-Analysis. J Nutr, 147：367-376, 2017

40) 日本精神神経学会：rTMS（反復経頭蓋磁気刺激装置）の適正使用について【注意喚起】. 2020

41) Barahona-Corrêa JB, et al：Repetitive transcranial magnetic stimulation for treatment of autism spectrum disorder：A systematic review and meta-analysis. Front Integr Neurosci, 12：27, 2018

42) Ameis SH, et al：Treatment of executive function deficits in autism spectrum disorder with repetitive transcranial magnetic stimulation：A double-blind, sham-controlled, pilot trial. Brain Stimul, 13：539-547, 2020

43) Kang JN, et al：Effects of repetitive transcranial magnetic stimulation on children with low-function autism. CNS Neurosci Ther, 25：1254-1261, 2019

44) Oberman LM, et al；TMS in ASD Consensus Group：Transcranial magnetic stimulation in autism spectrum disorder：Challenges, promise, and roadmap for future research. Autism Res, 9：184-203, 2016

【第2章8】

1) del Barrio V, et al：Diagnostic and Statistical Manual of Mental Disorders. The Curated Reference Collection in Neuroscience and Biobehavioral Psychology, 2016（https://www.sciencedirect.com/science/article/pii/B9780128093245055309?via%3Dihub）

2) Steinhausen HC, et al：Elective mutism：an analysis of 100 cases. J Am Acad Child Adolesc Psychiatry, 35：606-614, 1996

3) Bergman RL et al：The development and psychometric properties of the selective mutism questionnaire. J Clin Child Adolesc Psychol, 37：456-464, 2008

4) Wittchen HU, et al：The size and burden of mental disorders and other disorders of the brain in Europe 2010. Eur Neuropsychopharmacol, 21：655-679, 2011

5) Kristensen H：Selective mutism and comorbidity with developmental disorder/delay, anxiety disorder, and elimination disorder. J Am Acad Child Adolesc Psychiatry, 39：249-256, 2000

6) Melfsen S, et al：The extent of social anxiety in combination with mental disorders. Eur Child Adolesc Psychiatry, 15：111-117, 2006

7) Yeganeh R, et al：Selective mutism：more than social anxiety? Depress Anxiety, 23：117-123, 2006

8) Hirshfeld-Becker DR, et al：Behavioral inhibition in preschool children at risk is a specific predictor of middle childhood social anxiety：a five-year follow-up. J Dev Behav Pediatr, 28：225-233, 2007

9) Gensthaler A, et al：Selective mutism and temperament：the silence and behavioral inhibition to the unfamiliar. Eur Child Adolesc Psychiatry, 25：1113-1120, 2016

10) Stein MB, et al：A common genetic variant in the neurexin superfamily member

CNTNAP2 is associated with increased risk for selective mutism and social anxiety-related traits. Biol Psychiatry, 69：825-831, 2011
11) Remschmidt H, et al：A follow-up study of 45 patients with elective mutism. Eur Arch Psychiatry Clin Neurosci, 251：284-296, 2001
12) von Gontard A：IACAPAP Textbook of Child and Adolescent Mental Health-International Association for Child and Adolescent Psychiatry and Allied Professions. 2012
13) 中里容子, 他：選択性緘黙児を対象としたグループ・プレイセラピー「国府台シャイネス」の試み；グループ全体の経過より．第54回日本児童青年精神医学会総会抄録集：p370, 2013
14) 清水真理, 他：選択性緘黙児を対象としたグループ・プレイセラピー「国府台シャイネス」の試み；個別の症例に着目して．第54回日本児童青年精神医学会総会抄録集：p371, 2013
15) Manassis K, et al：The use of medication in selective mutism：a systematic review. Eur Child Adolesc Psychiatry, 25：571-578, 2016
16) Steinhausen HC, et al：A long-term outcome study of selective mutism in childhood. J Child Psychol Psychiatry, 47：751-756, 2006

【第2章9】
1) Swedo SE, et al：Trichotillomania. An obsessive compulsive spectrum disorder? Psychiatr Clin North Am, 15：777-790, 1992
2) Schlosser S, et al：The demography, phenomenology, and family history of 22 persons with compulsive hair pulling. Ann Clin Psychiatry, 6：147-152, 1994
3) Karno M, et al：The epidemiology of obsessive-compulsive disorder in five US communities. Arch Gen Psychiatry, 45：1094-1099, 1988
4) Ruscio AM, et al：The epidemiology of obsessive-compulsive disorder in the National Comorbidity Survey Replication. Mol Psychiatry, 15：53-63, 2010
5) Lovato L, et al：Skin picking and trichotillomania in adults with obsessive-compulsive disorder. Compr Psychiatry, 53：562-568, 2012
6) Torresan RC, et al：Symptom dimensions, clinical course and comorbidity in men and women with obsessive-compulsive disorder. Psychiatry Res, 209：186-195, 2013
7) Jarzabek-Bielecka G, et al：Obsessive-compulsive disorders. Arch Perinat Med, 23：112-116, 2017
8) Woods DW, et al：The Trichotillomania Impact Project (TIP)：exploring phenomenology, functional impairment, and treatment utilization. J Clin Psychiatry, 67：1877-1888, 2006
9) Cohen LJ, et al：Clinical profile, comorbidity, and treatment history in 123 hair pullers：a survey study. J Clin Psychiatry, 56：319-326, 1995
10) Duke DC, et al：Trichotillomania：A current review. Clin Psychol Rev, 30：181-193, 2010
11) Szepietowski JC, et al：Frequency and treatment of trichotillomania in Poland. Acta Derm Venereol, 89：267-270, 2009
12) Lewin AB, et al：Depression, anxiety, and functional impairment in children with trichotillomania. Depress Anxiety, 26：521-527, 2009

13) King RA, et al：An epidemiological study of trichotillomania in Israeli adolescents. J Am Acad Child Adolesc Psychiatry, 34：1212-1215, 1995
14) Duke DC, et al：The phenomenology of hairpulling in a community sample. J Anxiety Disord, 23：1118-1125, 2009
15) Odlaug BL, et al：Impulse-control disorders in a college sample；results from the self-administered Minnesota Impulse Disorders Interview (MIDI). Prim Care Companion J Clin Psychiatry, 12：PCC.09m00842, 2010
16) Mansueto CS, et al：Hair pulling and its affective correlates in an African-American university sample. J Anxiety Disord, 21：590-599, 2007
17) Rothbaum BO, et al：Prevalence of trichotillomania in a college freshman population. J Clin Psychiatry, 54：72-73, 1993
18) Diefenbach GJ, et al：Trichotillomania：impact on psychosocial functioning and quality of life. Behav Res Ther, 43：869-884, 2005
19) Odlaug BL, et al：Quality of life and clinical severity in pathological skin picking and trichotillomania. J Anxiety Disord, 24：823-829, 2010
20) Christenson GA, et al：Estimated lifetime prevalence of trichotillomania in college students. J Clin Psychiatry, 52：415-417, 1991
21) Grant JE, et al：Clinical characteristics of trichotillomania with trichophagia. Compr Psychiatry, 49：579-584, 2008
22) du Toit PL, et al：Characteristics and phenomenology of hair-pulling：an exploration of subtypes. Compr Psychiatry, 42：247-256, 2001
23) Roberts S, et al：Emotion regulation and other psychological models for body-focused repetitive behaviors. Clin Psychol Rev, 33：745-762, 2013
24) Shusterman A, et al：Affective regulation in trichotillomania：Evidence from a large-scale internet survey. Behav Res Ther, 47：637-644, 2009
25) O'Connor K, et al：Behavioral activity associated with onset in chronic tic and habit disorder. Behav Res Ther, 41：241-249, 2003
26) Keuthen NJ, et al：Retrospective review of treatment outcome for 63 patients with trichotillomania. Am J Psychiatry, 155：560-561, 1998
27) Rehm I, et al：Psychological treatments for trichotillomania：update and future directions. Australas Psychiatry, 23：365-368, 2015
28) 二宮ひとみ，他：抜毛癖の治療における臨床心理士の行動療法的関わり．強迫性障害の研究，8：61-68，2007
29) 柳澤博紀，他：叫び声のチック様症状を示す40代女性に対するハビット・リバーサルを含んだ行動療法の効果；単一症例研究．認知行動療法研究，46：15-23, 2020
30) 竹内康二，他：チックの低減における行動論的アプローチの効果；ハビット・リバーサル法，自己モニタリング法，トークンエコノミー法の適用事例．多摩心理臨床学研究，5：33-38, 2011
31) 金生由紀子：子どものチック障害および強迫性障害．児童青年精神医学とその近接領域，54：175-185, 2013
32) Hoffman J, et al：Pharmacotherapy for trichotillomania. Cochrane Database Syst Rev, 9：CD007662, 2021
33) Hamalian G, et al：Stimulant-induced trichotillomania. Subst Abus, 31：68-70, 2010

34) Masiran R：Autism and trichotillomania in an adolescent boy. BMJ Case Rep, 2018：bcr2018226270, 2018
35) Gunes S：Modified-Release Methylphenidate-Related Trichotillomania in a Boy with Autism Spectrum Disorder. J Child Adolesc Psychopharmacol, 27：675-676, 2017

【第2章10】
1) Skoog G, et al：A 40-year follow-up of patients with obsessive-compulsive disorder [see commetns]. Arch Gen Psychiatry, 56：121-127, 1999
2) Stewart SE, et al：Long-term outcome of pediatric obsessive-compulsive disorder：A meta-analysis and qualitative review of the literature. Acta Psychiatr Scand, 110：4-13, 2004
3) Wewetzer C, et al：Long-term outcome and prognosis of obsessive-compulsive disorder with onset in childhood or adolescence. European Child & Adoles Psychiatry, 10：37-46, 2001
4) Micali N, et al：Long-term outcomes of obsessive-compulsive disorder：follow-up of 142 children and adolescents. Br J Psychiatry, 197：128-134, 2010
5) Pauls DL, et al：Obsessive-compulsive disorder：an integrative genetic and neurobiological perspective. Nat Rev Neurosci, 15：410-424, 2014
6) Taylor S：Molecular genetics of obsessive-compulsive disorder：A comprehensive meta-analysis of genetic association studies. Mol Psychiatry, 18：799-805, 2013
7) Stewart SE, et al：Genome-wide association study of obsessive-compulsive disorder. Mol Psychiatry, 18：788-798, 2013
8) van Grootheest DS, et al：Twin Studies on Obsessive-Compulsive Disorder：A Review. Twin Res Hum Genet, 8：450-458, 2005
9) Orefici G, et al：pediatric autoimmune neuropsychiatric disorders associated with Streptococcal infections (PANDAS). *Streptococcus pyogenes*：Basic Biology to Clinical Manifestations, University of Oklahoma Health Sciences Center (eds.by Ferretti J), pp827-868, 2017 (https://www.ncbi.nlm.nih.gov/books/NBK333424/pdf/Bookshelf_NBK333424.pdf)
10) Stengler, K, et al：Mental health treatment seeking among patients with OCD：Impact of age of onset. Soc Psychiatry Psychiatr Epidemiol, 48：813-819, 2013
11) Evans DW, et al：Ritual, Habit, and Perfectionism：The Prevalence and Development of Compulsive-like Behavior in Normal Young Children. Child Dev, 68：58-68, 1997
12) Krebs G, et al：Obsessive-compulsive disorder in children and adolescents. Arch Dis Child, 100：495-499, 2015
13) Stein DJ, et al：Should ocd be classified as an anxiety disorder in DSM-V? Depress Anxiety, 27：495-506, 2010
14) Simonoff E, et al：Psychiatric disorders in children with autism spectrum disorders：Prevalence, comorbidity, and associated factors in a population-derived sample. J Am Acad Child Adolesc Psychiatry, 47：921-929, 2008
15) Gjevik E, et al：Kiddie-SADS reveals high rates of DSM-IV disorders in children and adolescents with autism spectrum disorders. J Autism Dev Disord, 41：761-

769, 2011
16) de Bruin EI, et al : High rates of psychiatric co-morbidity in PDD-NOS. J Autism Dev Disord, 37 : 877-886, 2007
17) Leyfer OT, et al : Comorbid psychiatric disorders in children with autism : Interview development and rates of disorders. J Autism Dev Disord, 36 : 849-861, 2006
18) Muris P, et al : Comorbid anxiety symptoms in children with pervasive developmental disorders. J Anxiety Disord, 12 : 387-393, 1998
19) Russell AJ, et al : Obsessions and compulsions in Asperger syndrome and high-functioning autism. Br J Psychiatry, 186 : 525-528, 2005
20) Ghaziuddin, M, et al : Comorbidity of autistic disorder in children and adolescents. Eur Child Adolesc Psychiatry, 1 : 209-213, 1992
21) Bejerot S, et al : Autistic traits in obsessive-compulsive disorder. Nord J Psychiatry, 55 : 169-176, 2001
22) Cath DC, et al : Symptom overlap between autism spectrum disorder, generalized social anxiety disorder and obsessive-compulsive disorder in adults : A preliminary case-controlled study. Psychopathology, 41 : 101-110, 2008
23) McDougle CJ, et al : A case-controlled study of repetitive thoughts and behavior in adults with autistic disorder and obsessive-compulsive disorder. Am J Psychiatry, 152 : 772-777, 1995
24) Zandt F, et al : Repetitive behaviour in children with high functioning autism and obsessive compulsive disorder. J Autism Dev Disord, 37 : 251-259, 2007
25) Gillott A, et al : Anxiety in high-functioning children with autism. Autism, 5 : 277-286, 2001
26) Greenaway R, et al : Dysfunctional attitudes and perfectionism and their relationship to anxious and depressive symptoms in boys with autism spectrum disorders. J Autism Dev Disord, 40 : 1179-1187, 2010
27) Nauta MH, et al : A parent-report measure of children's anxiety : Psychometric properties and comparison with child-report in a clinic and normal sample. Behav res ther, 42 : 813-839, 2004
28) Fischer-Terworth C, et al : Obsessive-compulsive phenomena and symptoms in Asperger's disorder and High-functioning Autism : An evaluative literature review. Life Span Disabil, 12 : 5-27, 2009
29) Ruta L, et al : Obsessive-compulsive traits in children and adolescents with Asperger syndrome. Eur Child Adolesc Psychiatry, 19 : 17-24, 2010
30) Freeston M, et al : Obsessive-Compulsive Disorder : Core Interventions in the Treatment of Obsessive-Compulsive Disorder and Body Dysmorphic Disorder. British Psychological Society The Royal College of Psychiatrists, 2006 (https://www.ncbi.nlm.nih.gov/books/NBK56458/pdf/Bookshelf_NBK56458.pdf)
31) Valderhaug, R, et al : An open clinical trial of cognitive-behaviour therapy in children and adolescents with obsessive-compulsive disorder administered in regular outpatient clinics. Behav Res Ther, 45 : 577-589, 2007
32) Farrell LJ, et al : Cognitive-behavioral treatment of childhood obsessive-compulsive

disorder in community-based clinical practice: clinical significance and benchmarking against efficacy. Behav Res Ther, 48: 409-417, 2010
33) Lewin AB, et al: Family-based exposure and response prevention therapy for preschool-aged children with obsessive-compulsive disorder: a pilot randomized controlled trial. Behav Res Ther, 56: 30-38, 2014
34) Watson HJ, et al: Meta-analysis of randomized, controlled treatment trials for pediatric obsessive-compulsive disorder. J Child Psychol Psychiatry, 49: 489-498, 2008
35) Pediatric OCD Treatment Study (POTS) Team: Cognitive-behavior therapy, sertraline, and their combination for children and adolescents with obsessive-compulsive disorder: The pediatric OCD treatment study (POTS) randomized controlled trial. JAMA, 292: 1969-1976, 2004
36) Locher C, et al: Efficacy and safety of selective serotonin reuptake inhibitors, serotonin-norepinephrine reuptake inhibitors, and placebo for common psychiatric disorders among children and adolescents: A systematic review and meta-analysis. JAMA Psychiatry, 74: 1011-1020, 2017
37) Ginsburg GS, et al: Predictors of Treatment Response in Pediatric Obsessive-Compulsive Disorder. J Am Acad Child Adolesc Psychiatry, 47: 868-878, 2008
38) Sukhodolsky DG, et al: Exposure and response prevention with or without parent management training for children with obsessive-compulsive disorder complicated by disruptive behavior: A multiple-baseline across-responses design study. J Anxiety Disord, 27: 298-305, 2013
39) Russell AJ, et al: Cognitive behavior therapy for comorbid obsessive-compulsive disorder in high-functioning autism spectrum disorders: A randomized controlled trial. Depress Anxiety, 30: 697-708, 2013
40) Masi G, et al: Antipsychotic augmentation of selective serotonin reuptake inhibitors in resistant tic-related obsessive-compulsive disorder in children and adolescents: A naturalistic comparative study. J Psychiatr Res, 47: 1007-1012, 2013
41) Simpson HB, et al: Cognitive-behavioral therapy vs risperidone for augmenting serotonin reuptake inhibitors in obsessive-compulsive disorder: a randomized clinical trial. JAMA Psychiatry, 70: 1190-1199, 2013
42) 宇佐美政英：子どもの強迫症. 児童青年精神医学とその近接領域, 64: 298-306, 2023

【第2章11】
1) Asarnow JR, et al: Annotation: childhood-onset schizophrenia: clinical and treatment issues. J Child Psychol Psychiatry, 45: 180-194, 2004
2) Hollis C: Adult outcomes of child- and adolescent-onset schizophrenia: diagnostic stability and predictive validity. Am J Psychiatry, 157: 1652-1659, 2000
3) 精神医学講座担当者会議・監：統合失調症治療ガイドライン 第2版. 医学書院, 2008
4) Stentebjerg-Olesen M, et al: Clinical Characteristics and Predictors of Outcome of Schizophrenia-Spectrum Psychosis in Children and Adolescents: A Systematic Review. J Child Adolesc Psychopharmacol, 26: 410-427, 2016
5) Escher S, et al: Formation of delusional ideation in adolescents hearing voices: a prospective study. Am J Med Genet, 114: 913-920, 2002

6) Scott J, et al：Association between trauma exposure and delusional experiences in a large community-based sample. Br J Psychiatry, 190：339-343, 2007
7) 吉村裕太, 他：子どもの統合失調症の薬物治療について. 精神科治療学, 36：1157-1163, 2021
8) 藤田純一, 他：子どもの統合失調症を中心とする精神病性障害. 児童青年精神医学とその近接領域, 54：159-174, 2013
9) 日本神経精神薬理学会, 他・編：統合失調症薬物治療ガイドライン2022. 医学書院
10) Seida JC, et al：Antipsychotics for children and young adults：a comparative effectiveness review. Pediatrics, 129：e771-e784, 2012
11) Okumura Y, et al：Glucose and Prolactin Monitoring in Children and Adolescents Initiating Antipsychotic Therapy. J Child Adolesc Psychopharmacol, 28：454-462, 2018
12) 岡田　俊：児童青年期の統合失調症の薬物療法. 臨床精神薬理, 17：643-648, 2014
13) Pisano S, et al：Update on the safety of second generation antipsychotics in youths：a call for collaboration among paediatricians and child psychiatrists. Ital J Pediatr, 42：51, 2016
14) Lorberg B, et al：Principles in Using Psychotropic Medication in Children and Adolescents. IACAPAP E-Textbook of Child and Adolescent Mental Health (ed. by Rey JM), IACAPAP, 2019
15) Leucht S, et al：Antipsychotic drugs versus placebo for relapse prevention in schizophrenia：a systematic review and meta-analysis. Lancet, 379：2063-2071, 2012
16) Gitlin M, et al：Clinical outcome following neuroleptic discontinuation in patients with remitted recent-onset schizophrenia. Am J Psychiatry, 158：1835-1842, 2001
17) Joo SW, et al：Risk of treatment discontinuation and psychiatric hospitalization associated with early dose reduction of antipsychotic treatment in first-episode schizophrenia：A nationwide, health insurance data-based study. Psychiatry Clin Neurosci, 76：195-200, 2022
18) 大西雄一, 他：児童・青年期精神疾患の薬物治療ガイドライン（中村和彦・編）. じほう, pp40-49, 2018
19) Trinczek E, et al：Time to Initiation of Clozapine Treatment in Children and Adolescents with Early-Onset Schizophrenia. Pharmacopsychiatry, 49：254-259, 2016

[第2章12]

1) Paruthi S, et al：Recommended Amount of Sleep for Pediatric Populations：A Consensus Statement of the American Academy of Sleep Medicine. J Clin Sleep Med, 12：785-786, 2016
2) Sateia MJ：International classification of sleep disorders-third edition：highlights and modifications. Chest, 146：1387-1394, 2014
3) Gregory AM, et al：Sleep, emotional and behavioral difficulties in children and adolescents. Sleep Med Rev, 16：129-136, 2012
4) Maski K, et al：Insomnia, parasomnias, and narcolepsy in children：clinical features, diagnosis, and management. Lancet Neurol, 15：1170-1181, 2016

5) Owens J : Classification and epidemiology of childhood sleep disorders. Prim Care, 35 : 533-546, 2008
6) Beebe DW : Neurobehavioral morbidity associated with disordered breathing during sleep in children : a comprehensive review. Sleep, 29 : 1115-1134, 2006
7) Johnson EO, et al : Epidemiology of DSM-IV insomnia in adolescence : lifetime prevalence, chronicity, and an emergent gender difference. Pediatrics, 117 : e247-e256, 2006
8) Owens JA, et al : Sleep habits and sleep disturbance in elementary school-aged children. J Dev Behav Pediatr, 21 : 27-36, 2000
9) Marcus CL, et al : Diagnosis and management of childhood obstructive sleep apnea syndrome. Pediatrics, 130 : 576-584, 2012
10) Bixler EO, et al : Sleep disordered breathing in children in a general population sample : prevalence and risk factors. Sleep, 32 : 731-736, 2009
11) Li AM, et al : Epidemiology of obstructive sleep apnoea syndrome in Chinese children : a two-phase community study. Thorax, 65 : 991-997, 2010
12) O'Brien, et al : Sleep and neurobehavioral characteristics of 5- to 7-year-old children with parentally reported symptoms of attention-deficit/hyperactivity disorder. Pediatrics, 111 : 554-563, 2003
13) Wijnans L, et al : The incidence of narcolepsy in Europe : before, during, and after the influenza A (H1N1) pdm09 pandemic and vaccination campaigns. Vaccine, 31 : 1246-1254, 2013
14) Thorpy MJ, et al : Delayed diagnosis of narcolepsy : characterization and impact. Sleep Med, 15 : 502-507, 2014
15) Crowley SJ, et al : Sleep, circadian rhythms, and delayed phase in adolescence. Sleep Medicine, 8 : 602-612, 2007
16) Micic G, et al : The etiology of delayed sleep phase disorder. Sleep Med Rev, 27 : 29-38, 2016
17) Roenneberg T, et al : A marker for the end of adolescence. Curr Biol, 14 : R1038-R1039, 2004
18) 日本睡眠学会診断分類委員会・訳：睡眠障害国際分類第3版. ライフ・サイエンス, 2018
19) Petit D, et al : Dyssomnias and parasomnias in early childhood. Pediatrics, 119 : e1016-e1025, 2007
20) Howard H, et al : Restless Legs Syndrome in Children. Pediatr Ann, 47 : e504-e506, 2018
21) Mitchell RB : Adenotonsillectomy for obstructive sleep apnea in children : outcome evaluated by pre- and postoperative polysomnography. Laryngoscope, 117 : 1844-1854, 2007
22) Marcus CL, et al : Adherence to and effectiveness of positive airway pressure therapy in children with obstructive sleep apnea. Pediatrics, 117 : e442-e451, 2006
23) Verhulst SL, et al : The effect of weight loss on sleep-disordered breathing in obese teenagers. Obesity (Silver Spring), 17 : 1178-1183, 2009
24) Fahey CD, et al : Circadian rhythm sleep disorders and phototherapy. Psychiatr Clin North Am, 29 : 989-1007, 2006

25) Szeinberg A, et al：Melatonin treatment in adolescents with delayed sleep phase syndrome. Clin Pediatr, 45：809-818, 2006
26) Wilhelmsen-Langeland A, et al：A randomized controlled trial with bright light and melatonin for the treatment of delayed sleep phase disorder：effects on subjective and objective sleepiness and cognitive function. J Biol Rhythms, 28：306-321, 2013
27) Leung AKC, et al：Sleep Terrors：An Updated Review. Curr Pediatr Rev, 16：176-182, 2020
28) Mason TB 2nd, et al：Pediatric parasomnias. Sleep, 30：141-151, 2007
29) Picchietti DL, et al：Pediatric restless legs syndrome diagnostic criteria：an update by the International Restless Legs Syndrome Study Group. Sleep Med, 14：1253-1259, 2013
30) Rulong G, et al：Pharmacological Management of Restless Legs Syndrome and Periodic Limb Movement Disorder in Children. Paediatr Drugs, 20：9-17, 2018
31) Mindell JA, et al：Pharmacologic management of insomnia in children and adolescents：consensus statement. Pediatrics, 117：e1223-e1232, 2006
32) Owens JA, et al：Use of pharmacotherapy for insomnia in child psychiatry practice：A national survey. Sleep Med, 11：692-700, 2010
33) Mindell JA, et al：Behavioural sleep disorders in children and adolescents. Ann Acad Med Singap, 37：722-728, 2008
34) Meltzer LJ, et al：Systematic review and meta-analysis of behavioral interventions for pediatric insomnia. J Pediatr Psychol, 39：932-948, 2014

【第2章13】
1) ジェイソン・ドーシー，他：Z世代マーケティング；世界を激変させるニューノーマル．ハーパーコリンズ・ジャパン，2021
2) Abi-Jaoude E, et al：Smartphones, social media use and youth mental health. Cmaj, 192：E136-E141, 2020
3) Ohi K, et al：Polygenic risk scores for major psychiatric and neurodevelopmental disorders contribute to sleep disturbance in childhood：Adolescent Brain Cognitive Development（ABCD）Study. Transl Psychiatry, 11：187, 2021
4) Hirshkowitz M, et al：National sleep foundation's sleep time duration recommendations：Methodology and results summary. Sleep Health, 1：40-43, 2015
5) 学研教育総合研究所 白書シリーズWeb版／小学生白書．2021（https://www.gakken.co.jp/kyouikusouken/whitepaper/202108/chapter4/02.html）
6) Mindell J A, et al：Parental behaviors and sleep outcomes in infants and toddlers：A cross-cultural comparison. Sleep Med, 11：393-399, 2010
7) Usami M, et al：Sleep duration among children 8 months after the 2011 Japan earthquake and tsunami. PLoS One, 8：e65398, 2013
8) Lee, S, et al：Longitudinal associations of childhood bedtime and sleep routines with adolescent body mass index. Sleep, 42：zsy202, 2019
9) Sivertsen B, et al：Sleep and body mass index in adolescence：results from a large population-based study of Norwegian adolescents aged 16 to 19 years. BMC Pediatr, 14：204, 2014

10) 厚生労働省健康局：健康づくりのための睡眠指針2014（平成26年3月）
11) Park, S et al：Association between energy drink intake, sleep, stress, and suicidality in Korean adolescents：Energy drink use in isolation or in combination with junk food consumption. Nutr J, 15：87, 2016
12) 羽山順子，他：小児の睡眠問題に対する行動科学的アプローチ．久留米大学心理学研究，10：150-158, 2011
13) Lu BS, et al：Circadian rhythm sleep disorders. Chest, 130：1915-1923, 2006
14) Sack, RL, et al：Circadian rhythm sleep disorders：Part II, advanced sleep phase disorder, delayed sleep phase disorder, free-running disorder, and irregular sleep-wake rhythm：An American Academy of Sleep Medicine review. Sleep, 30：1484-1501, 2007
15) Cortese S, et al：Restless legs syndrome and attention-deficit/hyperactivity disorder：a review of the literature. Sleep, 28：1007-1013, 2005
16) Picchietti, D, et al：Restless legs syndrome：prevalence and impact in children and adolescents--the Peds REST study. Pediatrics, 120：253-266, 2007
17) 堀内史枝，他：睡眠障害と発達障害；どのように診立てていくべきか．精神神経学雑誌，118：410-416, 2016

【第3章1】
1) McClellan J, et al：Practice parameter for the assessment and treatment of children and adolescents with schizophrenia. J Am Acad Child Adolesc Psychiatry, 52：976-990, 2013
2) Stafford MR, et al：Efficacy and safety of pharmacological and psychological interventions for the treatment of psychosis and schizophrenia in children, adolescents and young adults：A systematic review and meta-analysis. PLoS One, 10：e0117166, 2015
3) Rey JM, et al：E.1 Depression in Children and Adolescents. JM Rey's IACAPAP：e-Textbook of Child and Adolescent Mental Health, 2015（https://iacapap.org/english/）
4) 厚生労働省：NDBオープンデータ（https://www.mhlw.go.jp/stf/seisakunitsuite/bunya/0000177182.html）
5) 奥村泰之，他：日本における子どもへの向精神薬処方の経年変化；2002年から2010年の社会医療診療行為別調査の活用．精神神経学雑誌，116：921-935, 2014
6) 宇佐美政英，他：児童・青年期におけるSSRI/SNRIの使用実態と安全性に関する全国調査．児童青年精神医学とその近接領域，52：21-35, 2011
7) Comer JS, et al：National trends in child and adolescent psychotropic polypharmacy in office-based practice, 1996-2007. J Am Acad Child Adolesc Psychiatry, 49：1001-1010, 2010
8) 牧野和紀，他：子どものADHDの診断・治療に関するエキスパート・コンセンサス：薬物療法編．児童青年精神医学とその近接領域，56：822-855, 2015
9) Dalsgaard S：Attention-deficit/hyperactivity disorder（ADHD）. Eur Child Adolesc Psychiatry, 22（Suppl. 1）：S43-S48, 2013
10) Zuddas A：Autism assessment tools in the transition from DSM-IV to DSM-5. Eur Child Adolesc Psychiatry, 22：325-327, 2013

11) Mikita N, et al：Mood dysregulation. Eur Child Adolesc Psychiatry, 22（Suppl. 1）：S11-S16, 2013
12) 齊藤万比古：児童思春期精神障害（摂食障害を含む）の疾患概念と病態；発達危機という文脈での理解．精神神経学雑誌，110：327-337, 2008
13) Okumura Y, et al：Glucose and prolactin monitoring in children and adolescents initiating antipsychotic therapy. J Child Adolesc Psychopharmacol, 28：454-462, 2018

【第3章2】
1) 夏目漱石：坊っちゃん．新潮社（新潮文庫），1950
2) Still GF：The Goulstonian lectures on some abnormal psychical conditions in children. Lancet, 159：1008-1013, 1902
3) ADHDの診断・治療指針に関する研究会・編：注意欠如・多動症 – ADHD – の診断・治療ガイドライン 第5版．じほう，2022
4) Atkinson M, et al：NICE guideline：attention deficit peractivity disorder. Arch Dis Child Educ Pract Ed, 95：24-27, 2010
5) Cortese S, et al：Comparative efficacy and tolerability of medications for attention-deficit hyperactivity disorder in children, adolescents, and adults：a systematic review and network meta-analysis. Lancet Psychiatry, 5：727-738, 2018
6) Schachter HM, et al：How efficacious and safe is short-acting methylphenidate for the treatment of attention-deficit disorder in children and adolescents? A meta-analysis. CMAJ, 165：1475-1488, 2001
7) Barbaresi WJ, et al：Long-term stimulant medication treatment of attention-deficit/hyperactivity disorder：results from a population-based study. J Dev Behav Pediatr, 27：1-10, 2006
8) A 14-month randomized clinical trial of treatment strategies for attention-deficit/hyperactivity disorder. The MTA Cooperative Group. Multimodal Treatment Study of Children with ADHD. Arch Gen Psychiatry, 56：1073-1086, 1999
9) Okumura Y, et al：Prevalence, incidence and persistence of ADHD drug use in Japan. Epidemiol Psychiatr Sci, 28：692-696, 2019
10) Beau-Lejdstrom R, et al：Latest trends in ADHD drug prescribing patterns in children in the UK：prevalence, incidence and persistence. BMJ Open, 6：e010508, 2016
11) Furu K, et al：Utilization of Stimulants and Atomoxetine for Attention-Deficit/Hyperactivity Disorder among 5.4 Million Children Using Population-Based Longitudinal Data. Basic Clin Pharmacol Toxicol, 120：373-379, 2017
12) Bachmann CJ, et al：ADHD in Germany：Trends in Diagnosis and Pharmacotherapy. Dtsch Arztebl Int, 114：141-148, 2017
13) Biederman J, et al：Is ADHD a risk factor for psychoactive substance use disorders? Findings from a four-year prospective follow-up study. J Am Acad Child Adolesc Psychiatry, 36：21-29, 1997
14) Wilens TE, et al：A controlled trial of extended-release guanfacine and psychostimulants for attention-deficit/hyperactivity disorder. J Am Acad Child Adolesc Psychiatry, 51：74-85, 2012

15) Dittmann RW, et al：Efficacy and safety of lisdexamfetamine dimesylate and atomoxetine in the treatment of attention-deficit/hyperactivity disorder：a head-to-head, randomized, double-blind, phase IIIb study. CNS Drugs, 27：1081-1092, 2013
16) Newcorn JH, et al：Randomized, Double-Blind, Placebo-Controlled Acute Comparator Trials of Lisdexamfetamine and Extended-Release Methylphenidate in Adolescents With Attention-Deficit/Hyperactivity Disorder. CNS Drugs, 31：999-1014, 2017
17) Katic A, et al：Treatment outcomes with lisdexamfetamine dimesylate in children who have attention-deficit/hyperactivity disorder with emotional control impairments. J Child Adolesc Psychopharmacol, 23：386-393, 2013
18) Schneider E, et al：Lisdexamfetamine and binge-eating disorder：A systematic review and meta-analysis of the preclinical and clinical data with a focus on mechanism of drug action in treating the disorder. Eur Neuropsychopharmacol, 53：49-78, 2021
19) Ágh T, et al：The Cost Effectiveness of Lisdexamfetamine Dimesylate for the Treatment of Binge Eating Disorder in the USA. Clin Drug Investig, 36：305-312, 2016
20) Sasaki Y, et al：Current use of attention-deficit hyperactivity disorder (ADHD) medications and clinical characteristics of child and adolescent psychiatric outpatients prescribed multiple ADHD medications in Japan. PLoS One, 16：e0252420, 2021
21) Antshel KM, et al：An update on the comorbidity of ADHD and ASD：a focus on clinical management. Expert Rev Neurother, 16：279-293, 2016
22) Sturman N, et al：Methylphenidate for children and adolescents with autism spectrum disorder. Cochrane Database Syst Rev, 11：CD011144, 2017
23) Hughes K, et al：The effect of multiple adverse childhood experiences on health：a systematic review and meta-analysis. Lancet Public Health, 2：e356-e366, 2017
24) Yu R, et al：Depression and Violence in Adolescence and Young Adults：Findings From Three Longitudinal Cohorts. J Am Acad Child Adolesc Psychiatry, 56：652-658, 2017
25) Retz W, et al：Association of ADHD with reactive and proactive violent behavior in a forensic population. Atten Defic Hyperact Disord, 2：195-202, 2010
26) Sugama M, et al：Drug therapy for AD/HD investigation of usefulness of extended-release methylphenidate and atomoxetine from the viewpoint of persistency rate. No To Hattatsu, 46：22-25, 2014

【第3章3】
1) 奥村泰之, 他：日本における子どもへの向精神薬処方の経年変化；2002年から2010年の社会医療診療行為別調査の活用. 精神神経学雑誌, 116：921-935, 2014
2) Moncrieff J, et al：Empirically derived criteria cast doubt on the clinical significance of antidepressant-placebo differences. Contemp Clin Trials, 43：60-62, 2015
3) 日本うつ病学会・監：うつ病治療ガイドライン第2版. 医学書院, 2017
4) Zhou X, et al：Comparative efficacy and acceptability of antidepressants,

psychotherapies, and their combination for acute treatment of children and adolescents with depressive disorder: a systematic review and network meta-analysis. Lancet Psychiatry, 7 : 581-601, 2020

5) Brent D, et al : Switching to another SSRI or to venlafaxine with or without cognitive behavioral therapy for adolescents with SSRI-resistant depression: the TORDIA randomized controlled trial. JAMA, 299 : 901-913, 2008

6) Goodyer I, et al : Selective serotonin reuptake inhibitors (SSRIs) and routine specialist care with and without cognitive behaviour therapy in adolescents with major depression: randomised controlled trial. BMJ, 335 : 142, 2007

7) Mathews M, et al : Efficacy of sertraline in the treatment of children and adolescents with major depressive disorder. JAMA, 291 : 40 ; author reply 42, 2004

8) Watson HJ, et al : Meta-analysis of randomized, controlled treatment trials for pediatric obsessive-compulsive disorder. J Child Psychol Psychiatry, 49 : 489-498, 2008

9) Locher C, et al : Efficacy and safety of selective serotonin reuptake inhibitors, serotonin-norepinephrine reuptake inhibitors, and placebo for common psychiatric disorders among children and adolescents: A systematic review and meta-analysis. JAMA Psychiatry, 74 : 1011-1020, 2017

10) Wehry AM, et al : Assessment and treatment of anxiety disorders in children and adolescents. Curr Psychiatry Rep, 17 : 52, 2015

11) Strawn JR, et al : The Impact of Antidepressant Dose and Class on Treatment Response in Pediatric Anxiety Disorders : A Meta-Analysis. J Am Acad Child Adolesc Psychiatry, 57 : 235-244.e2, 2018

12) Rynn MA, et al : Placebo-controlled trial of sertraline in the treatment of children with generalized anxiety disorder. Am J Psychiatry, 158 : 2008-2014, 2001

13) Strawn JR, et al : A randomized, placebo-controlled study of duloxetine for the treatment of children and adolescents with generalized anxiety disorder. J Am Acad Child Adolesc Psychiatry, 54 : 283-293, 2015

14) Uthman OA, et al : Comparative efficacy and acceptability of pharmacotherapeutic agents for anxiety disorders in children and adolescents : a mixed treatment comparison meta-analysis. Curr Med Res Opin, 26 : 53-59, 2010

15) Ginsburg GS, et al : Remission after acute treatment in children and adolescents with anxiety disorders : findings from the CAMS. J Consult Clin Psychol, 79 : 806-813, 2011

16) Rynn MA, et al : Efficacy and safety of extended-release venlafaxine in the treatment of generalized anxiety disorder in children and adolescents : two placebo-controlled trials. Am J Psychiatry, 164 : 290-300, 2007

17) March JS, et al : A Randomized controlled trial of venlafaxine ER versus placebo in pediatric social anxiety disorder. Biol Psychiatry, 62 : 1149-1154, 2007

18) Wagner KD, et al : A multicenter, randomized, double-blind, placebo-controlled trial of paroxetine in children and adolescents with social anxiety disorder. Arch Gen Psychiatry, 61 : 1153-1162, 2004

19) Beidel DC, et al : SET-C versus fluoxetine in the treatment of childhood social

phobia. J Am Acad Child Adolesc Psychiatry, 46：1622-1632, 2007
20) Brent DA, et al：The Treatment of Adolescent Suicide Attempters study（TASA）：predictors of suicidal events in an open treatment trial. J Am Acad Child Adolesc Psychiatry, 48：987-996, 2009
21) Dopheide JA：Recognizing and treating depression in children and adolescents. Am J Health Syst Pharm, 63：233-243, 2006
22) Hetrick SE, et al：New generation antidepressants for depression in children and adolescents：a network meta-analysis. Cochrane Database Syst Rev, 5：CD013674, 2021
23) Safer DJ：Age-grouped differences in adverse drug events from psychotropic medication. J Child Adolesc Psychopharmacol, 21：299-309, 2011
24) Birmaher B, et al；AACAP Work Group on Quality Issues：Practice parameter for the assessment and treatment of children and adolescents with depressive disorders. J Am Acad Child Adolesc Psychiatry, 46：1503-1526, 2007
25) Southammakosane C, et al：Pediatric Psychopharmacology for Treatment of ADHD, Depression, and Anxiety. Pediatrics, 136：351-359, 2015
26) Zhou X, et al：Systematic review of management for treatment-resistant depression in adolescents. BMC Psychiatry, 14：340, 2014
27) Hammad TA, et al：Suicidality in pediatric patients treated with antidepressant drugs. Arch Gen Psychiatry, 63：332-339, 2006
28) March J, et al；Treatment for Adolescents With Depression Study（TADS）Team：Fluoxetine, cognitive-behavioral therapy, and their combination for adolescents with depression：Treatment for Adolescents With Depression Study（TADS）randomized controlled trial. JAMA, 292：807-820, 2004

【第3章4】

1) 奥村泰之, 他：日本における子どもへの向精神薬処方の経年変化；2002年から2010年の社会医療診療行為別調査の活用．精神神経学雑誌, 116：921-935, 2014
2) 厚生労働省：NDBオープンデータ（https://www.mhlw.go.jp/stf/seisakunitsuite/bunya/0000177182.html）
3) Tsujii N, et al：Experiences with Patient Refusal of Off-Label Prescribing of Psychotropic Medications to Children and Adolescents in Japan. J Child Adolesc Psychopharmacol, 26：642-645, 2016
4) Braüner JV, et al：Off-Label Prescription of Psychopharmacological Drugs in Child and Adolescent Psychiatry. J Clin Psychopharmacol, 36：500-507, 2016
5) Schröder C, et al：Outpatient antipsychotic drug use in children and adolescents in Germany between 2004 and 2011. Eur Child Adolesc Psychiatry, 26：413-420, 2017
6) Kryzhanovskaya L, et al：Olanzapine versus placebo in adolescents with schizophrenia：a 6-week, randomized, double-blind, placebo-controlled trial. J Am Acad Child Adolesc Psychiatry, 48：60-70, 2009
7) Kent JM, et al：An open-label extension study of the safety and efficacy of risperidone in children and adolescents with autistic disorder. J Child Adolesc Psychopharmacol, 23：676-686, 2013
8) ヤンセンファーマ株式会社：リスパダール, インタビューフォーム（2023年10月, 第21版）

9) Owen R, et al：Aripiprazole in the treatment of irritability in children and adolescents with autistic disorder. Pediatrics, 124：1533-1540, 2009
10) 医薬品医療機器総合機構：エビリファイ，審議結果報告書（2016年9月）
11) Stafford MR, et al：Efficacy and safety of pharmacological and psychological interventions for the treatment of psychosis and schizophrenia in children, adolescents and young adults：a systematic review and meta-analysis. PLoS One, 10：e0117166, 2015
12) McClellan J, et al；American Academy of Child and Adolescent Psychiatry（AACAP）Committee on Quality Issues（CQI）：Practice parameter for the assessment and treatment of children and adolescents with schizophrenia. J Am Acad Child Adolesc Psychiatry, 52：976-990, 2013
13) 住友ファーマ株式会社：ロナセン，インタビューフォーム（2023年11月改訂，第25版）
14) DelBello MP, et al：Systematic Review and Network Meta-analysis：Efficacy and Safety of Second-Generation Antipsychotics in Youths With Bipolar Depression. J Am Acad Child Adolesc Psychiatry, 61：243-254, 2022
15) Berman RM, et al：The efficacy and safety of aripiprazole as adjunctive therapy in major depressive disorder：a multicenter, randomized, double-blind, placebo-controlled study. J Clin Psychiatry, 68：843-853, 2007
16) Loebel A, et al：Efficacy and safety of lurasidone 80 mg/day and 160 mg/day in the treatment of schizophrenia：a randomized, double-blind, placebo- and active-controlled trial. Schizophr Res, 145：101-109, 2013
17) Farhat LC, et al：Comparative efficacy, tolerability, and acceptability of pharmacological interventions for the treatment of children, adolescents, and young adults with Tourette's syndrome：a systematic review and network meta-analysis. Lancet Child Adolesc Health, 7：112-126, 2023
18) Lorberg B, et al：Principles in Using Psychotropic Medication in Children and Adolescents. IACAPAP E-Textbook of Child and Adolescent Mental Health（ed. by Rey JM）, IACAPAP, p16, 2019

【第3章5】
1) ヤンセンファーマ株式会社：リスパダール，インタビューフォーム（2023年10月改訂，第21版）
2) 大塚製薬株式会社：エビリファイ，インタビューフォーム（2023年10月改訂，第28版）
3) McCracken JT, et al；Research Units on Pediatric Psychopharmacology Autism Network：Risperidone in children with autism and serious behavioral problems. N Engl J Med, 347：314-321, 2002
4) Shea S, et al：Risperidone in the treatment of disruptive behavioral symptoms in children with autistic and other pervasive developmental disorders. Pediatrics, 114：e634-e641, 2004
5) Mankoski R, et al：Aripiprazole treatment of irritability associated with autistic disorder and the relationship between prior antipsychotic exposure, adverse events, and weight change. J Child Adolesc Psychopharmacol, 23：572-576, 2013
6) 住友ファーマ株式会社：ロナセン，インタビューフォーム（2023年11月改訂，第25版）
7) Hesapcioglu ST, et al：Olanzapine, risperidone, and aripiprazole use in children and

adolescents with Autism Spectrum Disorders. Research in Autism Spectrum Disorders, 72：101520, 2020
8) Owen R, et al：Aripiprazole in the treatment of irritability in children and adolescents with autistic disorder. Pediatrics, 124：1533-1540, 2009
9) Scahill L, et al：Effect of Parent Training on Adaptive Behavior in Children With Autism Spectrum Disorder and Disruptive Behavior：Results of a Randomized Trial. J Am Acad Child Adolesc Psychiatry, 55：602-609. e3, 2016
10) Hollander E, et al：A double-blind placebo-controlled pilot study of olanzapine in childhood/adolescent pervasive developmental disorder. J Child Adolesc Psychopharmacol, 16：541-548, 2006
11) Stigler KA, et al：Paliperidone for irritability in adolescents and young adults with autistic disorder. Psychopharmacology (Berl), 223：237-245, 2012
12) Stafford MR, et al：Efficacy and safety of pharmacological and psychological interventions for the treatment of psychosis and schizophrenia in children, adolescents and young adults：a systematic review and meta-analysis. PLoS One, 10：e0117166, 2015
13) Findling RL, et al：Double-blind maintenance safety and effectiveness findings from the Treatment of Early-Onset Schizophrenia Spectrum (TEOSS) study. J Am Acad Child Adolesc Psychiatry, 49：583-594, 2010
14) Pisano S, et al：Update on the safety of second generation antipsychotics in youths：a call for collaboration among paediatricians and child psychiatrists. Ital J Pediatr, 42：51, 2016
15) 辻井農亜：児童青年期患者に対する向精神薬の適応外使用についての学会調査からみえてくるもの．児童青年精神医学とその近接領域, 58：141-146, 2017

【第4章1】
1) 厚生労働科学研究費補助金こころの健康科学研究事業（研究代表者：齊藤万比古）：「思春期のひきこもりをもたらす精神科疾患の実態把握と精神医学的治療・援助システムの構築に関する研究」．ひきこもりの評価・支援に関するガイドライン, 2010（https://www.mhlw.go.jp/file/06-Seisakujouhou-12000000-Shakaiengokyoku-Shakai/0000147789.pdf）
2) 文部科学省：令和4年度児童生徒の問題行動・不登校等生徒指導上の諸課題に関する調査結果の概要（令和5年10月4日初等中等教育局児童生徒課）
3) 笠原　嘉：青年期；精神病理学から．中央公論新社, 1977
4) 狩野力八郎：方法としての治療構造論；精神分析的心理療法の実践．金剛出版, 2009

【第4章2】
1) Felitti VJ, et al：Relationship of childhood abuse and household dysfunction to many of the leading causes of death in adults. The Adverse Childhood Experiences (ACE) Study. Am J Prev Med, 14：245-258, 1998
2) Caspi A, et al：Influence of life stress on depression：moderation by a polymorphism in the 5-HTT gene. Science, 301：386-389, 2003
3) World Health Organization：International Statistical Classification of Diseases and Related Health Problems (11th Revision). WHO, 2018

4) Reed GM : Toward ICD-11 : improving the clinical utility of WHO's international classification of mental disorders. Prof Psychol Res Pract, 41 : 457-464, 2010
5) Brewin CR, et al : A review of current evidence regarding the ICD-11 proposals for diagnosing PTSD and complex PTSD. Clin Psychol Rev, 58 : 1-5, 2017
6) Palic S, et al : Evidence of complex posttraumatic stress disorder (CPTSD) across populations with prolonged trauma of varying interpersonal intensity and ages of exposure. Psychiatry Res, 246 : 692-699, 2016

【第4章3】
1) 太宰 治：人間失格. 新潮社（新潮文庫）, 1952
2) Felitti VJ, et al : REPRINT OF : Relationship of Childhood Abuse and Household Dysfunction to Many of the Leading Causes of Death in Adults : The Adverse Childhood Experiences (ACE) Study. Am J Prev Med, 56 : 774-786, 2019
3) 子ども家庭庁：児童虐待防止対策（https://www.cfa.go.jp/policies/jidougyakutai）
4) Cohen JA, et al : Treating trauma and traumatic grief in children and adolescents, 2nd edition. Guilford Press, 2017
5) Kameoka S, et al : Effectiveness of trauma-focused cognitive behavioral therapy for Japanese children and adolescents in community settings : a multisite randomized controlled trial. Eur J Psychotraumatol, 1 : 1767987, 2020
6) 兵庫県こころのケアセンター：TF-CBT トラウマフォーカスト認知行動療法（https://www.j-hits.org/document/child/page4.html）
7) TF-CBT LC研究会HP：http://tf-cbtlc.com/
8) Tareen A, et al : Post-traumatic stress disorder in childhood. Arch Dis Child Educ Pract Ed, 92 : 1-6, 2007
9) Donnelly CL : Pharmacologic treatment approaches for children and adolescents with posttraumatic stress disorder. Child Adolesc Psychiatr Clin N Am, 12 : 251-269, 2003
10) Cohen JA, et al : Treatment practices for childhood posttraumatic stress disorder. Child Abuse Negl, 25 : 123-135, 2001
11) Rapp A, et al : Treatment of pediatric anxiety disorders. Ann N Y Acad Sci, 1304 : 52-61, 2013
12) Strawn JR, et al : Psychopharmacologic treatment of posttraumatic stress disorder in children and adolescents : a review. J Clin Psychiatry, 71 : 932-941, 2010
13) Connor DF, et al : An open-label study of guanfacine extended release for traumatic stress related symptoms in children and adolescents. J Child Adolesc Psychopharmacol, 23 : 244-251, 2013
14) Famularo R, et al : Propranolol treatment for childhood posttraumatic stress disorder, acute type. A pilot study. Am J Dis Child, 142 : 1244-1247, 1988
15) Nugent NR, et al : The efficacy of early propranolol administration at reducing PTSD symptoms in pediatric injury patients : a pilot study. J Trauma Stress, 23 : 282-287, 2010
16) Sharp S, et al : Propranolol does not reduce risk for acute stress disorder in pediatric burn trauma. J Trauma, 68 : 193-197, 2010
17) 子ども家庭庁：子ども虐待対応の手引き 第3章 通告・相談の受理はどうするか

（https://www.cfa.go.jp/policies/jidougyakutai/hourei-tsuuchi/taiou_tebiki）
18）千葉県：千葉県子ども虐待対応マニュアル．2020（https://www.pref.chiba.lg.jp/jika/gyakutai/jidou/sankou/manuaru.html）

【第4章4】
1) Schwartz DL, et al：Energy drinks and youth self-reported hyperactivity/inattention symptoms. Acad Pediatr, 15：297-304, 2015
2) 保健指導リソースガイド：カフェインを含むエナジードリンクが子供のADHDを引き起こす．2015（https://tokuteikenshin-hokensidou.jp/news/2015/004110.php）
3) 農林水産省：カフェインの過剰摂取について．2024（https://www.maff.go.jp/j/syouan/seisaku/risk_analysis/priority/hazard_chem/caffeine.html）
4) ITmediaビジネスオンライン：「栄養ドリンク・エナジードリンク」購買ランキング；3位は「オロナミンC」，2位と1位は？ 2022（https://www.itmedia.co.jp/business/articles/2203/01/news163.html）
5) 知るギャラリー by INTAGE：エナジードリンク市場急成長の要因は？ 2020（https://gallery.intage.co.jp/energydrink/?msclkid=d5ced888b92011eca52a26a8f8caf0e1）
6) 厚生労働省：食品に含まれるカフェインの過剰摂取についてQ＆A；カフェインの過剰摂取に注意しましょう（https://www.mhlw.go.jp/stf/seisakunitsuite/bunya/0000170477.html）
7) Khouja C, et al：Consumption and effects of caffeinated energy drinks in young people：an overview of systematic reviews and secondary analysis of UK data to inform policy. BMJ Open, 12：e047746, 2022
8) Seifert SM, et al：An analysis of energy-drink toxicity in the National Poison Data System. Clin Toxicol（Phila）, 51：566-574, 2013
9) Ehlers A, et al：Risk assessment of energy drinks with focus on cardiovascular parameters and energy drink consumption in Europe. Food Chem Toxicol, 130：109-121, 2019
10) Wolk BJ, et al：Toxicity of energy drinks. Curr Opin Pediatr, 24：243-251, 2012
11) Higgins JP, et al：Energy beverages：content and safety. Mayo Clin Proc, 85：1033-1041, 2010
12) McLellan TM, et al：A review of caffeine's effects on cognitive, physical and occupational performance. Neurosci Biobehav Rev, 71：294-312, 2016
13) Seifert SM, et al：Health effects of energy drinks on children, adolescents, and young adults. Pediatrics, 127：511-528, 2011
14) Harris JL, et al：Energy drinks and adolescents：what's the harm? Nutr Rev, 73：247-257, 2015
15) Mattson ME：Update on Emergency Department Visits Involving Energy Drinks：A Continuing Public Health Concern. The CBHSQ Report, Substance Abuse and Mental Health Services Administration, 2013
16) 食品安全委員会：食品中のカフェイン．2018（http://www.fsc.go.jp/factsheets/index.data/factsheets_caffeine.pdf）
17) Owens JA, et al：Insufficient sleep in adolescents：causes and consequences. Minerva Pediatr, 69：326-336, 2017
18) Katzman MA, et al：Adult ADHD and comorbid disorders：clinical implications of

a dimensional approach. BMC Psychiatry, 17：302, 2017
19）Koob GF, et al：Neurobiology of addiction：a neurocircuitry analysis. Lancet Psychiatry, 3：760-773, 2016
20）Sonuga-Barke E, et al：Beyond the dual pathway model：evidence for the dissociation of timing, inhibitory, and delay-related impairments in attention-deficit/hyperactivity disorder. J Am Acad Child Adolesc Psychiatry, 49：345-355, 2010

【第4章5】
1）Harada N, et al：Mental health and psychological impacts from the 2011 Great East Japan Earthquake Disaster: a systematic literature review. Disaster Mil Med, 1：17, 2015
2）Jia Z, et al：Mental health and quality of life survey among child survivors of the 2008 Sichuan earthquake. Qual Life Res, 19：1381-1391, 2010
3）Zhang Y, et al：Risk factors of posttraumatic stress disorder among survivors after the 512 wenchuan earthquake in China. PLoS One, 6：15-20, 2011
4）Trickey D, et al：Clinical Psychology Review A meta-analysis of risk factors for post-traumatic stress disorder in children and adolescents. Clin Psychol Rev, 32：122-138, 2012
5）Usami M, et al：Relationships between Traumatic Symptoms and Environmental Damage Conditions among Children 8 Months after the 2011 Japan Earthquake and Tsunami. PLoS One, 7：2012
6）Iwadare Y, et al：Posttraumatic symptoms in elementary and junior high school children after the 2011 Japan earthquake and tsunami: Symptom severity and recovery vary by age and sex. J Pediatr, 164：2014
7）Usami M, et al：Analysis of changes in traumatic symptoms and daily life activity of children affected by the 2011 Japan earthquake and tsunami over time. PLoS One, 9：2014
8）Usami M, et al：Long-Term Fluctuations in Traumatic Symptoms of High School Girls Who Survived from the 2011 Japan Tsunami: Series of Questionnaire-Based Cross-Sectional Surveys. Child Psychiatry Hum Dev, 47：1002-1008, 2016
9）Usami M, et al：Prosocial behaviors during school activities among child survivors after the 2011 earthquake and tsunami in Japan: A retrospective observational study. PLoS One, 9：2014

【第4章6】
1）OECD：PISA 2015 Results（Volume I）：Excellence and Equity in Education, PISA, OECD Publishing, Paris, 2016
2）Hooft Graafland J：New technologies and 21st century children：Recent trends and outcomes, OECD Education Working Papers, No. 179, OECD Publishing, Paris, 2018
3）Hopkins L, et al：Books, Bytes and Brains：The Implications of New Knowledge for Children's Early Literacy Learning. Australian Journal of Early Childhood, 38：23-28, 2013
4）子ども家庭庁：令和5年度 青少年のインターネット利用環境実態調査結果（概要）.

5) Media violence. American Academy of Pediatrics Committee on Communications. Pediatrics, 95 : 949-951, 1995
6) Grüsser SM, et al : Excessive Computer Game Playing : Evidence for Addiction and Aggression? Cyberpsychol Behav, 10 : 290-292, 2007
7) Kuss DJ, et al : Internet Gaming Addiction : A Systematic Review of Empirical Research. International Journal of Mental Health and Addiction, 10 : 278-296, 2012
8) Larose R, et al : Understanding Internet Usage : A Social-Cognitive Approach to Uses and Gratifications. Social Science Computer Review, 19 : 395-413, 2001
9) Livingstone S : Coronavirus and #fakenews : What Should Families Do? 2020 (https://blogs.lse.ac.uk/medialse/2020/03/26/coronavirus-and-fakenews-what-should-families-do/)
10) Ducharme J : Social Media Hurts Girls More Than Boys. Time Magazine. 2019 (https://time.com/5650266/social-media-girls-mental-health/)
11) OECD : Development Co-operation Report 2018 : Joining Forces to Leave No One Behind. OECD Publishing, Paris, 2018
12) Royal College of Physicians Ireland : The Impact of Homelessness and Inadequate Housing on Children's Health. 2019 (https://www.rcpi.ie/news/publication/the-impact-of-homelessness-and-inadequate-housing-on-childrens-health/)
13) Przybylski AK, et al : A Large-Scale Test of the Goldilocks Hypothesis : Quantifying the Relations Between Digital-Screen Use and the Mental Well-Being of Adolescents. Psychol Sci, 28 : 204-215, 2017
14) Paulus FW, et al : Internet Gaming Disorder in Children and Adolescents : A Systematic Review. Dev Med Child Neurol, 60 : 645-659, 2018
15) Lenhart AK, et al : Teens, Video Games and Civics. Pew Research Center. 2008 (http://www.pewinternet.org/2008/09/16/teens-video-games-and-civics/)
16) Entertainment Software Association : 2024 Essential Facts About the U.S. Video Game Industry (https://www.theesa.com/wp-content/uploads/2024/05/Essential-Facts-2024-FINAL.pdf)
17) Gentile DA, et al : Violent video games as exemplary teachers : A conceptual analysis. J Youth Adolesc, 9 : 127-141, 2008
18) Isabela G, et al : The Benefits of Playing Video Games. Am Psychol, 69 : 66-78, 2014
19) Ruggiero T, et al : Uses and Gratifications Theory in the 21st Century. Mass Communication and Society, 3 : 3-37, 2000
20) McGonigal J : Reality Is Broken : Why Games Make Us Better and How They Can Change the World, Penguin Books, 2011
21) Russoniello CV, et al : EEG, HRV and Psychological Correlates While Playing Bejeweled II : A Randomized Controlled Study. Stud Health Technol Inform, 144 : 189-192, 2009
22) Richard MR, et al : The Motivational Pull of Video Games : A Self-Determination Theory Approach. Motivation and Emotion, 30 : 344-360, 2006
23) Ferguson CJ, et al : Call of (Civic) Duty : Action Games and Civic Behavior in a Large Sample of Youth. Computers in Human Behavior, 27 : 770-775, 2011

24) Eastin MS：The influence of competitive and cooperative group game play on state hostility. Hum Commun Res, 33：450-466, 2007
25) Schmierbach M："Killing Spree"：Exploring the Connection Between Competitive Game Play and Aggressive Cognition. Communication Research, 37：256-274, 2010
26) Velez JA, et al：Ingroup Versus Outgroup Conflict in the Context of Violent Video Game Play：The Effect of Cooperation on Increased Helping and Decreased Aggression. Communication Research, 41：607-626, 2014
27) Ewoldsen DR, et al：Effect of playing violent video games cooperatively or competitively on subsequent cooperative behavior. Cyberpsychol Behav Soc Netw, 15：277-280, 2012
28) Tear MJ, et al：Failure to demonstrate that playing violent video games diminishes prosocial behavior. PLoS One, 8：e68382, 2013

【Column：親子で探るゲームとの付き合い方】
1) Sugaya N, et al：Bio-psychosocial factors of children and adolescents with internet gaming disorder：a systematic review. Biopsychosoc Med,13：3, 2019
2) 国立国際医療研究センター国府台病院児童精神科：ゲームとの付き合い方；ご家族に向けて. 2020（http://www.ncgmkohnodai.go.jp/subject/100/100/childpsychiatry_4.pdf）

【第4章7】
1) Gentile D：Pathological video-game use among youth ages 8 to 18：a national study. Psychol Sci, 20：594-602, 2009
2) Chuang YC：Massively multiplayer online role-playing game-induced seizures：a neglected health problem in Internet addiction. Cyberpsychol Behav, 9：451-456, 2006
3) Granic I, et al：The benefits of playing video games. Am Psychol, 69：66-78, 2014
4) Orben A, et al：The effects of social deprivation on adolescent development and mental health. Lancet Child Adolesc Health, 4：634-640, 2020
5) Chen KH, et al：Internet gaming disorder：An emergent health issue for men. Am J Mens Health, 12：1151-1159, 2018
6) Haagsma MC, et al：The prevalence of problematic video gamers in the Netherlands. Cyberpsychol Behav Soc Netw, 15：162-168, 2012
7) Mentzoni RA, et al：Problematic video game use：estimated prevalence and associations with mental and physical health. Cyberpsychol Behav Soc Netw, 14：591-596, 2011
8) Rehbein F, et al：Prevalence and risk factors of video game dependency in adolescence：results of a German nationwide survey. Cyberpsychol Behav Soc Netw, 13：269-277, 2010
9) Smyth JM：Beyond self-selection in video game play：an experimental examination of the consequences of massively multiplayer online role-playing game play. Cyberpsychol Behav, 10：717-721, 2007
10) Ko CH, et al：Factors predictive for incidence and remission of internet addiction in young adolescents：a prospective study. Cyberpsychol Behav, 10：545-551, 2007

11) Ko CH, et al：Predictive values of psychiatric symptoms for internet addiction in adolescents：a 2-year prospective study. Arch Pediatr Adolesc Med, 163：937-943, 2009
12) van Rooij et al：Compulsive internet use：the role of online gaming and other internet applications. J Adolesc Health, 47：51-57, 2010
13) Petry NM, et al：Internet gaming disorder in the DSM-5. Curr Psychiatry Rep, 17：72, 2015
14) Lee C, et al：Predictors of online game addiction among Korean adolescents. Addict Res Theory, 25：58-66, 2016
15) Scott J, et al：Impact of multiplayer online role-playing games upon the psychosocial well-being of adolescents and young adults：reviewing the evidence. Psychiatry J, 2013：464685, 2013
16) Rehbein F, et al：Prevalence of Internet gaming disorder in German adolescents：diagnostic contribution of the nine DSM-5 criteria in a state-wide representative sample. Addiction, 110：842-851, 2015
17) Lemmens JS, et al：The Internet Gaming Disorder Scale. Psychol Assess, 27：567-582, 2015
18) Stevens MW, et al：Global prevalence of gaming disorder：A systematic review and meta-analysis. Aust N Z J Psychiatry, 55：553-568, 2021
19) Choo H, et al：Pathological video-gaming among Singaporean youth. Ann Acad Med Singap, 39：822-829, 2010
20) Festl R, et al：Problematic computer game use among adolescents, younger and older adults. Addiction, 108：592-599, 2013
21) Van Rooij AJ, et al：Online video game addiction：identification of addicted adolescent gamers. Addiction, 106：205-212, 2011
22) Lo SK, et al：Physical interpersonal relationships and social anxiety among online game players. Cyberpsychol Behav, 8：15-20, 2005
23) Romer D, et al：Older versus newer media and the well-being of United States youth：results from a national longitudinal panel. J Adolesc Health, 52：613-619, 2013
24) Swing EL, et al：Television and video game exposure and the development of attention problems. Pediatrics, 126：214-221, 2010
25) Macur M, et al：Internet gaming disorder in adolescence：investigating profiles and associated risk factors. BMC Public Health, 21：1547, 2021
26) Gong D, et al：Enhanced functional connectivity and increased gray matter volume of insula related to action video game playing. Sci Rep, 5：9763, 2015
27) Lin X, et al：Abnormal gray matter and white matter volume in 'Internet gaming addicts'. Addict Behav, 40：137-143, 2015
28) Weng CB, et al：Gray matter and white matter abnormalities in online game addiction. Eur J Radiol, 82：1308-1312, 2013
29) Dullur P, et al：A systematic review on the intersection of attention-deficit hyperactivity disorder and gaming disorder. J Psychiatr Res, 133：212-222, 2021
30) Concerto C, et al：Autistic traits and attention-deficit hyperactivity disorder

symptoms predict the severity of internet gaming disorder in an italian adult population. Brain Sci, 11：774, 2021
31) Murray A, et al：Gaming disorder in adults with autism spectrum disorder. J Autism Dev Disord, 52：2762-2769, 2022
32) González-Bueso V, et al：Association between internet gaming disorder or pathological video-game use and comorbid psychopathology：A comprehensive review. Int J Environ Res Public Health, 15：668, 2018
33) Hellström C, et al：Effects of adolescent online gaming time and motives on depressive, musculoskeletal, and psychosomatic symptoms. Ups J Med Sci, 120：263-275, 2015
34) Dong G, et al：A cognitive-behavioral model of Internet gaming disorder：theoretical underpinnings and clinical implications. J Psychiatr Res, 58：7-11, 2014
35) Li H, et al：The role of cognitive distortion in online game addiction among Chinese adolescents. Child Youth Serv Rev, 35：1468-1475, 2013
36) Young KS：Cognitive behavior therapy with Internet addicts：treatment outcomes and implications. Cyberpsychol Behav, 10：671-679, 2007
37) Du YS, et al：Longer term effect of randomized, controlled group cognitive behavioural therapy for Internet addiction in adolescent students in Shanghai. Aust N Z J Psychiatry, 44：129-134, 2010
38) Koo C, et al：Internet-addicted kids and South Korean government efforts：boot-camp case. Cyberpsychol Behav Soc Netw, 14：391-394, 2011
39) Wu CS, et al：Internet café addiction of Taiwanese adolescents. Cyberpsychol Behav, 10：220-225, 2007
40) Cash H, et al：Internet addiction：A brief summary of research and practice. Curr Psychiatry Rev, 8：292-298, 2012
41) Gentile DA, et al：Pathological video game use among youths：a two-year longitudinal study. Pediatrics, 127：e319-e329, 2011

【第4章8】
1) Hollis C, et al：Editorial：The role of digital technology in children and young people's mental health‐a triple-edged sword? J Child Psychol Psychiatry, 61：837-841, 2020
2) Sonuga-Barke E, et al：The neurodiversity concept：is it helpful for clinicians and scientists? Lancet Psychiatry, 8：559-561, 2021
3) Thain M：Distracted Reading：Acts of Attention in the Age of the Internet. Digital Humanities Quarterly, 12：2018
4) Hanin ML：Theorizing Digital Distraction. Philos Technol, 34：395-406, 2020
5) Bothe B, et al：Investigating the Associations Of Adult ADHD Symptoms, Hypersexuality, and Problematic Pornography Use Among Men and Women on a Largescale, Non-Clinical Sample. J Sex Med, 16：489-499, 2019
6) Kwan I, et al：Cyberbullying and Children and Young People's Mental Health：A Systematic Map of Systematic Reviews. Cyberpsychol Behav Soc Netw, 23：72-82, 2020
7) ジェイソン・ドーシー, 他・著：Z世代マーケティング；世界を激変させるニューノー

マル．ハーパーコリンズ・ジャパン，2021
8) 厚生労働省：NDBオープンデータ（https://www.mhlw.go.jp/stf/seisakunitsuite/bunya/0000177182.html）
9) Okumura Y, et al：Glucose and prolactin monitoring in children and adolescents initiating antipsychotic therapy. J Child Adolesc Psychopharmacol, 28：454-462, 2018
10) 辻井農亜，他：児童青年期患者に対する向精神薬の適応外使用についての意識調査．児童青年精神医学とその近接領域，56：220-235, 2015
11) 宇佐美政英：神経刺激薬の依存・乱用リスク．臨床精神薬理，22：967-974, 2019
12) Grisso T, et al：Assessing Competence to Consent to Treatment：A Guide for Physicians and Other Health Professionals. Oxford University Press, 1998
13) 成本 迅：医療上の意思決定支援（実践と課題）．日本小児科学会雑誌，122：974, 2018
14) Whitney SN, et al：A typology of shared decision making, informed consent, and simple consent. Ann Intern Med, 140：2004
15) 国連 子どもの権利委員会：一般的意見12号．2009（https://www.nichibenren.or.jp/library/ja/kokusai/humanrights_library/treaty/data/child_gc_ja_12.pdf）

【第5章1】
1) 江戸川乱歩：心理試験．春陽堂書店，2015
2) 日本臨床心理士資格認定協会：臨床心理士の専門業務（http://fjcbcp.or.jp/rinshou/gyoumu/）

【第5章2】
1) 厚生労働科学研究費補助金 疾病・障害対策研究分野 障害者政策総合研究（代表研究者：宇佐美政英）：児童・思春期精神医療における多職種連携の推進マニュアル作成に関する研究（23GC1003）令和6年度報告書

【第5章4】
1) 独立行政法人国立国際医療研究センター国府台病院・編：児童青年精神科看護ガイドライン．平成23年度厚生労働科学研究費補助金H21－精神－一般004：児童青年精神科領域における診断・治療の標準化に関する研究（主任研究者：齊藤万比古）研究報告書．2011

索　引

【英数字】

3年B組金八先生　274
α_2作動薬　267
α世代　324
adverse childhood experience（ACE）　289, 297
A-PRACTICE　303
Children-Yale-Brown Obsessive Compulsive Scale（CY-BOCS）　182
citalopram　91
DSM-5　41, 199
d-アンフェタミン　248
Eugen Bleuler　88
fluoxetine　91, 256
GABA受容体　215
Global Assessment of Functioning（GAF）　118, 134
gelotophobia　349
gluten-free/casein-free（GFCF食）　163
Googleトレンド　357
ICD-11　41, 289, 336
late-onset ADHD　119, 133
massively multiplayer online role-playing game（MMORPG）　330, 344
pediatric acute-onset neuropsychiatric syndrome（PANS）　187
Peter Blos　87
Post-Traumatic Stress Symptoms for Children 15 items（PTSSC-15）　321
Praecox-Gefühl　4
reSTARTプログラム　351
SNSの使い過ぎ　333
Strength and Difficulties Questionnaire（SDQ）　315, 321
TEACCH　156
triple pathway理論　116
YouTube　19
Z世代　220, 324

【和文】

あ

アクチグラフ　208
アクチベーションシンドローム　7, 91, 240
悪夢　211
アスペルガー障害　147
アタッチメント　104
──症　23
アデノシン　310
アトモキセチン（ATX）　123, 246
あばれはっちゃく　111
アリピプラゾール　203, 265, 266, 268
アンフェタミン　184

い

「いいね」文化　356
生きにくさ　89
イコサペント酸エチル（EPA）　165
易刺激性　264
意思決定支援　360
維持治療　203
依存性　125, 214
依存と反発　21
一時保護所　37
遺伝　172, 187
遺伝子　289
いびき　208, 226
イベント　15, 60
いまを生きる　82
イライラ　84, 88
インターネットゲーム行動症（IGD）　333, 343
──と自閉スペクトラム症の関連　349
──と注意欠如多動症の関連　348
院内学級　54
インフォームドアセント　363
インフォームドコンセント　362

う

うつ病　83
──に対する抗精神病薬　266
──に対する抗うつ薬　256
運動　222

え

永遠の仔　9
エスシタロプラム　91, 257
江戸川乱歩　366
エナジードリンク　309
エンパワーメント　6, 50, 63

お

大庭要蔵　295
オキシトシン　154
オメガ3脂肪酸　165
親への暴力　252
オランザピン　203, 264, 270
オレキシン　209
──受容体拮抗薬　217
オンラインゲーム　328, 343

か

外在化障害　118, 152, 192
概日リズム　217, 219
──睡眠・覚醒障害（CRSWD）　209
──障害　226
回避・制限性食物摂取症　100
開放病棟　52

427

外来治療　55
過活動　99
香川修徳　94
学習障害　89
家系図　33
笠原嘉　196
過剰適応　21
過剰負荷論　172
カゼイン除去食　163
家族関係　282
家族システム論　42
家族性睡眠相後退型　226
家族の機能不全　49, 103
家族（または家庭）の支持
　機能　10, 15
家族の様子　33, 43
家族歴　33
カタトニア　199
カタプレキシー　209
学校生活　6, 13, 276
学校との連携　73
活動集団療法　13, 25
ガバペンチン エナカルビル
　141, 214
カフェイン　223, 310, 312
カルテ　47
眼球運動による脱感作・再
　処理法　294
環境調整（または環境整備）
　22, 122, 244
看護師　386
感染管理　61
カンファレンス　377
完璧主義　190
緘黙　→選択性緘黙症へ

気分安定薬　305
ギャンブル行動症　343
共感と理解　390
共同意思決定（SDM）
　203, 362
強迫観念　186
強迫行為　186
強迫症　71, 178, 185
　──に対する抗うつ薬　257
拒食症　94
キレート療法　160

筋弛緩作用　215

グアンファシン（GXR）
　123, 246, 305
空間論　12
クエチアピン　203, 266
グルテン除去食　163
クルト・シュナイダー　196
クロザピン　205
クロニジン　267
クロミプラミン　192, 213

け
計画的覚醒　227
ゲーム　324
　──機　326
　──行動症（インターネット
　　ゲーム行動症も参照）
　　336, 343
　──との付き合い方　339
　──脳　347
血液検査異常　270
月経　36
血糖　240
限局性学習症　89
幻聴　200
健忘　215

こ
抗うつ薬　91, 232, 254
　──の副作用　259
　──の薬物相互作用　260
交感神経系薬　305
向社会性　322
抗精神病薬　231, 262, 305
　──開始時のモニタリング
　　272
　──の副作用
　　203, 264, 268
　──を使用する際の7つの
　　チェックポイント　204
向精神薬の処方動向
　235, 361
構造化　12, 68
行動化　23
行動上の特徴　131
行動制限　61

公認心理師　368
広汎性発達障害（PDD）
　147
高プロラクチン血症
　203, 268
こだわり　147, 159, 188
言葉の遅れ　150
こども家庭センター　301
子どもの感情障害に対する治
　療のための統一プロトコル
　（UP-C）　70
子どものこころ専門医　79
子どものこころの可塑性　43
子どもの名前　29
子どもの日常生活チェックリ
　スト（QCD）　134
コンサータ　124, 129

さ
サーカディアンリズム
　217, 219
災害　318
再チャレンジ　282
錯乱性覚醒　210
挫折感と恥の感覚　279
サポート校　275
三環系抗うつ薬　232
サンドボックス系　330

し
ジェノグラム　33
自我違和感　189
時間制限法　141, 227
（症状などが現れやすい）時
　間帯　134, 157, 246
時間論　13
持効性注射剤　205
自己像　88, 98, 279
自己組織化の障害　293
自殺　28, 82, 86
　──関連事象　260
　──念慮　12, 61, 92
思春期　5, 87, 97, 153, 277
　──心性　21, 278
ジストニア　240
持続陽圧呼吸療法（CPAP）
　212
自尊感情の低下　88

428

索引

実行機能の障害　116, 316
児童・思春期精神科入院医療管理料　20, 375
児童観　77, 87
児童期　4, 32, 97
児童虐待　28, 286, 300
　　──の4つの分類　288
　　──防止に向けた取り組み　301
自動思考　67
児童思春期支援指導加算　375
児童思春期精神科専門管理加算　12, 369, 375
児童精神科医　75
児童精神科病棟　9, 20, 53, 370
児童相談所　37, 288, 301, 306
児童の権利に関する条約　286, 362
児童兵　144
自分探し　62, 277
自閉症　147
　　──的特性　251
自閉スペクトラム症（ASD）　146, 158, 188
　　──と環境要因　160
　　──と睡眠障害の併存　139
　　──に対する抗精神病薬　264, 270
　　──の診断概念の変遷　148
　　──の併存疾患　149
嗜癖　344
ジメルカプトコハク酸　162
シャイな気質　172
社会的孤立　108
社会への橋渡し　49
社交不安症　170, 258
重金属　160
集団凝集性　15, 59
集団力動　58, 389
集団論　14
シューティング系　330
重篤気分調節症　85
主訴　31, 45

出生コホート　119, 289
シュナイダーの一級症状　199
障害調整生存年（DALY）　39
消去法　141, 227
衝動性　61, 113, 243, 346
情動脱力発作　212
小児科　37, 79
小脳　117
　　──機能の障害　116
初期研修　78
食行動異常　98
初診　40
自立したこころの世界　24
新型コロナウイルス感染症（COVID-19）　61, 107, 342
新規抗うつ薬　233, 254
腎機能障害　249
神経性習癖　182
神経性やせ症（AN）　94, 107
神経発達症　131, 238
身体疾患　36, 43
身体醜形症　182
身体の検査（または身体的評価）　101, 239
心的外傷後ストレス症（PTSD）　71, 288, 318
　　──の診断基準　291
信頼関係　7, 387
心理教育　90, 102, 155, 193
心理社会的治療　90, 103, 123, 201, 244
心理職　366
診療報酬　375

す

水銀　160
錐体外路症状　203, 240, 263
睡眠・覚醒相後退障害（DSWPD）　209, 213
睡眠衛生　141, 218
　　──12箇条　222
　　──指導　219
睡眠時間　136, 220
睡眠時驚愕症（睡眠恐怖症）　211
睡眠時随伴症　210, 213
睡眠時無呼吸症候群　140, 208, 212, 223

睡眠時遊行症（夢遊病）　211
睡眠障害　139, 207, 226
睡眠不足　138, 315
睡眠ポリグラフ検査　209, 226
睡眠薬　214
　　──の副作用　214, 215
睡眠歴　208
ストレス　68, 181
スボレキサント　217
スマホ　57
スルフォラファン　164

せ

生活習慣病　223
生活歴　35
精神運動制止　84
成人期発症のADHD　119
精神保健福祉士　379
精神療法　48, 64, 90, 284
成績　36
性的虐待　39, 297, 307
性的暴力　145
青年期　5, 87, 210, 274
世代間境界　42
摂食症　37, 94
セルトラリン　91, 191, 257
セロトニン・ノルアドレナリン再取り込み阻害薬（SNRI）　233, 259
前医　46
全緘黙症　169
前思春期　5, 16
選択性緘黙症　168
選択的セロトニン再取り込み阻害薬（SSRI）　91, 174, 190, 233, 256, 303
前頭前野　117
前頭葉　115, 187

そ

双極症　85
　　──に対する抗精神病薬　266
操作的診断基準　41, 199
相談支援　380
ソーシャルメディア系　331

429

そ

ソーシャルワーカー 379
素行症 153
ゾルピデム 216

た

第一世代抗精神病薬
　231, 263
退院後の生活 58, 381, 388
代謝異常 203, 264
体重減少 84, 99
体重増加 203, 239, 264, 270
体内時計 219
第二次性徴 87
第二世代抗精神病薬
　203, 231, 263
体罰 39
多因子論 171
多幸感 248
太宰治 295
多職種連携 375
脱抑制 23, 215, 240
多動性 113, 132
ため込み 190

ち

地域連携 55, 377, 381
父親 104, 155
チック症 192, 267
チメロサール 162
チャレンジスクール 283
注意欠如多動症（ADHD）
　111, 314, 355
　──治療薬
　123, 134, 233, 242, 359
　──治療薬の使い分け
　246
　──と睡眠障害の併存
　139
　──の診断基準の特性
　113
　──の併存障害 118
　──の有病率 132
注意力 346, 356
中枢神経刺激薬
　123, 125, 142
　──の処方規制 128
朝食 222
治療キャンプ 351

つ

通信制高校 275

て

定時制 283
手がかり誘発性の反応性
　348
適応外使用 7, 234, 268
デジタルデバイス 324
鉄欠乏 141, 213
デフォルトモードネットワーク
　（DMN） 116
デュロキセチン 258
転校歴 35

と

同意能力 362
統合失調症 196
　──に対する抗精神病薬
　265, 270
　──の再発 205
統合失調スペクトラム症 198
同年代集団 14, 153
トゥレット症候群 267
ドコサヘキサエン酸（DHA）
　165
ドパミン 125, 141, 248
　──作動薬 213
　──トランスポーター 248
ドメスティックバイオレンス
　（DV） 35
トラウマ 288, 297, 320
　──に焦点を当てた認知
　行動療法（TF-CBT）
　71, 302
ドラゴンクエスト 327

な

内在化障害 118, 152
仲間集団 6, 15, 88, 389
夏目漱石 242
ナルコレプシー
　140, 209, 212, 226

に

日中の眠気 225
入院治療 9, 20, 56, 370
　──の適応 10
入眠儀式 141, 227
乳幼児期 34, 96
認知 65
　──行動療法（CBT）
　64, 190, 350

ね

ネットの利用内容 325

の

ノルアドレナリン
　125, 248, 305
　──作動性・特異的セロト
　ニン作動性抗うつ薬
　（NaSSA） 233, 259
ノンレム関連睡眠時随伴症
　210

は

破瓜型 197
曝露反応妨害法 71
曝露療法 70
ハックアンドスラッシュ系
　331
発達課題 62, 96, 277
発達障害 89, 112, 131
発達歴 33
抜毛症 177
母親 104, 282
ハビット・リバーサル 182
場面緘黙 169
パリペリドン 203, 270
パロキセチン 91, 259
反抗期 88
反抗挑発症 153
反復経頭蓋磁気刺激療法
　（rTMS） 165
反復行動障害 178
反復性孤発性睡眠麻痺 211

ひ

東日本大震災 320
光療法 213
ひきこもり 49, 274

索引

ひ
非言語的な情報　33
非言語的な治療技法　44
非ベンゾジアゼピン系薬剤　215
ヒポクレチン　209
肥満　222
　──恐怖　99
ピモジド　262
評価スケール　239
標的症状　238

ふ
ファーストパーソンシューティング（FPS）　330
不安　21, 193, 280
　──症　70, 133, 168, 221
　──症に対する抗うつ薬　258
フィリピン　38
フェリチン　213
複雑性心的外傷後ストレス症（CPTSD）　292, 299
副作用　239, 359
服薬アドヒアランス　37, 202
服薬継続　205
不注意　113, 132
物質使用症　125, 316
不登校　49, 78, 274
不眠症　137, 208
プラセボ効果　201
プラットフォーム系　331
フルボキサミン　191, 257
プレコックス感　4
ブロッコリースプラウト　164
ブロナンセリン　202, 266, 269
プロプラノロール　306
プロラクチン　240
紛争　143

へ
ペアレント・トレーニング　76, 122
ベンゾジアゼピン系薬剤　215
扁桃腺切除　140, 212
ベンラファキシン　91

ほ
報酬系の障害　116
補完代替医療（CAM）　158
ポジティブさ　245
ポジティブな感情　337
ボディイメージの障害　99
ボディスキャン　71

ま
マインドフルネスに基づく認知療法（MBCT）　71
巻き込み　193

み
見立て　40, 46, 236, 281
未分化な症状　32, 77
ミルタザピン　259
ミルナシプラン　259

む
無顆粒球症　206
むずむず脚症候群　140, 211, 213, 227
むちゃ食い症（BED）　250
無力感　279

め
メチルフェニデート（MPH）　123, 184, 247
　──徐放製剤（MPH-OROS）　123, 246, 252
メラトニン　142, 213, 219
　──受容体作動薬　217

も
妄想症　198
モダフィニル　212
持ち越し効果　215
モニタリング　239, 272
モノアミン仮説　230
モノアミン酸化酵素阻害薬（MAOI）　174

や
薬物療法の開始前に評価すべき項目　237

よ
葉酸　164
要保護児童対策地域協議会　301, 308
溶連菌　187
抑うつ　84, 88, 346
予診　27
夜更かし　137, 224
四環系抗うつ薬　232

ら
ライフ・ストーリー　31
ラメルテオン　217

り
離院　60
リスデキサンフェタミン（LDX）　123, 246
　──の副作用　250
リスペリドン　192, 203, 264, 268
リタリン®　124
リフィーディングシンドローム　105
療育手帳　37
両価性　5, 24
両親からの分離　62, 277
臨床心理士　368

る
ルラシドン　266

れ
レオ・カナー　147
レストレスレッグス症候群
　→むずむず足症候群へ
レム関連睡眠時随伴症　211
レンボレキサント　217

ろ
ロールプレイングゲーム　330

わ
ワクチン　162
渡辺位　57

431

読者アンケートのご案内

本書に関するご意見・ご感想をお聞かせください。

下記二次元コードもしくはURLから
アンケートページにアクセスしてご回答ください
https://form.jiho.jp/questionnaire/book.html

※本アンケートの回答はパソコン・スマートフォン等からとなります。
まれに機種によってはご利用いただけない場合がございます。
※インターネット接続料、および通信料はお客様のご負担となります。

児童精神科医の臨床覚え書

定価　本体4,300円（税別）

2025年2月15日　発　行

著　者　　宇佐美 政英（うさみ まさひで）

発行人　　武田　信

発行所　　株式会社　じほう

　　　　　101-8421　東京都千代田区神田猿楽町1-5-15（猿楽町SSビル）
　　　　　振替　00190-0-900481
　　　　　〈大阪支局〉
　　　　　541-0044　大阪市中央区伏見町2-1-1（三井住友銀行高麗橋ビル）
　　　　　お問い合わせ　https://www.jiho.co.jp/contact/

©2025　　　表紙の背景デザイン　Freepik　　組版・印刷　永和印刷（株）
Printed in Japan

本書の複写にかかる複製、上映、譲渡、公衆送信（送信可能化を含む）の各権利は
株式会社じほうが管理の委託を受けています。

JCOPY ＜出版者著作権管理機構　委託出版物＞
本書の無断複製は著作権法上での例外を除き禁じられています。
複製される場合は、そのつど事前に、出版者著作権管理機構（電話 03-5244-5088、
FAX 03-5244-5089、e-mail：info@jcopy.or.jp）の許諾を得てください。

万一落丁、乱丁の場合は、お取替えいたします。

ISBN 978-4-8407-5640-2